母に心を
UNDERSTANDING THE BORDERLINE MOTHER
引き裂かれて

娘を苦しめる〈境界性人格障害〉の母親

クリスティーヌ・A・ローソン
遠藤公美恵 訳

To the children of borderlines and their mothers

とびら社

Understanding the Borderline Mother
by Lawson, Christine Ann.

First Rowman & Littlefield edition 2004

Published by arrangement with Jason Aronson Inc.,
part of the Rowman and Littlefield Group c/o Paterson Marsh Ltd., London
through Tuttle-Mori Agency, Inc., Tokyo

著者まえがき

人が、生まれてきて最初に理解しなければならないもの、それは母親です。母親の顔、声、表情や気分のもつ意味を認識することは赤ん坊の生死を握っていながらも、あまりにも普遍的で自然なことであるがゆえに、ほとんどかえりみられることはありません。実際、だれかの――もちろん、配偶者であることが多いのですが――あるしぐさや口調や表情に、強く心をかき乱される傾向があっても、その原因を母親に求めることはないものです。母親を理解するということは、自分自身を理解する第一歩なのです。

本書でとりあげたのは、境界性人格障害（ボーダーライン）の母親です。ボーダーラインは「人間関係、自己イメージ、愛情、衝動性全般にまたがる不安定な行動様式」（一九九四年　アメリカ精神医学会）と定義されます。ボーダーラインという言葉は、精神状態が精神症と神経症の境界線上にあることを指し、ことに、だれかに見棄てられたり、拒絶されると強くその傾向をあらわします。このため、ボーダーラインの母親をもつ子どもは、矛盾だらけで混沌とした感情世界のなかで成長することになるのです。

本書は、ボーダーラインの母親だけではなく、ボーダーラインの母親をもつ子どもの物語でもあります。発達心理学の専門家は、現在、三歳未満の幼児にとっては、自分の考えはイコール母親の考えなのであり、そのために、欺瞞《ぎまん》を理解することができないという見解に立っています。幼児には、表から見た表情やしぐさと、内面の感情とが別かもしれないということ、敵意が笑顔という仮面をかぶっている可能性が、理解できません。しかし、それほどまでに無防備な幼児の生死は、彼らの全世界を完全に支配する「母親」という人間を理解することにかかっているのです。

ボーダーラインの母親をもつ子どもは大人になってから、自分自身を理解するために、セラピーの門をたたきます。彼らの感情が乱れ、落ち込み、混乱している原因は、母親をどうしても理解できないことにあります。彼らはセラピストのもとに、複雑なパズルの断片を運んできます。かつて、完成した一個のものとしてあったはずなのに、今ではもつれ、ねじ曲がってしまった自分自身や母親のかけらを、つなげることもほどくこともできない。緊迫し、先が見えず、一触即発の母子関係は、第三者が介入しなければ、破壊的な結末を迎えかねません。ボーダーラインの母親をもつ子どもは、自身もボーダーラインになる危険を負っていますが、ケースによっては、それだけにとどまらず、母子の命すら危険にさらされるのです。

ボーダーラインの母親に育てられた子どもの物語は、すべての人々への訴えです。セラピーをつうじて、幼い子どもが書いた、母親を象徴する絵。大人になった子どもが見せてくれた日記や写真。聞かせてくれたテープ。年齢にかかわりなく、それらの子どもたちは聞いてもらうことに、信じてもらうことに焦がれていました。自由を、正当性を確認してもらうことを、母親との感情の迷宮から脱出することを、求めていました。

なかには、心理的には、「移り気で敵意に満ちた監視がおさめる強制収容所に入れられていた」と、子ども時代を振りかえる人もいます。実際、第二次大戦の強制収容所からの生還者たちの言葉は、彼らの心情そのものでもあるのです。「わたしたちはひどく怖れていた……中略……きっと、だれも、なにも気づかない……中略……世界中のだれ一人として、なに一つ、気づこうとはしない。わたしたちのことに。もがき苦しむ者に。死んでいった者に……中略……この巨大な壁は、なに一つ、わたしたちの知らせのすべてを遮断してしまうのだから」

しかし、たとえ暗く閉ざされた世界であっても、子どもたちの純粋な心、しおれることを拒む魂、人を信じる気持ちは、闇を照らします。子どもの目をつうじて自分自身を見るボーダーラインの母親が、子どもの瞳に宿るかぎりない愛をよすがに、治療を求めることもあるのです。こうした母親は、治療を受けないかぎり、障害を次代に引き継ぎ、絶望的なまでに求めている愛を見すごしたままに終わる危険があります。

こうした母子を助ける第一歩は、学習し、ボーダーラインの症状を見抜くことです。わたしたちは、彼らの話に耳を傾け、彼らの苦痛に学び、こうした母子を見すごしにしている責任をともに負わなければなりません。アウシュヴィッツの生存者として有名なプリモ・レーヴィの言葉はそのことを、思い出させてくれるでしょう。「おそらく、わたしたちはだれもがカインなのだ。知らずしらずのうちに、荒野で、自分にとってのアベルを殺しているのだろう」

序

境界性人格障害《ボーダーライン》は六百万のアメリカ人がかかえる、ずばぬけて「普通」の人格障害である。ボーダーラインの人は移り気で、衝動的で、自滅的で、見棄てられ不安を背負っている。この障害をかかえた人は、別離や喪失が引き金となって自殺をしたり精神障害を引き起こすことがある。この語はそうした、正気と精神障害のはざま（ボーダーライン）にある行為を臨床的に説明している。

ボーダーラインの母親をもつ子どもの人生は、精神的に不安定な母親に対する不安定な愛着《アタッチメント》［訳注：特定の人物に対する心理的な結びつき］から始まる。このために、彼らは衝動性、爆発しそうな怒り・攻撃性・鬱・暴力性を発達させる危険をもつ。いってみれば、彼ら自身がボーダーラインの予備軍なのだ。ボーダーラインは世代間で引き継がれる。そのため、早期の認知と介入がどうしても必要となる。

しかし、ボーダーラインのあらわれ方は千差万別のため、診断が難しい。鬱や自殺衝動などの典型的な特徴が見られない場合、セラピストでもボーダーラインであると特定できないケースが多い。一九八〇年以前は、多くのボーダーラインの母親たちがあやまって、強迫的鬱症あるいは精神分裂病の診断を下されていたのである。

ボーダーラインの母親を持つ子どもはしばしば、母親のことを「めちゃくちゃ」「信じられない」「常識はずれ」「とんでもない」「ばかみたい」と表現する。幼い子どもが自分の母親を「おとぎ話にでてくる嘘の」お母さんだと思っていることも実際にあり、その大まかな基本的分類が本文で紹介する四つのタイプである。すなわち、**「みなしご」「かごの鳥」「女王」「魔女」**のタイプだ。ボーダーラインの母親の娘には、大人になってから、実際にこれらの言葉で母親を説明する人もいる。

はるかな昔から、おとぎ話は子どもたちがさまざまな人の性《さが》を分類し、理解する助けになってきた。おとぎ話や民話は、大人の目にはもう映らない、子どもの目から見た大人の世界をとらえているのである。本書はボーダーラインの母親をもつ子どもの目に映るボーダーラインの四つの側面に踏み込むものである。

女性は男性に比べ、自分のアイデンティティを母親のそれから切り離しにくい。主な理由は、母と娘が同性であるということだ。そのため、本書でとりあげる症例のほとんどは母親と娘のものである。ボーダーラインの母親が娘だけではなく息子を育てる場合があるのはもちろんのことだが、男性がセラピーを受ける確率は女性に比べて低い。ボーダーラインの母親をもつ男性でも人格障害を発達させる人はいるが、男性は女性に比べて攻撃的な傾向が強いため、反社会性の診断を受けやすく、精神医学よりも司法制度に踏み入る可能性が高くなるのかもしれない。また、そうではない場合、その息子はほとんどの場合が「完璧な」子どもである。「完璧な」子どもタイプの男の子は自己愛的な特徴を示す傾向にあり、長じては、ボーダーラインの女性と結婚して「命綱」の役割を再現する可能性がある。このような男性は社会的な成功を収めた専門職に就くことが多く、理論武装によって母親の障害を否認する可能性が高い。

『母に心を引き裂かれて』は、ボーダーラインの母親をもつ子どもの感情の世界に読者を招待するものだ。読み進むうち、読者は「こんなことは知りたくない」と思っている自分に気がつかれるかもしれない。本書の内容に深く心を乱される読者もいることだろう。自分自身がボーダーラインの母親に育てられた子どもであれば、本書の内容を完全に消化するのに、時間と距離を必要とするかもしれない。

だれしも、暗く、苦痛に満ちた過去に眼をこらしたくはないものだ。しかし、勇気を奮って振りかえれば、現在がよりはっきりと見えてくる。そして、自分自身の子どもの、より明るい未来を作り出すことができるのである。

母に心を引き裂かれて◆目次

Ⅱ部　ボーダーラインの母親の四つのタイプ　65

目次

◆境界性人格障害（ボーダーライン）とは

人格障害※の一種。特徴として、対人関係の不安定さや見棄てられ不安・著しい衝動性・強烈な怒り・虚無感・感情のむら・自傷行為などがあげられ、個々がことなる症状をあわせもつ。アメリカ精神医学会（ＡＰＡ）による定義の詳細については2章「ボーダーラインの診断基準」に記載。

※人格障害／他者との関係を傷つける、異常な思考や行動のパターンを指す。自己愛型・妄想型・分裂型などいくつかの類型があり、そのひとつに境界性人格障害（ボーダーライン）も含まれる。

・本文中の［　］内文章は訳注です。
・引用文献名下の（仮題）は邦訳のないものをあらわします。

Ⅰ部　普通の母親に潜むサイン

1章　娘たちの叫び

おとぎ話はよく読んだけれど、そんなこと、起こりっこないって思っていたわ。それがどう？　わたし、今、そのまっただなかにいるじゃないの！

――ルイス・キャロル『不思議の国のアリス』

［相談者ローラ］　母親の一貫性のない言動に幼いころから苦しみ、大人になった今も振り回されつづけている。

「まるで、おぼれるみたいなもの。その人は、心に闇が巣くっていて、近づく人をみな絡めとり、のみこんでしまうの……なのに、わたしはどうしていいのかさっぱりわからない……だってその人は、自分の母親なんだもの」

セラピーにやってきたローラの声には抑揚がなく、うつろで、まるで井戸の底に閉じこめられた子どものようだった。

「出口はないの」。彼女は自分の殻にこもり、彼女の恐怖を受けとったわたしは、一人、とり残された。手遅れになる前に、彼女の手をつかむことができるだろうか。わたしにはわからなかった。

わたしの患者であるローラの母親は、並みの母親ではなかった。絶望という冷たい闇にどっぷりとつかった、境界性人格障害《ボーダーライン》だったのだ。こうした母親は闇にのまれておぼれまいと必死でもがき、相手かまわず、近づく人に死に物狂いですがりつく。そして、わが子をも闇に引きずりこんでしまいかねない。ボーダーラインの母親は立ち止まることができない——恐怖の断崖を一気に飛び越して絶望の淵に沈んだり、爆発的にわめきちらしたりする。常に神経が張りつめており、次にどんな行動に出るかわからない。わが子に慈愛に満ちたまなざしを向ける優しい母親でもありながら、ときに、激しい怒りと辛らつな言葉で魂をずたずたに切り裂く。複数の子どもをもつ場合、自分自身に対する矛盾した感情を分裂させて、それぞれを〈投影〉［訳注：自分で気づかない資質や感情などが他人や物のなかにあるように思う作用］する結果、一人を「完璧」とみなし、ほかの子を「くず」と考えることもある。

　約六百万人のアメリカ人がこの障害をかかえているという研究者の推定が正しいとするならば、その子どもたちは驚異的な数にのぼることになるだろう。

　ボーダーラインの母親に育てられる子どもたちは偽りの世界《ボーダーランド》に生きている。しかしそれは、小説でも、ファンタジーでもない。**ボーダーランドとは、現実の愛情深い母親が、おとぎ話の登場人物に姿を変える世界なのだ。**よるべないみなし子、おびえきったかごの鳥、居丈高な女王、復讐心に燃える魔女。この奇妙で危険な世界には、矛盾と緊迫が満ち、予測を裏切る感情の嵐が吹きあれる。

　他人には見ることも、感じることも、理解することもできない世界に閉じこめられて、子どもたちは途方にくれる。ある七歳の患者はボーダーラインの母親の絵を、魔法の杖で自分をカエルに変えようとしている悪い魔女として描いたし、ローラは母親のことを、自己中心的な女王で、定期的に魔女に変身すると考えていた。一九三〇年代から五十年代にかけて活躍したハリウッドスター、ジョーン・クロフォード［華やかな容姿を生かした役柄で人気を誇り、一九四五年にアカデミー主演女優賞を受賞。父親のいない貧しい家庭に育ち、四度の結婚をして四人の養子をもった］も、ローラの母親と似たタイプだった。養女のクリスティーナ・クロフォードは母親との葛藤に満ちた関係を描いた有名な自叙伝『親愛なるマミー』に母親との生活をこんなふうにつづっている。「そのたびに、わたしは深淵にまっさかさまに落ちていった。そのブラックホールではすべてが理屈にそむき、作りごとと怒りと混迷がなによりも優先する。だれも助けてはくれず、安らぎもなく、巨大な混沌から逃れるすべもない。ハリケーンの目にある玉座につき、強迫観念という魔法の杖を振りかざして、混沌の女王たる彼女が――親愛なるマミーが、支配している」

ボーダーラインは過去に分裂症という誤った診断を下されてきた経緯があり、そのため、こうした母親をもつ子どもの数を推定する、信頼にたる方法は存在しない。ボーダーラインがはじめて『精神障害の診断と統計マニュアル（DSM）』［アメリカの精神医学会が制定。一九五二年に第一版が発表され現在第四版が発行されている］のなかで正式な症例として認められたのは、ジョーン・クロフォードの死後三年が経過した一九八〇年のことだった。

混乱や論議や誤診は、ボーダーラインの数が増加の一途をたどっていることを思えば、さほど驚くにはあたらない。この障害は長いこと、個性の問題だとされてきた。振りかえれば、一九九四年に二人の幼い子どもを溺死させた悪名高いスーザン・スミス、「慈愛に満ちたプリンセス」と称された故プリンセス・ダイアナ、南北戦争で築かれたデュポンの火薬工場による莫大な財を引き継いだシャーロット・デュポン、一九六三年に自殺を遂げ、死後にピューリッツァー賞を受賞した詩人のシルヴィア・プラスにもボーダーラインの疑いがある。これらの非凡な女性たちの人生を特徴づけた悲劇は、たぶん、母から娘へと受けつがれる、今や平凡となりつつある障害によるものだったのだ。

こうしたボーダーラインの「感情の激しさ」「衝動性」「予測不能性」「見棄てられ不安」などの症状は、密接な関係にある人の目にはあきらかでも、ちょっとした知りあいや同僚、知人が、ボーダーラインの突然の気分の変化・自己破壊的な行動・偏執的な事実の歪曲・強迫的な思いこみなどを目にする可能性は低い。そのため、ボーダーランドに住む子どもは、不思議の国に迷いこんだアリスとおなじように、自分をとり巻く世界の矛盾に困惑しながら正気と狂気を分ける細い一線上に立つことになる。

たいてい、どんな役割でもこなせるボーダーラインの女性にとって、子育ては唯一にして最大の難業だ。見棄てられ不安と、子どもの自立を「拒絶」と受けとめてしまう性癖が、母子を命がけの闘いに封じこめる。こうした母親をもつ子どもたちは感情的な拘禁状態に置かれる。なにしろ、生きていくためには母親から自立しなければならないのに、自立は母親たちの生存をおびやかすのだから。以下に挙げるのは、ボーダーラインの母親をもつ子どもたちに共通する思いだ。

「母の言動がまったく読めません」
「母を信頼していません」
「あったことをなかったと言うのです」

「母はわたしの感情をひどくかきみだします」
「わたし以外のだれもが、母をすばらしい人だと思っています」
「なにごとも、オール・オア・ナッシングなのです」
「とても否定的です」
「すぐに現実感を失います」
「ときどき、母のことが耐えられなくなります」
「母といると気が狂いそうになります」

母の言動がまったく読めません

「――とくべつ、ちゃんとしたルールはないみたい。あるとしても、だれも、ぜんぜん気にしてなんかいないわ――ほんとに、もう、めちゃくちゃよ」

――『不思議の国のアリス』

人間の成長と文化的・社会的環境との関係を理論づけた精神分析学者エリック・エリクソンは、著書『幼児期と社会』で人間の八つの発達段階のうち、子どもの精神発達の第一段階を「基本的信頼と不信」だと説明した。彼によれば、乳児の発育上最初の課題は、「むやみに心配せずに、不安をもつことなく、母親の不在を受け入れること」だという。なぜならそれは「母親が、乳児の内面でたしかな存在となった証」だからだ。こうした信頼や安心感が育まれるためには、一貫性・継続性・同一性をもつ経験が欠かせない。**ところが残念ながら、ボーダーラインの行動上の顕著な特徴は、矛盾・予測不能性・不当な緊張感である。**彼らは、子ども時代の虐待やネグレクトや深い傷となる喪失感が原因で、見棄てられることを絶望的なまでに怖れている。他人の感情をコントロールすることを求め、自分が見棄てられないためとあれば、見棄てることを武器に相手を脅迫することもいとわない。彼らの規律や欲求はあいまいで実体がなく、不合理でかたくなで、気まぐれに強まる。こうした母親をもつ子どもは母親の行動が把握できないために、慢性的な不安を経験する。

ローラの母親は一貫性がなく、ルールを維持することができなかった。子どものころ、ローラには遊ぶことを禁じられた友達がいたが、そこにも例外があって、母親の気分がすぐれないときは別だった。母親が疲れていたり具合が悪いときは「母親をわずらわせない」のが唯一のルールだったからだ。彼女が青年期を迎えたころには、母親はルールの強制を放棄していた。ルールがないことは、十代のころにはありがたかったが、子どものころにはフラストレーションと困惑をもたらした。大人になってからも、ローラは母親を訪問するとこんな説教を受けた。「どうしてちっとも電話をかけてこないの?」。しかし、いざ電話をすると、迷惑そうな口ぶりで、つっけんどんに、こう言う。「なによ? いったい、なんの用?」。このように、ボーダーラインの母親との交流は、しばしば、子どもに罪悪感と困惑を残す。

反対に、女優のジョーン・クロフォードの場合は子どもにルールを課しつづけた母親だったが、それは、子どもではなく自分の欲求を満たすための不当なものだった。娘のクリスティーナの説明によれば、ジョーンは一日の予定を分刻みで立て、自由なのは食事時間と皿洗いのきっちり半時間ずつだけだったという。また、それだけ厳格なきまりがあったにもかかわらず、母親の気分があまりにも劇的に変化するために、自分への風あたりがどうなるのかは、まったくわからなかった。自叙伝で、彼女はこう述懐している。「母が愛情をこめてぎゅっと抱きしめてくれるのか、いきなり罵倒されるのか、わたしにはちっともわからなかった」

ボーダーラインの母親をもつ子どもは、母親にどう思われているのかわからず、一瞬たりとも気を抜くことができない。まるで「愛している・愛していない」の花びら占いのように、母親の気分が愛情から激怒へと急変しかねないことが、情緒の土台を不安定でもろいものにしてしまう。小児科医として出発し、のちに精神分析を学んだD・W・ウィニコットは六万例を超える子どもとその家族に接して、早期幼児期の母子関係における発達理論を展開し、著書『情緒発達の精神分析理論』のなかで、十分な一貫性と落ち着きを与え、子どもが不安をもてあます必要のない「ほどよい母親」を求める気持ちの大切さを強調している。ルールがなく、感情をどう揺さぶられるか予測がつかない状態では、子どもは自尊心と安心感の土台となるべき現実感をもつことができない。

母を信頼していません

「そんな必要はないわ」とアリスは言いました。「だれだって、ありそうもないことは信じられないもの」

——ルイス・キャロル『鏡の国のアリス』

信頼は、ボーダーラインの親と子どもの大きなテーマだ。子どもがボーダーラインの母親を信頼できない理由は多い。

（一）操作する。（二）真実をねじまげ、臆面もなく嘘をつくこともある。（三）身体的な暴力を振るう。（四）予測ができない。（五）過剰に反応する。（六）衝動的である。（七）判断力が乏しい。（八）記憶がたしかではない。（九）一貫性がない。（十）干渉が激しい。

こうした環境では、チェシャ猫に心を開いたアリスのように、子どもは実の母親よりもペットを信頼することを覚えるかもしれない。

ボーダーラインの治療を専門とする精神科医ジェローム・クロルは、境界性人格障害の特性から治療の実際までを網羅した著書のなかで「ボーダーラインにみられる認識のパターンは、今ある問題に対する集中と関心の欠如によって構成される……中略……あるできごとをバランスよく理解することが不可能なのだ」と説明している。ボーダーラインの母親は自分だけの現実を作り出し、子どもも含めて他人が口をはさむことを許さない。自分のものの見かたがどれほど常軌を逸しているかを棚に上げて、子どもが自分の意見や考えや気持ちを表に出したというだけの理由で罰することもありえる。

ローラの場合はこうだった。あるとき母親から「破産寸前だ」と訴えられたのだが、母の収入は相当にのぼるはずだ。母親の言い分をうのみにすることができず、ファイナンシャル・プランナーに相談するようにすすめると、母親はいきなりかんしゃくを起こした。「あなたって子は、世間のしくみがなにもわかっちゃいないのね！」。不意をつかれ、ローラは自分がつまらない人間のような気になった。鏡の国にさまよいこんだアリスのように、自分の現実感に疑問を抱いてしまったのだ。

ボーダーラインの母親は、子どものものの見かたを、直接的、あるいは間接的に否定する。ローラは、家計がどうしようもないほどひっぱくしているという母親の思いこみに同調しなかったことで、非難された。母親はローラが「ファイナンシャルプランナーに相談したらどうか」とすすめたことで侮辱されたように感じ、ローラを侮辱することでそれに応酬したのだ。ボーダーラインの母親は、他人が自分の感情や認識を認めないと裏切られたように感じ、攻撃に転じる。そして、不実であるとみなした相手を頭ごなしに拒否し、切りすて、罰し、そしるこの性癖は、不幸にも子どもたちにおそろしいジレンマを与えてしまう。

思春期のころ、母子間の信頼の欠如をよくあらわしていたのは、母親がローラを抱きしめるときに鼻をうごめかすしぐさだった。それは、ローラが酒を飲んでいないか、マリファナを吸っていないかを確かめる陰湿な手段だった。当然、ローラは母親の愛情表現に嘘を感じ、母親が愛情にかこつけて探りを入れてくることを恨んだ。

子どもたちは、プライバシーを侵害し、あやつり、感情を踏みにじり、真実をねじまげる母親を前に、途方にくれる。ボーダーラインが真実をゆがめるのは、事実の認知がゆがんでいるためだ。一例を挙げると、ある母親が、娘は前夫からずっと性的虐待を受けていたと証言したことがあった。しかし、当の娘は、母親の発言に驚愕した。実を言えば、母親自身に実父から性的虐待を受けていた過去があり、娘と前夫のさようならのキスを、性的虐待の証拠だと解釈したのだった。

事実の歪曲は、情報を処理する無意識の方法であり、その個人にとっての現実を反映する。しかしこの歪曲は、事実があかるみに出る前に、ボーダーラインの発言を額面どおりに受けとめる家族を惑わせ、いらだたせる。ローラはしだいに、母親の過剰反応にうんざりして「たった今、おそろしいことが起こったのよ」などの発言を無視することを学んだ。ボーダーラインはささいな事柄を大事件のように受けとめ、たやすくパニックにおちいる傾向がある。「とにかく今すぐに、助けに来てちょうだい！」という言葉が、車の鍵をなくしたことを意味する場合もある。「我慢できない頭痛がするの」は「あっちへ行っていて」という意味で、「車の事故に遭った」は「スーパーの買い物かごで車をこすった」という意味かもしれないのだ。

ボーダーラインのなかには、見棄てられるのを防ぐため・自尊心を維持するため・葛藤を避けるために、意識的に真実をゆがめる者もいるし、共感や注意や関心を呼ぶために嘘をつく者もいる。しかし、彼らの観点に立てば、嘘をつくのは生き残るためにどうしても必要なことなのだ（皆がみな、意識的に嘘をつくわけではないが、認識のゆがみは共通して見られる）。絶望感にかられて、嘘や盗みなどの行為に及ぶとき、彼らに悪いことをしているという意識はなく、罪悪感や自責の念はまったくない。このため、めったに謝ることもなく、むしろ、他人から悔いるように期待されても困惑するかもしれない。彼らは自分が生き残るためにしたことは、他人だってするはずだと信じている。彼らの説明は簡単明瞭だ。「だって、しかたがなかったんだもの」。つまり、ボーダーラインが結果を考えずに嘘をつくのは、ほかの選択肢があったとは思わないことによる。ボーダーラインの母親は、生存本能に導かれて、ほかの人ならば忌まわしいと考えるような多くの行動に出る。傷ついたりおびえたりすると、自分の生存が危険にさらされていると感じ、道義は一時的に棚あげされる。

常習的に嘘をつく母親がとくに悲惨なのは、子どもの信頼をそこなってしまう点だ。謝ることがほとんどないため、子どもたちは、悪いのは母親ではなく自分たちだと思うようになってしまう。クリスティーナ・クロフォードはそういった子どもが置かれた状態をこうあらわしている。「たぶん、その場にいなかった大人に、母が嘘をついていて、わたしが本当のことを言っていることを見破るのは不可能だっただろう。母はいつでも、とても説得力があったのだから」

ボーダーラインの母親にとって、自分自身の激しい感情を制御することは難しく、軋轢《あつれき》や意見の不一致が暴力にエスカレートすることもある。必然的に、一部の母子のあいだでは、身体的な争いが日常的になる。このような状況下では、子どもたちは警察に電話をしたり、こっそり家から逃げ出したり、隣家に身を寄せたり、きょうだいを助けたり、親同士のけんかに割って入ることを余儀なくされる。なかには、真夜中――残念ながら子どもがもっとも無防備なとき――に、身体の、あるいは言葉の暴力を浴びせる母親もいる。ある患者のケースでは、身の安全に不安を抱くあまり、十八歳で家を出るまで、枕の下にナイフを忍ばせていたという。

あったことをなかったと言うのです

アリスはだまってしまいました。こんなにいちいち反対されたことは生まれてはじめてでしたから、もう、今にも、かんしゃくを起こしてしまいそうでした。

――『不思議の国のアリス』

ボーダーラインの母親はしばしば、子どもが鮮明に覚えている苦痛に満ちた体験を忘れてしまう。

研究によって、慢性的に精神が緊張状態に置かれていると、記憶をつかさどる脳の一部が損傷することがあきらかになっている。慢性的な感情のストレスにより、通常は脳のストレス処理を助ける糖質コルチコイドに、脳を過剰にさらしてしまうためだ。記憶の機能を支配する海馬には、糖質コルチコイドの受容器が相当含まれるため、損傷を受けやすい。ボーダーラインの母親は子どものころ、極度の精神的な苦痛を経験し、そのために、記憶と感情制御をつかさどる脳の領域が損傷を受けているのかもしれない。実際、磁気共鳴イメージング（ＭＲＩ）を用いた脳検査を行ったところ、子ども時代に虐待を受けていた女性の脳は、対照群の被験者よりも左脳の海馬が小さかったという研究結果もある。ボーダーラインの母親が、子どもの記憶に残っていることを覚えていないという事実は、ここから生ずるのかもしれない。そして、こうした母親に育てられた子どもは精神が緊迫した環境にどっぷりとつかり――それが緩和されることがなければ、今度は自分の認識機能を損傷してしまうという悪循環が生じる。

　ボーダーラインの母親は激しい感情をともなうできごとを記憶することができないために、経験から学ぶこともできない。そのため、前に踏んだ轍《てつ》に思いをはせることなく、破壊的な行為を繰りかえす。

　ローラと姉は母親が、たとえば洋服があるべき場所に見つからなかったなど、ほんのささいなできごとでかっとなったたくさんのエピソードを記憶している。しかし、何年もあとに、母親を自分の行為と向きあわせようとすると、母親は抑制を失ったことすら否定し、こう言った。「わたしがそんなまねをしたなんて、よくも言えるわね。こんなに尽くしてやったのに！」

セラピストは、ボーダーラインの母親がしばしば、子どものトラウマ〔心的外傷経験。無意識のうちにその痕跡が心に残るような強い情緒的ショックをともなう経験〕となっている記憶の〈妥当性の確認〉〔知覚の現実性を肯定したり、感情を正当に評価すること〕ができないと報告している。

経験が記憶されていないかぎり、そこから学ぶことは不可能だ。そのため、ボーダーラインは反復的、自己破壊的な行為に閉じこめられる。経済力を超えた浪費や、自衛手段を講じないセックスや、飲酒や喫煙や過食に走ることもある。あとからひどい気分を味わいはするのだが、その結末を記憶していないために、おなじ行為を繰りかえす。そうした行為は家族を恐怖におとしいれ、子どもを危険にさらす。

子どもの一部は大人になってから、母親が飲酒運転をする車に同乗していたとか、発作的な浪費のために電気やガスや水道を止められた記憶をもつ。文字どおり、母親の命を救った例もある。ある晩、ローラはカーペットのこげる異臭に気がつき、母親が落とした寝タバコの火を消した。残念ながらこの、一歩まちがえば惨事になっていた晩のあとも、母親はベッドでタバコを吸うのをやめなかった。

薬物やアルコールにおぼれて、精神異常をきたす場合もある。クリスティーナ・クロフォードは母親のジョーンに夜なよな襲撃された、恐怖のエピソードの数々を描写している。また、常軌を逸した行為は、怒りにかぎられたことではない。おなじくらいおそろしいのは、現実逃避をして絶望の殻に閉じこもり、自傷行為におよんだり、自殺をはかることだ。恐怖や絶望も、怒りとおなじく、いわゆる精神分断の引き金になる。ある患者は、母親がバスルームに閉じこもり、自殺をすると言ってきかなかったために、当時七歳だった彼女がなだめなければならなかったという、不安に満ちた記憶を語った。母親が家を出て行くと脅したとか、実際に出て行ったと報告する患者もいた。ボーダーラインは、どんな感情であれ、手に負える限界を超えれば、病的な行動に走りかねないのである。

S・ハイトらの研究によって、子ども時代に慢性的なストレスにさらされた人は、髄液中のストレス関係ホルモンであり、神経伝達物質であるソマトスタチンが多いことが示唆されている。子ども時代の過酷なストレスは脳や免疫システムに長期的な影響を及ぼすと見られる。このように子どもたちは成人後、さまざまな身体的・精神的障害をかかえる危険に瀕している。大腸炎や偏頭痛など、ストレスに起因する身体的な症状をあらわすものも多い。

クリスティーナ・クロフォードもその一人だった。精神科で偏頭痛の心あたりを問われたとき、彼女の答えは簡潔明瞭だった。「ええ。母を憎んでいるんです」

ストレスに満ちた人やできごととの接触は〈闘争―逃走反応〉〔窮地を脱するために「闘う」または「逃げる」体勢をとろうとする生理反応〕を引き起こし、アドレナリンが急分泌されることで心拍数と血流が高められて、偏頭痛を起こす。神経内科医であるジョセフ・カンデルとデヴィッド・V・サダースが偏頭痛の症状やしくみ、解決法についてまとめた共著『偏頭痛（仮題）』（邦訳なし）によれば、「偏頭痛は神経系の機能不全であり、脳が不安定に耐える境界」だ。「ストレスを引き起こす内的・外的な刺激が増加すると、この境界が広がり、偏頭痛が起こる。つまり、からだの一部が『この一線を越えないでくれ』と言っているようなものだが、それでも、結局は越えてしまうものである」

かくして、ボーダーラインの母親をもつ子どもの多くは、成人後、母親と会ったり電話で話したあとで頭痛を起こすようになる。しかし、こうした子どもにとって偏頭痛は、耐えがたい怒りの感情に任せて行動するのを妨げる作用ももつ。母親の先の見えない行動は、アドレナリンを急激に分泌させるが、闘っても、逃げても、手痛いしっぺ返しが待っている。そうしたとき、偏頭痛の痛みは、心身を麻痺させ、そのどちらもできなくさせるのだ。

カンデルとサダースによれば、「偏頭痛の発作が起こると、大脳の動脈中の血流の速度が減ずることが研究者によってわかった。脳が『黄色信号』を点灯させ、血液の流れを遅くするのである」という。ボーダーラインの母親をもつ子どもの多くは、頻繁に警戒の信号を出す脳をかかえて生きているのである。

母はわたしの感情をひどくかきみだします

「もしかしたら、しまいには」とアリスはひとりごとを言いました。「わたし、ろうそくみたいにすっかり消えてなくなっちゃうのかもしれないわ」

――『不思議の国のアリス』

「見棄てられ不安」はボーダーラインのもっとも一般的な症状であり、どんなタイプにも共通する。多くの研究者や臨床医が、彼らは拒絶や見棄てられに直面し「深淵に落ちること」を怖れていると観察している。この見棄てられ不安は、ボーダーラインにとって感覚が麻痺し、切り離され、現実感を失うほど強烈なものであり、そのため、「生存への不安」とも称される。見棄てられ不安を防ぐためならば、彼らはどんな努力をも惜しまない。そのことが家族を息苦しく、脅され、コントロールされているような気持ちにさせる。

ボーダーラインは息をつまらせたり、泣き叫んだりと、派手でヒステリックな行為をふりかざして、家族のアドレナリンを噴出させ、反射的な驚愕の反応の引き金を引く。病気や事故に対する過剰反応や怒りや引きこもりなどの芝居じみた行為は、家族にふりまわされているような感情を与え、へとへとにさせてしまう。**子どもは、ときとして、罠にかけられて息ができないような、母親のあまりにも強い欲求で自分たちの命がかき消されてしまうような気持ちになる。**

さながら別離に直面した幼子が親にしがみつくように、ボーダーラインは相手の手を離したり、別れを口にしたり、電話を切ったり、会話にピリオドを打ったりすることができず、人間関係が破綻すると自殺衝動にかられることすらある。そしてその相手は、ボーダーラインの「置いていかないで」というメッセージに、引きとめられ、引きずり倒され、あたかも掌中に収められたかのような気分を味わう。彼らが見棄てられることへの恐怖で自己破壊的になることもありえるし、他人をコントロールするために相手の感情につけこむことも多い。その結果、当然のことながら子どもは恥辱・不安・罪悪感・激しい怒りなどの感情をもてあまし、もがくことになる。

・恥辱

ボーダーラインの母親は、子どもがさからったり、自分の欲求や希望をかなえなかった場合、子どもを恥いらせ、罰し、おとしめ、けなそうとする。ジョーン・クロフォードは、インタビューのなかで驚くほど率直に、当時八歳のクリスティーナに対する厳格なしつけの哲学を告白している。「娘のしつけは楽じゃないわ。でも、意地になって我を通そうとするときは、やむを得ないでしょう。彼女のプライドを傷つけるのが、罰としては、てきめんなのよ」。ボーダーラインの母親はたいてい、それがどんなに破壊的な効果をもつかを意識しないまま、人格攻撃をしつけの手段として用いることがある。なかには意図的にそれを用いている母親もいるが、その場合は自分がふさわしいと考える方法で子どもをしつける絶対的な権力があると確信しているため、いかに精神が不安定であっても、自分から治療を求めようとする可能性は低い。彼らの言い分によれば、親としての義務を果たしているのである。自分たちが子どものころ教えられたように、「子どもは傷つかないかぎり、ふさわしいふるまいを学べない」と信じている。子どもの人格を踏みにじるなど、自分自身が踏みにじられたときの苦痛を記憶していない母親にしかできないだろう。

恥辱（羞恥心）は、自分に生きる資格があるという感覚を失わせ、子どもの自己破壊的な空想を誘引する。アメリカ第十六代大統領アブラハム・リンカーンの妻だったメアリー・トッド・リンカーンは、ボーダーラインが疑われる有名人の一人だ。彼女は育ての親である継母に「悪魔の申し子」呼ばわりされながら育った。J・ベイカーによる伝記『メアリー・トッド・リンカーン（仮題）』には「恥をかかされ、プライドを傷つけられると、自分がまるごと否定されたような気分になる」という言葉が紹介されている。ところが残念なことに、ボーダーラインの母親は自分自身の恥を他人に投影してしまう。

・不安

ボーダーラインの母親をもつ子どもは不安を――母親が彼女自身を、そして自分たちを傷つけるのではないかという不安を――かかえながら成長する。どちらの場合も、彼らの生存は危険にさらされる。

ローラは家を離れるとき、必ず、不安にさいなまれた。家を離れれば、母親や自分の身に悲惨なことが起こるかもしれないという不安にかられるのである。原因は母親の分離不安［母親との分離体験の直後や後年にわたり、子どもに好ましくない状況が生じること］だった。分離不安はボーダーラインの代表的な症状だが、その理由の一つには、一人でいるときがもっとも、過去の虐待や人格を否定された経験が顔をのぞかせやすいことがある。ローラの母親も、幻覚に追いつめられて家から離れないでくれと娘にすがり、ときには仮病を使って引きとめた。ローラは母親をとり残すことがいやでたまらず、同時に、母親から逃れることに焦がれていた。出がけに金切り声で「ママなんか、死んじゃえ！」とわめきちらしたこともあったし、就学年齢を迎えるころには、腹痛を起こすようになった。

ボーダーラインの母親をもつ子どもは、起こるかもしれない危機や攻撃から身を守るすべとして、母親の機嫌をうかがうことで手一杯になってしまう。精神的なエネルギーをすべて、相反するポジションにつくために――母親と闘い、母親を守るために――使ってしまうのだ。そのため、ほかのことに意識を集中するのが困難になる場合がある。

子どもたちは怖れながら成長するが、同時に、不安をひたかくし、苦痛に満ちた、危険な状況に気づかないふりをすることを学ぶ。泣き叫ぶことを拒否し、傷ついたり動揺したときは心を閉ざすようになるのだ。ある青年の患者はそのことをこう説明した。「しばらく経つと、感覚が麻痺します……もう、なにも感じないのです」

感情を隠す能力は、ボーダーランドに住む子どもたちにとっては、生き延びるための手段なのだ。

なにしろ、不安を、子どもをコントロールする手段にする母親もいるのだから。クリスティーナ・クロフォードは、彼女が暗闇をこわがることを知っている母親に、シーツやテーブルクロスをしまう真っ暗なクローゼットに閉じこめられた恐怖を回想している。

ボーダーラインの母親の脅し文句は、「警察を呼ぶ」「経済的な援助を打ち切る」「身体的な危害を加える」「大切なものを奪う」など、さまざまだ。ローラもクリスティーナも、大切なものを罰として壊された経験をもっていた。クリスティーナはクリスマスプレゼントを無理にとりあげられたし、ローラの母親はお気に入りのレコードアルバムを叩き壊した。このような目にあった子どもは、自分がなにを大切に思っているかを隠すことを学ぶ。そして親が恐怖という手段で子どもをコントロールしようとするとき、信頼という神聖な絆はみじんに打ち砕かれる。

・罪悪感

ローラが三歳のとき、母親が言った。「悪い子には、神さまの罰があたるのよ」。「いい子でいる」とはすなわち、母親にさからわないという意味だった。大人になってからは、母親は娘に、電話や手紙やメールを無視するという罰を与えた。ローラの罪悪感と不安が積もりつもって耐えられなくなるまで突き離すのが常套《じょうとう》手段だった。ついに耐え切れなくなったころ、ようやく、母親は返事をよこす。ローラはまるで、母親が自分の心を読めるかのような、精神をのっとられているような気分になった。幼い子どものころから、母親は娘をコントロールする手段として、「不安」と「罪悪感」を利用した。母親はローラがプライバシーを求める気持ちを尊重することができず、適度な一線を画することができなかった。ローラの電話を盗み聴きし、それで知った内容をあとになって侮辱するために利用した。

ボーダーラインの母親をもつ子どもは、分離に罪悪感を抱くこともある。クリスティーナ・クロフォードは母親が完全な献身だけでは飽き足らず、彼女の分身になることを期待しているのを感じていた。母親に憐れみを感じながら、クリスティーナは自分自身の人生を望む罪悪感に苦しんだ。ボーダーラインは分離を裏切りとみなし、忠誠を試す。「愛しているなら、できるはず」「本当に愛しているなら、こんなまねができるはずがない」などが常套句だ。子どもは自分自身の欲求を犠牲にして、全面的な献身をささげることによって、たえず愛を証明しなければならない。

幼い子どもが母親の愛を失うのを怖れるのは当然のことだ。ボーダーラインの母親は裏切られたと感じると、話をすることを拒み、精神的・物質的な援助を絶つことまでしかねない。成人後、遺書から名前を削ることもあるし、飾っていた写真を外して棄てたり、ほかの家族に「やっかいものの」子どもの名前を口にすることを禁じる場合もある。腹立ちまぎれに、「わたしには子どもはいない」と言いきることさえある。自分の心から、彼らを消し去ってしまいたいという欲求をあらわす症状だが、子どもにとってはおそろしい精神的な試練となる。

ボーダーラインは批判に非常に敏感で、子どもの忠誠を期待する。「味方」として頼られることが度重なるうち、子どもの選択の余地は失われ、たとえ実の父親に背を向ける結果になろうとも、母親の味方をするしかなくなる。子どもには、母親の味方をしなかった場合に支払う代償がわかっているのだ。子どもは母親の逆鱗《げきりん》に触れるのを怖れているのである。

・激しい怒り

「ときどき、母を殺したいと思います」というのは、ときに聞かれる、ボーダーラインの母親をもつ子どもたちの内面にひそむ激しい怒りを反映する言葉だ。アメリカの犯罪史上、もっとも有名な連続殺人犯の一人、エドモンド・ケンパーは、精神科医にどうして母親を殺したのかと問われ「憎しみをもてあましたから」と答えた。子どもが女性の場合、物理的に母親を攻撃する確率は低いが、だからといって怒りの感情が激しくないわけではない。クリスティーナ・クロフォードは、殺意を含むほどの怒りをこう表現している。「その瞬間、わたしは母親を殺してやりたいと思った……残りの人生を刑務所のなかですごさなくてはならないとしても、それがなんだというのだろう」

子どもたちは、自分たちの精神がおぼれ死にそうだという事実をだれも理解してくれないことに、強烈なフラストレーションを抱くようになる。だれも、仮面に隠された母親の素顔を――わが子を内面の闇に引きずりこもうとしていることを――見ようとはしない。子どもによっては、自分が生きるためには、母親の死が必要だという怖れを抱くこともある。

わたし以外のだれもが、母をすばらしい人だと思っています

「この人たちは、ばかげたことばかり言っているんだわ。そうよ」。アリスはこっそり思いました。「だからって、泣いたりわめいたりしたって、どうしようもないんだもの」。そこで、アリスは涙をぬぐい、できるかぎりほがらかに、話しつづけました。

――『不思議の国のアリス』

行動心理学者マーシャ・ラインハンは、ボーダーラインについての包括的な解説書である『境界性人格障害の認知・行動療法（仮題）』のなかでボーダーラインが他人に——とくに、ボーダーラインが自信をもち、コントロールできると感じる職場環境において——見せる「普通」の仮面について語っている。彼女の説明によると、ボーダーラインが一見有能であるために、他人は職業人以外の役割でもおなじくらい有能だと考えてしまう。そのため、職場の同僚は、ボーダーラインの母親が子どもの愚痴をこぼしたときに、問題は母親ではなく、子どもにあると思いこむ。これは、子どもにとっては不幸なことに、一家の生活の実態が他人の目に触れる可能性が低いことを意味する。

ローラの友達には、彼女が母親のことになるとひどく感情的になる理由が理解できなかった。彼女自身が友人を家に長居させなかったこともあり、友人たちは一度も、母親のローラへの攻撃を目にしたことはなく、母親の暗い一面をうちあけても、「だけど、やさしそうなお母さんじゃない！」と言われるのが常だった。彼女の経験を事実として認めてくれるのは、姉だけだった。あるとき、ローラの恋人が家に来ているとき、母親がかんしゃくを起こした。ローラのスカートが短すぎるというのだ。恥ずかしかったが、ローラは同時に、姉以外の人が母親の攻撃を見てくれたことにほっとしてもいた。

人づきあいの場では、ボーダーラインの母親は魅力的で愛想がよく、人好きのする人物であるかもしれない。クリスティーナ・クロフォードは母親が客をもてなすときに見せる仮面が、とくに不快でならなかった。「とにかく、『全部にせものだ！』と叫びたい気持ちだった」と彼女は書いている。特筆に価するのは、今なお、クリスティーナの体験に疑問を呈する人物が存在することだ。『ジョーン・クロフォードの遺言（仮題）』と題した伝記のなかで、著者のフレッド・ローレンス・ガイルズはこう主張している。「クリスティーナの自叙伝の最大の欠点は、母親であるジョーンの人生の周知の事実を歪曲したり、ときにはそれらの事実に疑わしい解釈を加えていることだ」。ガイルズは、事実の歪曲がクリスティーナではなく、ジョーンの側にあるとは、考えもしなかった。精神的に他者をあやつったり、事実を歪曲する傾向は、ボーダーラインの行為の典型例である。

このように、蔓延するボーダーラインへの無理解は、ボーダーラインの親をもつ子どもが経験する絶望感を永続させる。子どもたちは、自分の現実が度外視されるたびに、社会全体から見棄てられたような気分を味わう。カール・ユングはかつてこう言った。「われわれはもっと、人間の本質を理解する必要がある。なぜなら、存在する唯一にして本当の危険は、人間そのものなのだ……中略……人間の精神を研究しなければならない。なぜなら、人間こそ、将来のすべての害悪の源なのだから」。ボーダーラインの親をもつ子どもは、母親の内面に巣くう暗闇につきまとわれつづける。こうして、ほうっておかれ、周囲の人々が気づかないでいるうちに、手遅れになってしまうかもしれない。

なにごともオール・オア・ナッシングなのです

いつだったか、自分を相手にクローケー※の試合をしていて、ずるをしたというので、自分のほっぺたをピシャピシャぶとうとしたこともありました。アリスというのはおかしな子で、一人で二役をするのが大好きなのです。

――『不思議の国のアリス』

［※クローケー／スティックでボールを打ち、杭に当てるのを競うゲーム］

ボーダーラインの感情に「温度調節機能」はない。あるのは、オンとオフのスイッチだけだ。自身もボーダーラインとして治療を受けた経験のあるフリーライター、メリッサ・ソーントンは、そのことをこう説明している。「（ボーダーラインは）物事をシンプルな一対のものとして考える。たとえば、善と悪、悲しみと喜び、白と黒というように。ボーダーラインには、善と悪の両方にまたがるものがあるということが理解できず、ものごとの両極しか目に入らない」。ボーダーラインは一度に一つの視点しかもつことができず、そのため、できごとの一面、全体の一部しか目に入らない。

子どもは、両親の目に映る自分の姿で、自己を認識する。子どもの根底に善があると信じられるのは、自分自身の善を信じている母親だけだ。残念ながら、一部のボーダーラインの母親は「自分が悪だ」という内的な確信をもっている。そのため、ボーダーラインの親をもつ子どもはまったく対照的な二つの自画像を育む可能性がある。その混乱・罪悪感・羞恥心が、頭を壁に打ちつけたり自分を殴ったり切りつけるという、自己破壊的な行為となってあらわれることもある。

ボーダーラインの母親をもつほとんどの子どもの例にもれず、クリスティーナ・クロフォードもローラも自己の確立に混乱した。無力感と絶望にむしばまれ、ローラはまだ高校にも上がらないうちに、こう日記に書き記していた。「わたしは正気を失っていきます――ああ、神さま――わたしにはわかります。生きながら埋葬されるのがどんなものなのか」

母はとても否定的です

「あんたはものを知らないね」と公爵夫人は言いました。「ほんとに、もの知らずだよ」。アリスはずいぶんひどいことを言うと腹が立ちましたが、話を変えてみようと気をとりなおしました。

――『不思議の国のアリス』

ボーダーラインが否定的な感情を抱くのは、自分や他者に対して否定的な感情をもっているためだ。記憶障害・意識の集中の困難・思考の混乱・論理的思考の欠如・病的な自省・常につきまとう否定的な思考は、どんなタイプのボーダーラインにも共通する。子どもは気持ちをそぐような発言の標的にされ、どんな状況でも、およそ最悪の結果になるという母親の予想によって、絶望をつのらせ、意欲をむしばまれていく。

ローラは自分の問題や悩みを母親にうちあけるのを避けていた。「感受性が強すぎるから、あれこれ悩みすぎる」と言われるか、悩みが余計に募るような言葉をかけられるのがおちだったからだ。子どもがボーダーラインの親の目に不安をさらしたとき、返ってくるのは余計に気のめいる返事か、歯牙にもかけないそぶりのいずれかなのだ。たとえば、進級できないかもしれないと悩んでいる子どもにかける言葉はこんな具合かもしれない。「それじゃ、もう、同い年の友達と一緒にはいられないわけね。永遠に遅れをとりもどすことはできないでしょうよ。どうして今年、もっと一生懸命に勉強しなかったの？」。ボーダーラインは子どもの不安を吸収し、「それなら、こんなことも、あんなことも起こるかもしれない」というように増幅させる。子どもを安心させ、なぐさめることができない。

C・グリッカーフ・ヒューズとE・メールマンは『英国精神療法ジャーナル（仮題）』で、非ボーダーラインの患者とボーダーラインの母親との関係について発表したが、こうした関係にある娘はおしなべて、慰めてもらいたくて母親を頼ったのに、余計に気が滅入ったというつらい記憶を報告している。

十二歳のとき、ローラは気持ちをたかぶらせながら、母親に、休暇を楽しむ友人一家から同行の誘いを受けたことを話した。すると母親は絶望したように叫んだ。「まあ、大変！　それじゃあ、新しい洋服が何枚か必要じゃないの。これっぽっちもお金がないっていうときに！」。ローラの興奮はみるみるうちに不安にとってかわられた。ボーダーラインは否定的な結果を強調することで子どもの情熱に水をさす。ある患者は待ち望んでいた妊娠を母親に告げたときの失望を回想した。母親の返事はこうだった。「なんてことなの！　まさか、今さら！」。それは、妊娠がとんでもないまちがいだというメッセージを含んでいた。

クリスティーナ・クロフォードがあるテレビ番組のゲストに選ばれたとき、興奮を分かちあってもらおうと、母親のジョーンに電話をかけたことがあった。しかしジョーンは、会話の最中に電話を切ってしまった。クリスティーナはうろたえ、なにがいけなかったのかと戸惑いの涙にくれた。のちにクリスティーナは、ジョーンが自分のキャリアに強烈な嫉妬心を抱いていることを知る。その後まもなく、クリスティーナは、母はけっして、娘が成功を楽しむことを許せないのだと確信をもった。

情緒が安定した親ならば、子どもの喜びをわがものとし、不安は自分の胸にたたむ。しかし慢性的な情緒不安をかかえるボーダーラインの子どもは、逆に母親の「親がわり」となって、母親を落ちつかせるために自分の不安を抑える。このように「感じないこと」を学んだ子どもたちは、本来ならば恐怖を感じるべき状況にも、無感覚になるかもしれない。また、子どもが母親の面倒をみる劇的で（願わくはまれな）例として、自殺を食いとめることもある。

ボーダーラインは自分の存在に相反する感情をもっており、必ずしも自殺願望があるわけではない。ただ、生きることの不安が死への恐れをしのぐために、自傷の危険が生ずる。自分のからだを刃物で傷つけたり、やけどを負ったり、殴ったりなどの自傷行為は死への願望のあらわれではなく、自殺行為と混同されるべきではないが、家族はそれによってあやつられていると感じ、心をかき乱す。しかし、ボーダーラインが必ずしも同情や関心を求めているわけではなく、自己憎悪の表現である場合もある。また、偶然的に、自殺に成功してしまう例もある。

自殺行為とは、自己の生命に終止符をうとうとする、意識的かつ直接的な行為である。ボーダーラインといえば自殺するという脅しや自殺の意思表示があるものという思いこみがあまりにも一般的になっているため、それがないと診断を見落とすこともあるし、自殺衝動や自己破壊行為や鬱の症状が顕在化していないと、専門家や家族も、しばしば、ボーダーラインの特定を誤ってしまう。しかし、多くのボーダーラインは自傷・自殺行動をともなわない。

ジョーン・クロフォードはアルコール中毒と精神科での治療の拒否によってひそかに自己破壊をしていたともいえるが、生涯、一度も自殺をはかったことはないようだ。ローラの母親は薬物の過剰摂取を二度起こし、娘の分離不安と罪悪感を増幅させた。最初のとき、母親の命を救ったのは八歳だったローラだった。自殺をすると脅したり、実行しようとする母親は子どもの感情を封じこめる。そして子どもは大人になってからも、極度の不安に苦しむ。

すぐに現実感を失います

「ここじゃ、みんなイカレているんだよ。ぼくもイカレている。あんただって、イカレている」「わたしがイカレているなんて、どうしてわかるの？」「イカレているにちがいなかろう。そうでなかったら、こんなところにくるわけがないんだから」

――『不思議の国のアリス』

人間関係の断絶・愛する人の死・失職・拒絶・見棄てられなど、ストレスに満ちた状況に直面したボーダーラインは、ときとして偏執的になり、現実感を喪失する。アルコールや薬物にすがり、その行為が自身や他人の命を脅かす場合もある。そうしたとき、彼らの精神は肉体から分離し、記憶が途切れることがある。時間的感覚を失い、周囲を知覚できなくなり、分別を失う。一人きりなのに、大声で話す者もいるし、他人の面前でひとりごとを言うこともある。うつろに虚空を見つめたり、内面の混沌に、心ここにあらずという状態で会話をつづけたりする。

精神異常的な場面を目撃した人は、そのことをけっして忘れない――ただし、例外はその人物が子どもで、あまりにも頻繁に見つづけた場合だ。子どもはときに自分の気持ちと、そういった経験の記憶を抑えこんでしまう。母親の精神状態の変化は、表情にあらわれる。瞳孔が拡がり、サメのような目つきになったら、それは、攻撃あるいは現実解離の可能性を示唆している［解離／記憶や知覚など統合されているはずの機能が失われた状態。痛みを感じなかったり、記憶が失われたりする］。根本の感情が怒りである場合、子どもはおびえるかもしれない。根本にある感情が不安の場合は、パニックにおちいるかもしれない。

精神異常的な場面が深い心の傷を残すのは、それが引き起こした感情に圧倒されてしまうからだ。それがたび重なると、子どもは感情が麻痺し（意識の解離）、一見しても、なにが起きているか気づかないようになる。あまりにも頻繁に経験するために、それが普通だと信じるのかもしれない。

ローラはしばしば、自分が真っ暗な穴のなかに吸いこまれるような、母親にのみこまれてしまうような気持ちになった。母親が浴びるように酒をのみ、正気を失う晩がこわくてたまらなかった。精神異常的な場面はあまりに強い動揺をともなうため、ローラはそのことについて語りたがらなかった。まるで、母親の内部からエイリアンが姿をあらわすかのようだった。とりとめのつかない言葉をつぶやき、涙にかきくれ、わが子の見分けもつかなくなる。ローラは学校や、お気に入りのテレビ番組など、普通のことを考えることで落ち着きを保とうとした。しかし「エイリアン」の記憶は生涯、彼女につきまとった。精神に異常をきたした親と二人きりになるのは、どんな年齢の子どもにとっても恐怖だ。

ローラが父親と夏をすごすために出かける前夜、母親はベッドにもぐりこんで泣いていた。父親からローラに宛てた、逢えなくなった寂しさをつづった手紙を読んだのだ。母親は自分に対する陰謀だと責め、ローラが父親と暮らすつもりだと思いこんだ。ローラはそんなたわいのない手紙に母親が恐慌をきたしたことに驚愕した。しかし、数年後にそのできごとに触れたとき、母親にはなんの記憶もなかった。

普通の母親は、夜は眠る。しかし、ボーダーラインの母親はちがう。たった一人で自分の思いと向きあわなければならない夜を、ひどく怖れる。ローラの母親は夜になると、実父に性的虐待を受けた記憶が断続的によみがえるのだと語っていた。ときには、ベッドルームのドアの外に、父親の足音が聞こえるような気がする。でしゃばりで、追いやっても追いやってもつきまとう物思いは夜の眠りをさまたげる。ラジオから流れる音やテレビや夜半の電話は不安から気をそらし、安心感を与えてくれる。アルコールや薬物の乱用は興奮を高めるが、結局それが不安を悪化させる。

すべてのボーダーラインの母親が子どもを真夜中に起こすわけではないが、クリスティーナ・クロフォードの、母親の「夜中の襲撃」についてのくだりは、彼女の有名な著書のなかでももっとも印象的な場面の一つだ。彼女の描く精神異常的な逸話は、ボーダーラインの母親をもつ子どもの恐怖心をよくとらえている。「月あかりが母の顔の一部を照らしだす。母の目には、また、あの表情が浮かんでいる。あの、ものに憑かれた、興奮した表情が……」

夜のしじまは、思いにふけるボーダーラインの動揺によってやぶられる。ある患者は母親がベッドルームに入ってきて、持ちものをくまなくかきまわし、麻薬を使っている証拠を探したと回想した。また別の患者の母親は、定期的に父親を起こしては、自分がこんな思いをしているのに、よくも眠れると非難していた。

ときどき、母のことが耐えられなくなります

女王は顔を真っ赤にしておこりました。そしてしばらく、猛獣のよ

うな目でアリスをにらみつけてから、こうわめきだしました。「この娘の首を切れい！　この娘の首を……」

――『不思議の国のアリス』

ボーダーラインの母親をもつ子どもは、ひそかに母親の死を願うかもしれない。憎いからではない。母親と暮らしつづけることが、もはや不可能に思えるためだ。

もう大人だというのに、ローラは、まだ、母親の嵐のような人生にまきこまれていた。母親は地球上で唯一、彼女に殺意をともなう激しい怒りを起こさせる人物だった（しかし同時に、ローラは母親がいつか自殺するのではないかと恐怖していた）。ラインハンはこう述べている。「周囲の人間がボーダーラインの死を望むのは、その根本にある理由が、今現在の耐え難い人生にあるという意味において、理にかなっている場合が多い」。ローラは母親の怒りの爆発や気分の揺れ・鬱による愁嘆場・そして自分自身の矛盾する感情に、しだいに耐えられなくなっていた。

ローラは母親の「延々とつづく攻撃」について語った。なにかが引き金となって、竜巻のような旋風が家中を駆け巡る。警告の信号は「あの表情」だった。「殺してやる」と告げる、突き刺すような、険悪な目つき。ローラが子どものころ、母親は実際、その言葉がもつ威力にまるで頓着せずに、そう口にしたこともある。

ボーダーラインの子どもと、ハリケーンで生き残った人は、多くの点で似ている。生き延びられるかどうかは、安全な場所を見つけること、身を低めていること、台風の目に欺かれないことにかかっている。ローラの母親は、娘のベッドルームで汚れた皿を見つけても、車の鍵が見つからなくても、おなじようにかんしゃくを起こした。ローラは口をはさんだり、母の邪魔をするほどの無知ではなかった。母親は少し落ち着いて、息をつぐ――そして、最初からまったくおなじことが繰りかえされる。おなじ文句が何度となく吐きだされた。「おまえには、もううんざりだわ」(ローラはすでに、自分でもそう思うようになっていた)。母親の声を遮断するすべを学んでいたローラは、演説のすべてを覚えてはいない。幼いころは、この攻撃にびくびくしていたが、成長するにしたがって慣れた。

子どもたちは、ボーダーラインの母親が怒りをあっというまに忘れてしまうことに混乱する。彼女たちは、「今」がすべてなのだ。ローラの母親にとっては、たった今平手打ちをくわせてしかりつけた娘を抱きしめるのは、なんでもないことだった。「始末する」と脅し、荷造りまでしたその日に、「おまえがいなくては生きていけない」と言ったこともある。こうした矛盾は混乱をはぐくみ、子どもは八百長をしかけられているような、あやつられているような、挑発されているような気分におちいる。彼らのフラストレーションは、しばしばこうした言葉で表現される。「わたしは、とにかく、母親に我慢がならないのです」

ボーダーラインは自分が愛するものを失うことを怖れるが、彼らの怒りはしばしば、他人の愛するものを破壊するという結果を招く。自分が負っている傷をそのまま相手に与えるようなやりかたで傷つけてしまう傾向があるためだ。ボーダーラインは愛される対象に強烈な嫉妬心を抱くために、子どもにとってよいもの、子どもが大切にしているものを破壊してしまう。人は、自分にないものは、他人に与えられない。精神分析の経験から、幼児期の親子関係がのちに及ぼす影響の大きさについて警鐘を鳴らしつづけている作家アリス・ミラーはこう書いている（『*Banished Knowledge*』（邦訳なし））。「愛を知らない両親、この世に誕生した瞬間に、冷淡と無関心と無知によって迎えられ、その雰囲気のなかで子ども時代と青年時代のすべてをすごした親たちは、愛をささげることができません――実際、愛のなんたるかをまったく知らない人間が、どうして愛を与えることができましょうか」

離婚したボーダーラインの母親が、怒りにかられ、子どもが父親と連絡をとることを禁じることによって、父親や子どもを罰することもある。もっとも悲劇的な筋書きは、ギリシア神話に登場する魔女メディアのように、母親が自然界の法則に反旗をひるがえし、父親や恋人に棄てられた報いとしてわが子を犠牲にすることだ。「メディアタイプ」の母親の見棄てられ不安は、子どもの命を危険にさらすのである。

母といると気が狂いそうになります

ここでは、望んでもいないのに、おかしなことばかりが起こります。いっしょうけんめい普通でいようとするのが、退屈でばかげたことのように思えてきました。

――『不思議の国のアリス』

ボーダーラインの母親をもつ子どもは「思いもつかないこと」を予想することを学び、混沌とした人生に適応する。彼らは「愛と不安」「優しさと危険」を関連づけて考える。狂気があたりまえとなり、混沌としていない生活が退屈に思えてくることもある。健全な愛を認識することなく成長する怖れもある。かの有名な定義、「愛とは忍耐強く、情け深いものです。愛とは、ねたまず、えらぶらないことです。傲慢でもぶしつけでもなく、短気で恨みがましくもなく、悪しきを喜ばず、正しきを喜ぶものです。愛とはすべてを包み、すべてを信じ、すべてに希望をこめ、すべてに耐えるものです」（新約聖書　コリント人への第一の手紙　一三　四―七）のような愛を。

ボーダーラインの母親は、普通の母親にひけをとらないほど子どもを愛している場合もあるが、認識機能と情緒の統率に障害をもつため、その愛は損なわれてしまう。彼女たちにとって、忍耐強く、一貫した愛を子どもに与えることは困難だ。その愛情は、意見の相違や反抗に耐えられない。ねたみ・ぶしつけ・恨みがましさ・傲慢・寛容の欠如――健全な愛にあってはならない要素のすべてがあてはまる。情緒の安定に不可欠の「信頼に根ざした健全な愛」をもたない母親のもとに生まれた子どもは、健全な愛の意味を知らぬまま、成長するかもしれない。

ボーダーラインの母親をもつ子どもにとっては、ものごとが普通に戻ることは決してない。ラインハンはこう説明している。「しだいに、子どもと養育者はたがいの行為に極端さを形成し、強めていく」。子どもたちは周囲から意識を解離させ、切り離すことによって、それを見ないようにする。からだと心を切り離してしまえば、羞恥・屈辱・あざけり・心の傷を、感じなくてすむからだ。しかし残念ながら、主体感の喪失と意識の解離は彼らを狂気におとしいれる。

ボーダーラインの母親は子どもの気が狂っていると暗示したり、ときにはあからさまに非難する。「おまえは頭がおかしい」とか、「気が狂っている」とか「このきちがい！」などが常套句だ。母親の混乱した思考を投影されているうちに、やがて、子どもは正気を維持しようという闘いを放棄してしまうかもしれない。クリスティーナ・クロフォードはそういった子どもが狂気におちいる過程をこう表現した。「知らずしらず、狂気に足を踏み入れてしまうのだ……一夜にして起こることではない……ただ、勝利のない、たえまない戦いに飽いてしまう。停戦を待ち望むことに、疲れはててしまうのだ……自分の世界にかたくしがみついていた手の力がゆっくりとゆるんでいく。そして、絶望の裂け目へと押し流されていく」

ローラは中等学校のころ、十二ヶ月にわたって現実解離を起こした。なにも問題がないようにふるまうすべを身につけていた彼女は、自分の非現実感をだれにもうちあけず、黙って苦しんだ。彼女はおとぎ話の世界に生き、架空の世界で幸せなふりをしつづけていた。彼女は、アリスそのものだったのだ。

・ウサギ穴に落ちた子どもたち

「自分が本当に存在するものじゃないということくらい、わかっているくせに」「あら、わたし、本当にここにいるわ！」。アリスはとうとう泣きだしました。「そんなに泣いてみたって、ちっとも本当に生きているものになりゃしないんだよ」とトウィードルディーが注意しました。「そんなに泣いたりさわいだりするわけなんかありゃしないじゃないか」

――『鏡の国のアリス』

ボーダーラインの母親をもつ子どもとは、ウサギ穴に落ちてしまった子どもたちなのだ。見境なく、だれの首でも刎ねるよう命ずるハートの女王の声を聞き、イカレたお茶会に参加し、自分の頭で考える権利を求めて公爵夫人と争った子ども。そして彼らは、大きくなったかと思うと、小さくなってしまう感覚に麻痺していくのである。

『不思議の国のアリス』の出版から二年後、ルイス・キャロルはある友人に、物語の主題は「悪意」だと語った。それこそまさに、ボーダーラインの親をもつ子どもの大多数がこの作品を嫌う理由だろう。彼らの世界そのものなのだから。

2章　母親の心の闇

アリスは、足をとめなくちゃ、と思うまもなく、とても深い井戸のようなところを落ちていきました。

――『不思議の国のアリス』

［相談者アマンダ］すぐに激昂する母親との関係に疲れ切ってセラピーを受診。

「これを聞いてみてください。あなたの意見が知りたいんです」。そう言うと、わたしの患者だったアマンダはハンドバッグから、小さなテープレコーダーをとりだした。「昨日、母からの電話を録音したんです。母と話したら、とても混乱してしまって。どう考えたらいいのか、わからないんです……」

めまぐるしく話題がかわる、断片的な会話の道筋をたどるのは難しかった。アマンダの母親の思考はしょっちゅう脱線し、一つの話が終わらないうちに、次の話がはじまるというふうだった。ボーダーラインの思考はさながら川のように、地響きをたてて流れるかと思うと曲がりくねり、延々とおなじ渓谷をめぐり、おなじ岩を洗う。テープに録音されたアマンダの声はそっけなく、いらだっていた。まるで、母親のしゃべっていることに意味がないように。

ふいに、母親はなんの前おきもなく、たずねた。「あの娘《こ》はなんという名前だったかしら？」

「あの娘って?」。アマンダが訊くと、母親はぴしゃりと切りかえした。「わかっているくせに!とぼけるのはやめなさい!」。アマンダは自分の殻にこもり、心を閉ざすことで母親との会話に耐えた。これは、脅威的な状況に対する、本能的な、自己防衛反応だ。めまぐるしく気がかわり、突然激昂《げっこう》するボーダーラインの傾向は、子どものふいをつく。前ぶれもなく襲う圧倒的な怒りの大津波は子どもをのみこみ、からだごとさらっていく。当然のことながら、母親は子どもたちがまともに耳を傾けていないと責め、電話の会話はしばしば、一方的にぷつりと切られるかたちで終わる。

アマンダにとって、友人たちが母親と結んでいる親しく建設的な関係は、憧憬《どうけい》のまとだった。母と娘の理想像を描いたこんなエッセイがある。「母がわたしにくれた最大の贈りものは、なにを追求しようとも必ず成し遂げる力があるという自信だ。人生の過酷な難局にあるとき、母の励ましの言葉がわたしを導いてくれた。母はわたしの最大の支援者であり、一番の親友。母がわたしをかたく信じてくれていることは、新しいことに挑戦する力の源だ……母の無条件の愛情は、恩寵《おんちょう》というよりほかにない」。もちろん、このような理想の母親などめったにいないし、母親といえどもだれしも、性格上の欠点はあるものだ。しかし、ボーダーラインの母親の見棄てられ不安はそういった欠点とは別格で、子どもの自立への欲求と、たえまない衝突を起こしてしまう。アマンダの場合は、自分の考えを口にしただけでも、母親の脅威となり、敵意の引き金を引いてしまいかねなかった。アマンダは録音テープを聞きなおすことによって、母親の思考の混乱を確認することができた。人生ではじめて、母親の不幸の責任が自分にはないのかもしれないと考え、ようやく、重苦しい罪悪感のベールをぬぎはじめることができたのである。

こうしたボーダーラインの母親は、一人ひとりがそれぞれの個性をもっているが、障害の程度に応じて、次ページに挙げた症状のいくつかを見せる（【表1】参照）。

ボーダーラインの診断基準

「人格障害」とは、他者との関係を傷つける異常な思考と行動のパターンを指し、あらゆる社会階級、教育レベル、職業にまたがる。その一つであるボーダーラインは、個々人でことなる症状を併せもち、障害の特定が複雑な点が特徴だ。

現状では、次に挙げる九つの特徴のうちいずれか五つがあてはまれば、ボーダーラインだと診断される。（ＡＰＡ―アメリカ精神医学会―からの抜粋　一九九四年）。

一．現実、あるいは空想上の見棄てられるのを避けるための死にもの狂いの努力
二．不安定で緊迫した人間関係のパターン
三．不安定な自己像・自意識
四．衝動性。自己破壊を招きかねない行為（浪費・セックス・物質乱用・無謀な運転・過食）
五．自殺のふりと脅し。自傷行為（殴る・刃物で傷つける・やけどを負うなど）。
六．激しい感情のむら。めまぐるしい気分の変化。
七．虚無感

【表1】

理想の母親	ボーダーラインの母親
1 子どもの心をくつろがせる	1 子どもの心をかきみだす
2 不適切な行為にたいしてあやまる	2 不適切な行為に対してあやまらない。あるいは覚えていない
3 自分の面倒をみる	3 面倒をみてもらうことを期待する
4 子どもの独立心を奨励する	4 独立心を罰したり、くじこうとする
5 子どもの達成を誇りに思う	5 子どもの達成をねたんだり、無視したり、おとしめる
6 子どもの自尊心を築く	6 子どもの自尊心をつぶしたり、いやしめたり、おとしめる
7 子どもの欲求の変化に応じる	7 子どもが自分の欲求に応じることを期待する
8 子どもをなだめ、安心させる	8 子どもを怖がらせ、動転させる
9 論理的かつ当然の結末を用いてしつけをする	9 一貫性がなく、懲罰的なしつけをする
10 子どもが将来、周囲に愛されることを期待する	10 子どもが自分以外のだれかに愛されると、とり残されたような気分を味わい、嫉妬したり、恨みに思う
11 絶対に「見棄てる」ことを脅しに使わない	11 子どもを罰するために「見棄てる」と脅したり、実際に見棄てたりする
12 子どもが根本的に善い性質であると信じる	12 子どもが根本的に善い性質であると信じない
13 子どもを信頼する	13 子どもを信頼しない

八．不適切で強烈な怒り
九．ストレスに誘引される強迫的な思考や、解離症状（現実感の喪失）

自傷行為をせず、自殺すると脅しもしないボーダーラインも多い。また、薬品の摂取に怖れを抱いているため、絶対に薬物を乱用しないボーダーラインもいる。すべてのボーダーラインが他者に怒りをあらわすわけではなく、怒りを自分だけに向ける者もいる。個人レベルでは、ボーダーラインはそれぞれが独自の症状を併せもっており、機能レベルもさまざまなのである。

ボーダーラインの母親の四つのタイプ――みなしご・かごの鳥・女王・魔女

無力感・怖れ・虚無感・怒り。これらはすべてのボーダーラインが経験する感情だが、このうち一つの感情のありかたが、その人物の性格を支配するともいえる。料理のレシピのように、メインの素材――この場合は精神状態――が、その個人の本質あるいは精神を決定づける。それはまた、子ども時代にもっとも影響力が強く、消化が困難だった精神的経験の反映でもあるのだろう。

本書では、子どもの目から見たボーダーラインの母親の四つのタイプを、みなしご・かごの鳥・女王・魔女に分類した。しかし、これらの分類はもっぱら障害を特定しやすくすることを目的としており、たがいに排他性をもつものではない。詳しくは後の章で個別に論じるが、ボーダーラインの女性は複数のキャラクターの特徴を見せることもある。あるタイプの特徴が、他のタイプでも見られるのだ。

世界的に有名なボーダーラインの専門家であるジェームズ・マスターソンは、『本物の自分探し(仮題)』のなかで、ボーダーラインの人生を二つの古典的なおとぎ話『白雪姫』と『シンデレラ』にたとえた。このたとえのとおり、ある意味ではおとぎ話とおなじように魅力的なボーダーラインだが、なすすべもなく母親の内面の暗闇を眺めていることしかできない子どもたちは、憐憫《れんびん》と恐怖が混じりあう、終わりのない物語を生きることになってしまう。

・みなしごタイプの母親

「みなしごタイプ」の心の闇は「無力感」である。 彼女は自分が不当な犠牲を受けているという意識をもっており、その内的体験が他者の共感と面倒をみなければという義務感を呼び覚ます。シンデレラとおなじように「みなしごタイプ」は誤解を招きがちだ。一見、あっというまにすべてを手に入れたかのようだが、内面的には、自分が詐欺師であるかのように感じている。たとえ舞踏会に招待されても、自分にはそんな資格がないと感じるのだ。「みなしごタイプ」はシンデレラとおなじように、子ども時代の虐待やネグレクトの犠牲者で、劣っているものとして扱われたり、精神的な侮辱を受けて育っている。みなしごタイプの母親が子どもに与えるメッセージは「人生は厳しすぎる」だ。

・かごの鳥タイプの母親

「かごの鳥タイプ」の心の闇は「恐怖心」である。 彼女の行動は他者を心配させ、庇護欲をかきたてる。白雪姫とおなじように「かごの鳥タイプ」は世間から身をひそめる、おびえた子どものように感じており、信頼していただれかに傷つけられた経験から、だれにせよ、自分の内面に踏みこませるのを怖れる。危険に備えて警戒を怠らず、迷信的な場合もある。かごの鳥タイプの母親が子どもに与える精神的なメッセージは「人生は危険すぎる」だ。

・女王タイプの母親

「女王タイプ」の心の闇は「虚無感」である。彼女は剥奪されたという意識（内的体験）をもつ。そのため、彼女の行動は他者の従順を引きだす。要求が厳しく、華やかで、他者に脅迫的である場合もある。女王タイプは自分には他者を利用する権利があると感じており、復讐心に満ち、欲深だ。女王タイプの母親が子どもに与える精神的なメッセージは、「人生は『自分がすべて』だ」というものだ。

・魔女タイプの母親

「魔女タイプ」の心の闇は、すべてを焼きつくす「怒り」である。彼女は自分が悪であるという確固とした意識（内的体験）をもっており、その行動は他者の服従を引きだす。魔女タイプは、一時的な自我状態として、みなしご・かごの鳥・女王タイプのいずれにもひそんでいる可能性がある。自己憎悪に満ちており、一人の子どもを怒りの標的として選びだすこともある。魔女タイプの母親が子どもに与える精神的なメッセージは「人生は戦争だ」だ。

ちなみに、後述する「メディアタイプ」の母親は、この魔女タイプに含まれる、もっとも病理的（かつもっともまれ）な例である。

しかし、ある個人をボーダーラインだと認識するのは難しい。それには、次のような理由がある。

一・浅いつきあいしかない相手には、普通に見える。

二．個人によって症状がことなる。
三．相手によって態度がかわる。自分の子どもですら、その例外ではない。
四．場合に応じて、ことなる複数の外的な性格をもつ。
五．組織的な環境に強く、特定の役割はそつなくこなすことができる。

過去の有名人を例にひくと、ジョーン・クロフォードは女王タイプの特徴を見せていた。女王タイプはたくましく、決然としており、独断的で威圧的である。反対に、プリンセス・ダイアナは、皇太子妃という高い身分をもちながら、みなしごタイプの特徴を見せており、その根元的なはかなさが、人々の共感やおもいやりをかきたてた。伝記作家サリー・ベデル・スミスによれば、彼女は自ら、こう認めていたという。「わたくしは、社会の最上層にいる人々よりも、最下層にいる人々にずっと近いのです」。シンデレラさながらに、ガラスの靴で足を美しく包みながら、彼女がその靴を軽やかに履きこなすことはついになかった。スミスはこう書いている。「おとぎ話がとんでもない悲劇に行きついてしまったのは明白だった。王室の恋物語は、結局、不倫、精神の病、裏切り、不信、復讐という悲話になりはててしまったのだ」

正常をよそおう

一九四二年、ヘレーネ・ドイッチ（フロイトのウィーン精神分析学会における、最初の主要な女性会員）は後のボーダーラインの発見につながるある論文を書いた。「かりそめの《as if》」パーソナリティについてのドイッチの記述は、未熟な自我を補うために、正常であるようにふるまうボーダーラインの能力をよくあらわしている。ドイッチの観察によれば「これらの人々が与える第一印象は完全な正常性だ……それはまるで、技巧的には円熟しているが、役柄に本物の厚みを添えるのに必要なきらめきを欠いている役者の演技に似ている」。みせかけの有能さや公の仮面の下には、深く傷ついた魂がひそんでいる。

フリーライターのソーントンは『闇に閉ざされて――ボーダーラインの奥にあるもの（仮題）』でこう述べている。「ボーダーラインは一定の職業や状況においては、非常に優秀であり、とくに明確な枠組みのある場では、ぬきんでた有能さをあらわす。これが、だれかがより危険な行為を指摘しないかぎり、問題認識に長い時間を要する理由の一つである……」。境界性人格障害概念を構築した人物の一人であるガンダーソン博士は『境界性パーソナリティ障害』で、「ボーダーラインは強迫的な社交性をもち、その理由は彼らの自我が他者との関係に依存しているためだ」と説明している。プリンセス・ダイアナの伝記にはこうある。「ダイアナがいかに不安にさいなまれていたかを物語るエピソードの一つに、四台もの携帯電話をハンドバッグに常備していたことがある……彼女は空き時間のすべてを、電話に費やしていたといっても過言ではなかった」

ボーダーラインはしばしば、彼らをよく知らない人には人気がある。ローラの母親は高校生のころ、全国学業成績認定自治委員会（アメリカの学生団体。学業成績と課外活動の優秀な者を会員とする）のメンバーだった。伝記作家ガイルズによれば、ジョーン・クロフォードは「イメージに――他人の目に映る自分の姿に――常に苦心惨憺《さんたん》していた」という。実際、自分の目で彼女の暗い側面を見たことのない人は、彼女のかりそめの姿を信じきっていた。クロフォードの個人秘書がこう言ったことがある。「彼女は生まれながらのスターでした。どこにいても、ぱっと目につくのです……彼女がだれかに、本当に残酷にあたったところは、まったく見たことがありません。例外は、よく腹を立てていた数人のメイドだけでした」。おなじく、プリンセス・ダイアナのごく身近にいた人々ですら、彼女の内面の混迷を見抜いてはいなかったようだ。「友人や家族をも欺き、事態が深刻に悪化していることを信じさせなかったのは、彼女のまばゆい、表向きの仮面だった――これは、ボーダーラインに共通する運命なのである」

きょうだい間で異なる母子関係

ボーダーラインの母親にとって、子どもの成長を許容することは難しい。一部のボーダーラインは新生児の完全な依存状態に深い満足を覚えるが、子どもが自立していくにしたがって衝突が起きる。幼児心理学者D・スターンが『乳児の対人世界（臨床編）』で説明したところによれば、幼児は生後二ヶ月のあいだに自我の発露にいたり、その後徐々に、自分と母親のちがいを認識することを学ぶという。そして話しはじめ、自立の意思をあらわす二歳ごろ、母子の関係に劇的な変化が起きる。成長にともない、依存状態を抜けだして自分のコントロールがおよばなくなることが、母親の不安を激化させるのだ。こうして、子どもが自分から離れていくのを感知すると分離不安の引き金が引かれ、複合的な性格の一部が子どもに投影される。

ジョーン・クロフォードには四人の養子がいたが、クリスティーナや弟に対する母子関係と、双子の妹たちに対するそれでは、まったくちがっていた。ガイルズはこう書いている。「はたから見ていると、親子関係は両極に分かれていた——下の二人はジョーンのそばからほとんど離れないのに対し、クリスティーナと弟のクリストファーは——現実のものであれ、想像上のものであれ——母親の圧政から逃れようという、終わることのない戦いに封じこまれているようだった」

ボーダーラインの子どもは大人になってから、ちがう母親像をもつきょうだいとの衝突を経験することがある。ある女性患者は、弟から、老いた母親を省《かえり》みないと責められることを非常に悲しんでいた。この姉弟《きょうだい》の場合、患者は母親から長いこと虐待されてきた経緯があり、葛藤の危険性を避けるために、接触を最小限にとどめていた。一方、弟は「完璧な」子どもの役割を振りわけられており、姉に対して否定的な見かたをする母親に共感していた。このように、ことなる母子関係をもつきょうだいのあいだでは、ごくあたりまえに衝突が起こる。

「完璧」と目される子どもは概して母親に忠実で、保護意識をもつ。「くず」の子どもは、ジョーン・クロフォードがクリスティーナや弟にしたように、切り棄てられ、排斥され、疎遠にされる。母親の死後、クリスティーナは、自分と弟が遺書から名前を削られていること、そして双子の妹のうち、一人が受け取る遺産の額が、もう一人よりもずっと少ないことを知った。忠誠は厚く報いられ、裏切りは象徴的な斬首《ざんしゅ》——文字どおり、ばっさり切り棄てられることで——あがなわなければならない。

このような、裏切りが招く結末を怖れるがゆえに、子どもたちは母親について話すことがなかなかできない。成人し、セラピーを受けはじめてすら、最初は子ども時代の経験について話をすることをためらう。わたしの患者も、何人かは、母親について話したあと、喉に異物感を覚えたり、パニックの発作を起こした。否定的な感情を暴露することは、あふれるほどの苦痛をもたらすため、本題に入る前にこんな前おきが付せられるのもしばしばだ。「こんなことを言うのは、うしろめたいんです。でも……」「たいていは、そんなにひどい状況でもなかったのですけれども……」

「裏切り」という問題は、ボーダーラインの母親と子どもたちの力関係を理解するうえで決定的な要素だ。ボーダーラインは裏切りにきわめて敏感であり、それが強迫的な非難や、すべてを焼きつくす怒り、自分を悩ませる子どもたちの切り棄てという結果を招く。子どもの自立への正常な欲求に、裏切りという誤った解釈をつけるために、子どもたちは生き延びるために、自分の感情を否定したり、否認したり、抑制するすべを学ぶ。あるいは「完璧な」子どもは母親と一体でありつづけ、母親から自立できないかもしれない。「くず」の子どもの場合、母親ときっぱりと袂《たもと》を分かつこともあるが、葛藤をともなう関係を保ちつづけることのほうが多い。実は大人になってからでも、子どもがボーダーラインの母親を見棄てることはまれなのだ。たとえそれが、自分たちを幾度となく見棄てた母親であっても、である。

ボーダーラインはいかにはぐくまれるか——暗闇の源

ボーダーラインの母親はみな、心に闇をかかえている。「みなしごタイプ」の場合は、孤独な闇。「かごの鳥タイプ」の場合は恐怖の闇。「女王タイプ」の場合は、虚無の闇。「魔女タイプ」の場合憎しみで塗りつぶされた闇である。ある六歳の子どもはこんなふうに嘆いた。「ママは、心の一部分でしか、わたしを愛してくれないの」。ボーダーラインの母親が、心のすべてで愛することができないのは真実だ。心の一部は、彼女自身が子どもだったころに、壊れてしまったのである。

セラピストによって、ボーダーラインの患者は以下のうち、一つないしそれ以上の経験をしていることがわかっている。

一．死、あるいは離婚によって両親から棄てられたあと、適切な精神面のサポートが与えられなかった。

二．親に虐待や精神面でのネグレクト、慢性的な人格否定を受けた。

三．ボーダーラインの母親にとって「くず」の子どもであった。

とはいえ、かりにこれらの要因があっても、経験がそれのみで人格障害を引き起こすものではないため、だれが将来ボーダーラインを発達させるのかを予測することは不可能だ。右にあげた経験は子どもをボーダーラインの危険にさらすとはいえるが、その他の要因が、深刻な人格障害をはぐくむ可能性を増やしも、減らしもするからである。

たとえさまざまなトラウマにさらされても、ある一定の環境が整っていれば、子どもは健全な人格を形成しうる。研究によって、子どもの内面的な弾力性に影響を与える、ぬきんでて重要な要因は、「愛されているという確信」であることが示唆されている。両親による遺棄や虐待やネグレクトの影響は、子どもの感情に寄り添ってくれる教師や聖職者や隣人や親戚など、愛情深い大人との関係をもつことができれば、軽減されうるのだ。

外傷経験を受けたあとで、ボーダーラインが形成される過程を理解する一つの方法に、子どもの精神的な欲求がどの程度かなえられたかを考えてみることがある。外傷経験に関する感情が整理されないままに終われば、感情の成長はさまたげられてしまう。マイケル・バリントは、「人格は外傷的なできごとのみならず、子どもにとって重要な意味をもつ他者からの精神的なサポートの程度によって影響される」と提唱した。つまり、子どもがつらい感情を抑圧することを防ぐためには、親は子どもに、激しい感情を吐露させてやらなければならないのだ。ところが、そういった外傷経験は、整理されるのはおろか、まったく、語りあうことすらない場合があまりにも多い。

死や離婚による親の喪失は、子どもにとっては忘れられない傷となる。もちろん、親もおなじように、それらの経験にうちのめされているかもしれない。そうした場合、典型的な例として、子どもは親を支えるために、自分自身の悲しみや怒りや罪悪感を抑圧する。このとき子どもの感情が吐きだされなければ、暗黙の悲嘆は地下の火山脈を形成するかもしれない。子どもを省りみる余裕がなかったり、働くことに疲れはてていたり、生き延びるための戦いに明け暮れる親たちは、やがて、さほどとは思えないできごとが地を揺るがす反応を引き起こすまで、子どもの悩みには気づかないかもしれない。

子どもはすべからく、以下の精神的な欲求をもっている。

一．抱きしめられること（安全な、愛情のこもった腕に包まれること）

二．鏡映しにすること（両親の目に映る、肯定的な自分の姿を確認すること）

三．なだめられること（なぐさめられ、安心感を与えられ、保護されること）
四．適度なコントロールを与えられること（自分の欲求をあらわしたときに、予測どおりの対応をしてもらうこと）

私たちセラピストは、過去にさかのぼり外傷経験の影響をじっくり観察する機会が多い。そうやって振りかえってみてあきらかなのは、外傷経験が深刻な人格障害につながるか否かを決定するのは、その後、子どもの精神的な欲求がどの程度満たされたかということだ。その意味において、ボーダーラインの内的な経験を理解するためには、「子ども時代の経験」と「そのときに抑圧された感情」を理解することが必要だといえる。

・子ども時代の経験

母子関係の研究者であり、母性的保護を失った子どもの観察で有名なイギリスの児童精神分析学者J・ボウルビィの説によれば、「〈分離〉に際して不安・悲嘆・哀惜・自己防衛などの反応を示すのは、〈愛着《アタッチメント》〉のあらわれであり、必要かつ正常な要素」だという。ただし「不安に満ちた」アタッチメントのパターンは、幼児期に見棄てられた経験の産物であり、死や離婚による喪失や精神的なネグレクトが見棄てられ不安の引き金を引く。大人になり、母親になったボーダーラインの行動は、子どものころに精神的な欲求が満たされなかった程度と、養育者からの対応を反映している。

たとえば、親が離婚した子どもはしばしばこんな言葉をかけられる。「大丈夫だから、もう泣かないの。あなたはもう大きいお姉ちゃんじゃないの。パパが出ていくのは、あなたを愛していないからじゃないのよ。これからだって、ちゃんと会えるんだから」。つまり、子どもは自分自身の感情を吐きだすことを許されず、どのように感じるべきかを教えられる。しかし、本来であれば、より健全でふさわしい言葉かけがあるはずだ。たとえば「いろいろあったから、気持ちが乱れるのは当然よ。この先も、いろんな気持ちを味わうだろうけれど、そのときはちゃんと、話してちょうだい。絶対に、絶対に心にしまいこんだりしないで、いつでもママのところに来て、うちあけてほしいの。どんなときでも、ちゃんと話を聞くし、抱きしめてあげる。あなたの気持ちを思いきり、ぶつけてちょうだい。人生で思わぬことが起きたときは、とりみだすのがあたりまえなんだから」のように。耐えがたい苦痛でも、吐きだし、受けとめてもらえれば、耐えられるようになる。しかし、ボーダーラインは子ども時代にそのような対応をしてはもらえなかった。そのために、過去から一歩も動けず、子どものころに必要としていたものを──自分たちの耐えがたい苦痛を認めてもらうことを──今、手に入れようとしつづけてしまう。

壊れたレコードとおなじように、ボーダーラインの行動は、子どものころに満たされなかったものを手に入れようという目的のもと、やむにやまれぬ力に突きうごかされているように見える。「みなしごタイプ」は抱きしめてもらうことを。「かごの鳥タイプ」はなだめてもらうことを。「女王タイプ」は鏡映しに（自分を確認）することを。「魔女タイプ」はコントロールを。もちろん、精神的な欲求が完璧に満たされる子どもなど存在しないが、その程度は、人格の形成に重大な影響をおよぼす。

プリンセス・ダイアナは六歳のころ母親に棄てられ、友人にこう語った。「（母が）夜会服を車に積んでいた姿は一生涯忘れない。わたしにこう言っていた。『いい子ね。きっと、帰ってくるから』。わたしは家の前のステップに座り、母の帰りを待っていた。でも、いつになっても、母は帰ってはこなかった」。幼いダイアナはひとりぼっちで、悲しみに暮れながらうずくまっていたにちがいない。見棄てられたあと、ひとりぼっちでとり残された子どもは、だれかが自分に気づいてくれ、抱きしめ、慰めてくれることに焦がれる。なんという悲劇だろうか、車に乗って去り、二度と戻らなかった優雅な母親を失った彼女の苦しみを、のちに全世界が知ることになるのである。

ジョーン・クロフォードの場合、母親が彼女を身ごもっているときに父親から棄てられたという生いたちをもつ。彼女は一度、こう語っていた。「子どものころのあるできごとのせいで、だれのことも、とても信頼する気にはなれない」。父親に棄てられたあと、母親は生きていくのに精一杯だったようだ。ジョーン・クロフォードの女優としての成功は、子ども時代の貧困生活による苦痛を二度と味わうまいという、生々しい決意がもたらしたものだった。自分を表現し、だれかの中にそれを見たいという欲求がかなえられなかったことは、彼女の心を荒廃させ、自分を拒絶するかもしれない他人を必要とすることを二度と許さなかった。

・抑圧された感情

ラインハンはボーダーラインの形成につながる鍵となる要因は、自分の精神状態を認めてもらえないこと、「精神的に妥当性を認められない環境」だと示唆している。

子どもが外傷経験を負ったあと、気持ちを吐きだしたり、理解を得られることもないと、悲嘆は未解決のままになってしまう。子どもは精神的なよりどころがないと感じ、喪失による苦痛を抑制する。「見棄てられ」た子どもへの、「精神的に妥当性を認められない」という追いうちは、残念なことに、のちにボーダーラインをはぐくむ悲劇の処方箋なのだ。

精神的なよりどころとなる保護者がいないなかで、慢性的な人格否定を経験する子どもは、ボーダーラインを形成する危険にさらされている。身体的・性的・精神的な虐待は、それ自体が人格否定的である。そのほか、からかう・あざける・プライドを傷つける・恥をかかせる・嫌がらせをする、なども、人格否定的な経験に数えられるだろう。人格否定を経験し、妥当性を認められない環境に生きる子どもは、深刻な人格上の問題をはぐくむことを運命づけられている。慢性的な人格否定は精神的に健全な大人がもつべき自尊心さえも破壊してしまいかねない。子どもの人格を否定すれば、子どもの自尊心が発達する機会を得る前に、魂を破壊してしまいかねないからだ。

負の連鎖

ラインハンは、妥当性を認められない環境は、苦痛に満ちた、あるいは否定的な感情の表出を許さないと説明している。妥当性を認めない家族は子どもに、「幸せなふりをすることは、幸せであることよりも大切」であり、「自分の感情をそのまま口に出すことは、事態を悪化させるにすぎない」と教える。残念なことに、ラインハンが述べる否認の相互作用は、多くのボーダーラインの母親に典型的なものだ。

そのため、母親の激しい怒りの矛先である「くず」の子どもは、ボーダーラインを形成する危険にさらされる。「くず」の子どもは、母親の否定的な投影から逃れることができない。いたましいことに、死が、魅惑的な逃げ道となる場合もある。「くず」の子どもだったわたしの患者はこう書いた。

「ママはわたしになにを求めているのだろう。どうしたら、ママの夢をかなえ、満足させられるのだろう。どうか、教えてほしい。わたしは……死ぬほど……そうしたいのだから。それさえわかれば、きっと、完璧な娘になってみせるから。きっと、完璧な、ママのすべてになってみせるから。どうしても、死ぬほどそうしたいの。でも、ママはわたしがそばにいるのを望んでいない。どこへなりと失せろと思っている。どうか、信じて。わたし、きっと静かにしているから。きっと、よい子になるから。わたしがここにいることすら、ママが気づかないくらいに。ママはきっと、わたしが死にかけていても、気づかないだろう。わたしの心が今、実際に死んでしまっていることも、知ろうとはしないだろう」

「くず」の子どもは不当な告発を受け、裁判も行わずに判決を下され、見えない縄で縛られ、ときとして生涯、監獄に入れられているような気持ちを味わう。

セラピストは場合に応じて、ボーダーラインの母親には〈妥当性の確認〉を求めないよう、患者に警告する。しかし、幼い子どもに選択肢はない。よい母親（慈愛に満ちた思いやりのある人物）にすがろうと、どんなことでもしかねないし、また、きっとするだろう。しかし、その人物は前ぶれもなく、魔女の母親（おそろしい、激しい怒りに満ちたけだもの）に変わってしまうのだ。しかも子どもが成長し、自立の欲求が生まれるにつれて、母子間の葛藤はしばしば激化する。

ボーダーラインの母親をもつ子どもは「ちがうお母さんだったら」と願うことがままあるが、実は当の母親もおなじくらい、自分が変われることを願っている。多くのボーダーラインは自分の行動が子どもにとっていかに破壊的であるかを自覚したとき、治療を求める。

P・メイソンとR・クリーガーは共著『境界性人格障害＝BPD――はれものにさわるような毎日を過ごしている方々へ』で、あるボーダーラインの母親の言葉を紹介している。この母親は娘の最初の言葉が「ママ、大丈夫？」だったことを述べ、こう説明した。「わたしがただ泣きまねをしただけでも、娘の目は涙でいっぱいになるのです……わたしの気分が良く、暗い洞穴から抜けだそうとしていると、娘はみるまにのびのびとして、変化します。まるで、わたしの影に覆われてもがいているうちに失った時間のうめあわせをしようとしているように。わたしは、この恐怖を克服しようと決心しています。あの子の本物のママになれるように。あの子の重荷でなくなるように」

ボーダーラインの母親に育てられた子どもは、悲劇の淵を手探りで歩きながら子ども時代をすごし、残りの生涯をずっと、その不安に苦しみながらすごす可能性がある。

ボーダーラインを発達させる背景はさまざまだが、ボーダーラインの母親に育てられることは、子どもをその危険にさらす。こうした母親が、子どもの精神的な経験を否認し「くずの」子どもの人格を否定し、「完璧な」子どもを過保護し、精神的・物理的に子どもを見棄てる場合があるからだ。この悲惨な障害の広がりを阻むためには、ボーダーラインの母親と子どもに対する早期の介入が必須なのである。

脳の機能とボーダーライン

出生後の脳の発達の一つに、ニューロン〔神経細胞とそこから出ている神経繊維の併称〕間の回路をつないだり、つなぎなおしたりというプロセスがある。幼児期の経験はこの配線のパターンを形成し、シナプス（脳細胞間の結合部）の数を二五パーセントの範囲内で増加・減少させるという。ハイトらがおこなった、ストレスが脳におよぼす長期的影響の研究によって、「幼児期のストレスは、別種の神経学的変化を起こし、それぞれがことなる結果を生じさせうる」ことが示唆されている。つまり、乳幼児期にもてあますほどの悲しみを経験した「みなしごタイプ」のボーダーラインは鬱におちいりやすく、この時期の経験が恐怖を生みだした「かごの鳥タイプ」のボーダーラインは危険に対して過度の亢進状態におちいる。ニューヨーク大学の神経科学センターのルドゥー教授は「扁桃体をつうじて確立された意識下の恐怖の記憶は、けっして消えることなく脳に焼きつけられるようだ。それらは、おそらく、生きているかぎり消えない」と述べている。そのとおり、ボーダーラインは感情の統御という共通の問題をかかえつつ、それぞれが個性（＝タイプ）を決定づける特定の精神状態をもつように思われる。

J・コーウェルは著書『もつれた心――境界性人格障害の難題に挑む（仮題）』でM・ストーンの論文を紹介しているが、その説明によれば「ボーダーラインがストレスや脅威を感じると、習慣的な記憶システムは容易に、経験的事実にもとづく前頭葉の影響を無視してしまう。かくして、ボーダーラインはジャングルにおかれた兵士さながら、尋問する前にとりあえず発砲するようになる」という。しかし、習性とはいえ、銃口の先にいるのがわが子の場合、結末は悲劇的だ。発射された銃弾は、もはやとりかえすすべもなく、子どもの信頼をみじんに打ち砕く。

外傷後ストレス障害（ＰＴＳＤ）が、恐怖に満ちた体験によって、脳内の化学物質を分泌するシステムに永久的な異常をきたした結果だということはよく知られているが、境界性人格障害も、これとおなじ、精神的なストレスに脳が対応する自然な結末だと考えられる。記憶と脳の研究における世界的権威であるシャクター博士が『記憶の探究——脳・精神・過去（仮題）』で説明しているように、ボーダーラインが適切な判断力を欠き、衝動的であるのは、脳の〈闘争—逃走反応〉をつかさどる部位である扁桃体の機能に異常をきたしていることに関係があるのかもしれない。心が赤になりっぱなし、あるいは青になりっぱなしの信号のように、まともな機能を失っているのだ。まともに機能しない信号は、それが交通網にあっても脳にあっても、その信号が故障していることに気づかないでいれば、混乱と被害、ときには死をも引き起こしかねない。このため、ボーダーラインの母親を救うには、神経科学者、精神科医、臨床医の連携が必要となる。

これを裏づける、ある例を紹介しよう。ボーダーラインの母親をもち、自らもボーダーラインである五十歳の患者は、認識障害の原因をつきとめたいと、医学的な治療を求めたが、どんな精神科の薬物療法を受けても、気分や認識障害は快方に向かわなかった。数えきれないほどの専門家にかかり、矛盾する診断を受けたあげくに、患者はある高名な医療センターに行きついた。どの精神科医も、認識的、精神的な障害をＰＴＳＤや子ども時代の虐待と関連づける研究を知らなかったらしく、患者に対して、子ども時代に慢性的なストレスにさらされていたことについての質問をしなかった。ところが数ヶ月後、患者は気管支炎の治療のためにステロイドを服用すると、機能が劇的に向上していることに気がついた。患者は驚き、喜んで「ようやく、普通の人たちがどんな気持ちなのかわかった」と言っていた。しかし、治療の期間が終わると同時に、認識障害と鬱がよみがえった。この例に見るように、ボーダーラインの脳の化学現象を理解するためには、複数の学問分野にまたがるアプローチが必要なのかもしれない。そして、これは、臨床医学者と研究者の共同作業という、刺激的な新しい領域を生みだすだろう。

治療の手立てはあるのか

ほとんどの研究者は、ボーダーラインの根本治療は不可能であるという見解を維持しているが、行動をコントロールすることを学び、人生の質を著しく向上させることは可能だと意見が一致している。ガンダーソンらは週に三回から四回のセラピーを、最低四年間受けることが必要だと示唆しており、典型的な治療期間は六年から十年だとしている。治療が成功したボーダーラインの患者は、自分の行動をコントロールし、行為の結末を予想し、自己破壊的な傾向を弱めることが、よりうまくなる。行動を変化させることも可能になり、それにともなって、他者との関係の質も大幅に向上する。しかしながら、ボーダーラインには、恒常的に治療を受けられる状態にあることが必要である。

大人のボーダーラインに対するセラピーは、生涯にわたって必要であり、治療というよりもむしろ、枠組みと自己洞察とコントロールを提供するものである。喪失・分離・ストレスが危機の引き金となり、治療に入る（または引き戻される）こともありうる。ボーダーラインはたとえ自己の行動をコントロールすることを学んでも、根源的な無力感・虚無感・恐怖感・激しい怒りを変えることはできないようだ。そのため、治療に際しては、現実的な見通しが必要不可欠である。ボーダーラインは脳の記憶機能をつかさどる部分である海馬、そして〈闘争―逃走反応〉をコントロールする部位である扁桃体に与えられた損傷を補うすべを学ばなければならない。そうすることによって、ほかの慢性疾患をかかえた人が薬によって症状をやわらげるように、記憶障害を補ったり、激しい感情的な反応を緩和することができる。

　治療の第一歩は、適切な診断を知ることにある。一部のセラピストは、患者本人あるいは家族に対し、ボーダーラインの診断の告知をしぶる。しかし、理解なくして成長はありえないのだ。ボーダーラインの患者には全体の十パーセント以上が自殺をはかるというデータもあり、ほかの、不治で命にかかわる病状に苦しむ患者とおなじように、真実を知る権利がある。糖尿病者が糖分の摂取《インプット》と排出《アウトプット》のコントロールを学ばなければならないように、ボーダーラインは感情のインプットとアウトプットのコントロールを学ばなければならない。抗不安、抗鬱の薬物療法と精神療法を組みあわせれば、ボーダーラインの人生の質を著しく向上させることが可能なのである。心の健康についての研究者S・ヴォーンは著書『話すという治療（仮題）』で、長期的なセラピーによって、脳のニューロン間の新たな連結が生まれ、自己認識に永続的な変化が生ずる過程を説明している。セラピーで得られる人間関係は治療に欠かせず、それを医薬療法に置きかえることはできない。

　ラインハンは「弁証法的行動療法」と呼ばれるボーダーラインの治療法を開発した。このアプローチは、患者の行動面の変化に、〈妥当性の確認〉で報いるというものだ。〈妥当性の確認〉は、人格否定の中和剤であり、ばらばらになった自我をつなぎあわせる接着剤の役割を果たす。拒絶・失敗・見棄てられに直面したとき、健全な個人は失望と悲しみを感じるのみで、自我の崩壊にまではいたらない。このように拒絶や失敗にもちこたえられるのは、それまでの過去に、自尊心を維持するに足る、十分な〈妥当性の確認〉を受けてきているからなのだ。

心に深い傷を残す子ども時代の経験が脳に変異をおよぼしていることを理解すれば、ボーダーラインの苦しみを正当化し、彼らの内的な経験の妥当性を確認することができる。しかし、彼ら自身も、認識・感情機能の障害を補うすべを学ばなくてはならない。ボーダーラインをとりまく沈黙が、子ども時代に経験した「見てみぬふり」という欺瞞《ぎまん》を再生してしまうのは皮肉なことだ。ほとんどの臨床医とおなじく、ラインハンはボーダーラインを治療する困難を認めており、変化には時間がかかり、フラストレーションをともなうため、セラピストや家族に対して、険しい道のりを覚悟するよう警告している。しかしいかに長く過酷な道のりであっても、その旅にはそれだけの価値がある。

マスターソンは『「本物の」自分探し（仮題）』で、青年期にボーダーラインの症状をあらわす子どもに、早期介入する重要性を強調している。彼の研究は、ボーダーラインの母親をもち、本人にもおなじ症状のある青年の「長期的な治療の成果」に関して、有望な所見を示している。

ボーダーラインの行動におびえているのは子どもだけではなく、母親自身もおなじなのかもしれない。自己憎悪の悪循環は、破壊的な行動をとるたびに強化される。ボーダーラインの内なる「よい母親」は、子どもを傷つけようなど、夢にも思わない。ところがひとたび魔女が姿を現すと、どんなひどいこともしかねない。マスターソンは別の著書『青年期境界例の精神療法』のなかでこう説明している。「(ボーダーラインは) 手足をじたばたさせながらおぼれていく。ボーダーラインという嵐の海でのたうち、泳ぐこともできず、救いを求めて断末魔の叫びをあげる。三度目の――そしておそらくは最後の叫びを……（治療は）万能ではないが、救命用具を手に海に飛びこんでいく水難救助員の行為とおなじように、真実の救出活動なのである」

治療の着手が早ければ早いほど、成功の見こみは高くなる。もしもなんの手だても講じなければ、ボーダーラインの母親は、子どもを道づれにして、おぼれてしまうかもしれない。

Ⅱ部　ボーダーラインの母親の四つのタイプ

3章　みなしごタイプ——はかなげな母親

かわいそうなシンデレラは暗くさびしい台所に戻っていきました。床にぺたりと座りこみ、姉さんたちのひどいしうちを思ううち、とめどもなく涙があふれてくるのでした。

——『シンデレラ』

［相談者アンジェラ］　強い絶望感と摂食障害に苦しむ、みなしごタイプのボーダーライン。二人の子をもち離婚歴がある。

「わたしはひとりぼっち。きっと、ひとりぼっちで生きるのが、定めなのね。耳がつぶれてしまいそうなほど、静まりきった沈黙。闇に向かって、精一杯声をはりあげてみたって、誰も応えてはくれない。気がつけば、ぽっかりと開いた空洞が、わたしの顔をじっと見つめている……深淵の、大きく裂けた口が……底なしの孤独と挫折感が。そもそも、わたしみたいなつまらない女が、こんなお上品な、良い家庭に生まれてきたのが、まちがいだったんだわ」

まるで、シンデレラその人が書いたと見まがうような日記ではないだろうか。

「この孤独感が、たまらなくいや。わたしのなにがいけないの？　この絶望感は、いったい、なに？　こんなつらい思いをするのが、本当に神のご意思なのかしら。心を許せる伴侶を得ることもできないままに？」

この絶望的な文章はある女性の日記につづられたものだ。アンジェラが、自分を理解する糸口になればとわたしに預けていった日記だった。

「ひとりぼっちのときに、うちのめされた気分を味あわずにいるのはむずかしい。ああ、わたしの孤独な、老いゆくからだ——愛しても実らず、ひとりぼっちのまま——なのにもう一度愛そうと努力するこの抜け殻。神さま——肉体は、魂は、精神は、どれほどの屈辱に耐えられるのでしょうか」

背筋も凍るような、深い絶望だ。

「わたしは、必死で、すでに壊れてしまったかけらをつなぎあわせようとしている。だから、にかわの役を果たすと見れば、なんでも、手あたりしだいにつかんでしまう」

乱れた殴り書きは、ページからはみでそうだった。字の乱れは、酔いの深さをあらわしている——それは、夜ごとのアルコールの量の記録だ。アンジェラは「みなしごタイプ」のボーダーラインだった。

みなしごタイプのボーダーラインをほかの三タイプと区別する最たる特徴は、「無力感」と「自己放棄」だ。このタイプは、絶望の海に流され、あてどなく漂流しているような気持ちを味わっている。繊細で傷つきやすく、一見はかなげだが、その下に、鋭いとげを隠しもっている。感情を激しく揺さぶられたときのアンジェラの言葉は、とがったガラスの破片のようだった。アンジェラは自分自身を、自分の人生を、自分の孤独を理解しようともがいていた。

みなしごタイプは虐げられているように見え、他者の憐憫と思いやりを呼び覚ますことが多い。また、つきあって魅力的な人物でもあるが、自分が必要とする相手に突然牙を向き、友人や家族を途方にくれさせることがある。これは、自己の無力感と不当な被害者意識を他者に投影してしまうことによって起こる。切り棄てられた友人はしばしば、こんなふうに自問する。「わたしがいったい、なにをしたというのだろう?」と。

アンジェラには離婚歴があり、二人の子どもに対して溺愛とネグレクトを繰りかえしていた。定期的な鬱の発作にみまわれ、そのあいだはなにもかも放りだして自分にかまけてしまう。そのたび、兄妹《きょうだい》は母親に棄てられたように感じた。こうした鬱と孤立の悪循環はみなしごタイプの挫折と絶望をいっそう強める。アンジェラは、自分が子どもに愛されるには値しないと感じていた。

アンジェラは母親の死後、叔母夫婦に引きとられたが、そこでの気分はまるで、招かれざる客のようだった。十二歳のとき、叔父に性的ないたずらをされた。無力感にうちのめされた彼女の逃げ道は、空想の世界だった。本は彼女をファンタジーの世界にいざない、そこには彼女のような孤独な人々や主人公たちがいて、ハッピーエンドがあった。多くのみなしごタイプの例にもれず、アンジェラはめったに他人に明かさない、秘密の空想の世界を作りだした。みなしごタイプのボーダーラインにとって、架空の世界は現実の世界よりも安全なのである。

いかに経済的に恵まれているか、由緒正しい生まれであるかは、みなしごタイプの孤独・鬱・絶望にはなんの意味ももたない。たとえばシャーロット・デュポンは、一八〇〇年代、軍事火薬工場によって大富豪となったデュポン家の跡継ぎを夫にもちながら、みなしごタイプのボーダーラインの特徴を見せていた。存命中に彼女の精神的な病の本質が理解されることはなかったが、彼女の行動ははっきりと、ボーダーラインの症状をあらわしている。伝記作家モスリーの『血脈――デュポン家の盛衰（仮題）』によると、一八六一年三月六日、シャーロットは叔母にあてて、アンジェラの日記と驚くほど似た手紙を書いている。「わたしが昔から、ひとりぼっちになるのをとても嫌うことを、叔母さまはご存知でしょう。それなのに、ファニーは――わたしの大切ないとこは、あまりにも急に、わたしから去っていこうとしています。わたしはまったくのひとりぼっちになってしまうのです……本当に、耐えられないほどの苦痛です。わたしはだれかと一緒にいないと、やっていけないのですから」

シャーロット・デュポンの苦しみは、ほかの親類に宛てた手紙にも感じられる。「たぶん、わたしは濃い闇に生まれついたのでしょう。光も通さない、真っ暗な闇に――逃れようのない悲嘆のぬかるみに足をとられながら、手探りで進んできたのも、そのためなのです。わたし以外の人々が、もっと幸運でありますように」。ある親戚はシャーロットを「とげのある蝶」と評していた。彼女はその時々で、気まぐれだったり、軽薄だったり、悪意的だったり、退屈していたり、動揺していたり、深刻な鬱状態だったりした。自分から夫に口論をしかけておいて暴力的になり、花瓶を投げつけたり、カーテンを引きさいたり、つめで引っかいたり蹴ったり噛みついたりしたあげく、くたくたと意識を失うのだった。

シャーロット・デュポンは五人の子どもがおり、アンジェラとおなじように、子どもに甘く愛情深い母親だったが、頻繁に鬱状態におちいった。そのため、ついにはフィラデルフィアの精神病院に送りこまれた。一旦は退院して家に戻ったが、すぐにヨーロッパ旅行に旅立った。ところが帰国すると、住みこみの女性家庭教師が、留守中に子どもたちを身体的に虐待していたことがわかった。ただちに家庭教師を解雇したあと、シャーロットはくずおれ、深い悲しみと自責の念に、手のほどこしようがないほど泣きじゃくった。シャーロットの夫は「亡霊のごとく、うめいたり金切り声で叫んだりしている」彼女を精神病院に連れもどし、一八七七年、彼女はそこで生涯を終えた。

シャーロット・デュポンの生涯には多くの悲劇的な側面があるが、子どもたちを守りそこねたといううむきつけの絶望感ほど胸を刺すものはほかにない。自分を愛することができず、有力な家族に拒絶され、シャーロットは自滅し、死んでいった。彼女のなかの挫折感・不当な犠牲感・拒絶感が、ついに、彼女を食いつくしてしまったのである。

みなしごタイプの母親を支配する精神状態：無力感

（シンデレラは）従いましたが、あふれる涙をこらえることはできませんでした。本当は、舞踏会に行きたかったのです……。

――『シンデレラ』

・助けを受け入れない

強風にきりもみされる蝶のように、みなしごタイプは自分で行くべき方角を選ぶこともできず、どこに目を向けていいのかもわからない。人づきあいの場では、ひらひらと舞い、けっして深い交わりをもとうとはしない。節度がないほどあけっぴろげで、過剰に自分をさらけだして他人の気を惹いたかと思うと、知らぬそぶりで立ち去る。それとなく追従を求めたかと思うと拒絶し、関心を求めたかと思うと隠れ、みじめに不平を鳴らしたかと思うと助けの手をはねのける。

みなしごタイプに手をさしのべる者は挫折感を味わう。彼女の「無力」は、安心を得るための無意識的な手段だからだ。ある患者がこんな悲鳴をあげたことがあった。「あなたに助けてもらうわけにはいかないのよ。だって、自分がなくなってしまうもの」。この、痛ましくも正直な告白は、みなしごタイプの根元的な葛藤をよくとらえている。

みなしごタイプのパラドックスは、助けを受け入れることによって、自制心を失ってしまうことにある。みなしごタイプは助けを受けつけない犠牲者なのであり、「助けようがないこと」は、せっかく得た親密な関係を失うことを防ぐための盾なのだ。伝記作家スミスは、プリンセス・ダイアナをこう評していた。「ダイアナに助けの手を差しのべるうえでの問題は、彼女のなかにもろさとかたくなさが同居していることだった。なだめてもらうのを求めながら、必ず、慰めようという相手の努力を拒絶するのだ――その主がチャールズである場合はなおさらだった。彼女の沈黙の正体は――それはしばしば非難のしるしだったのだが――きわめて見きわめづらい。なぜならそれは、ダイアナ本人の、なにが自分を苦しめているのか表現できないことから生じていたからだった」

幾たびもいくたびも、家族はみなしごに救命具を投げるが、そのたび投げかえされて当惑する。彼女を愛する者は岸辺に立ちつくし「彼女はおぼれたいのだろうか？」と思案にくれる。みなしごタイプのボーダーラインを母親にもつ、ある娘はこう書いた。「悲しみが、わたしを沈黙に沈める。もはや、母に対してなにを言えばいいのか見当もつかない。彼女はわたしの母親。もちろん、愛している。けれどわたしは、とにかく、うんざりしてしまったのだ。母を救おうと努力することに。だってわたしは、自分のことすら、まともに救えないのに」

ジョーン・ラッカーは、自己愛性人格障害《ナルシスト》についての著書で、ボーダーラインは自分に価値がないと感じると、他人を遠ざけてしまうと説明している。みなしごタイプはそれが頻繁で、鬱におちいりやすいため、遠ざけられた相手は彼女を変わり身が早いと感じ、ときとしてうんざりしてしまう。一人きりでいるあいだに、自傷行為や薬物の濫用におよぶこともある。しかし、みなしごタイプの自傷行為はひそかに行われ、そのため傷あとが人目につくことは考えにくい。かりにアルコールやセックスや薬物や食べものにおぼれているとしても、その行為は、注目への欲求よりもむしろ、自暴自棄を示している。みなしごタイプが注目を惹きたいときは、ヒステリックになるのが通常だ。

みなしごタイプは自分の決断の結果に思いを馳せることができない。自分を無能な失敗作だと思っており、他人の歓心に過剰に依存する。他意のない言葉を批判ととりちがえ、批判的な相手は拒絶される前に拒絶する。

・逆境にもろい

みなしごタイプは、拒絶されたり見棄てられたりしたとき、感情の爆発と鬱の反応を見せる。これはすべてのボーダーラインに共通するが、このタイプの場合、怒りの矛先を子どもやパートナーに向けつつも、根本的には不運は自分のせいだと考えている。不運の星のもとに生まれた運命から永遠に逃れることができないと感じており、逆境にもろい。小さなミスやとるに足らない失敗や軽い失望にも耐えることができないのは、自尊心という基盤をもたないためだ。マスターソンはこう書いている。

「健全な男女ならば『まあいいさ。こういう状況は苦手なんだ』というところを、歯車の狂った人

（ボーダーライン）はこう言う。『私はなにをやらせてもだめな、どうしようもないやつだ』と」

・**愛されることを求めすぎる**

みなしごタイプは空想の世界に浸りがちなため、男性との関係を深読みしてしまう。その結果、自ら失望の罠にはまる。アンジェラは十八のとき、孤独な人生から逃れるために、前夫と結婚した。子ども時代の不当な犠牲を生き抜いた彼女は、真に愛されることを期待するより「手近なもので間にあわせる」ほうが安全だという確信をもっていた。異性関係において、彼女はあまりにも性急に、あまりにも多くを与えた。みなしごタイプは絶望的なまでに愛されることを求めるため、自ら、異性に利用されてしまう。相手が独り身であろうとなかろうと、適切な相手であろうとなかろうと、みなしごタイプは自分に関心を寄せる相手を拒むことができない。そのもろさは彼女を「いいカモ」とし、格好の餌食にしてしまう。ときにあからさまに、ときにどことなく挑発的だったり、男性の関心を読みちがえる。みなしごタイプは絶望的なロマンチストだ。彼女を愛する者は、その行動にフラストレーションや不快感を覚え、ときに憤懣《ふんまん》やるかたない気持ちを味わう。

内的経験：不当な犠牲感

……なにもかもが、シンデレラの仕事なのでした。夜明け前に起き、水を汲み、火を起こし、料理も後片づけもしなくてはなりません。そのうえ、二人の姉さんたちはことあるごとに、意地悪をするのでした。

みなしごタイプのボーダーラインは、シンデレラとおなじように、過酷な環境に対処する最善の策はさからわないことだと、身をもって学んでいる。絶望的な状況に従うことで子ども時代を生き抜いた経験から、逆説的ではあるが、安心感が自己放棄と結びついている。

大人になったみなしごタイプは、まだ起きる先から、考えうる最悪の結末に身をゆだねてしまう。自ら犠牲者となる危険を増すこともあるし、思わぬ対応で相手のふいをつくこともある。みなしごタイプの患者について、こんなエピソードがある。あるとき、銃をもった男が、店を出ようとしていた彼女に近づき「おとなしく車についてきたら、撃ちはしない」と言った。ところが、彼女は敵意をむきだしにして、こう応じた。「いいこと……どうせ撃つんなら、今、ここで撃ちなさいよ。わたしは、ぜったいにあなたになんかついていかないわ」。この答えは、彼女が恐怖にすくんで従うはずだと考えていた男の意表をついた。男は結局、おそろしくなり、店から逃げさった。

また、別の患者だが、女だてらに男同士のけんかに割って入り、やめさせたこともあった。彼女はこう言ったのだ。「あの……。どちらかがお望みなら、警察を呼びますけれど?」。呆然とした男たちの一人は彼女をまじまじと眺め、言った。「あんた、どうかしているよ!」。みなしごタイプは恐怖に対して見境のない反応を起こしたり、他人を助けなければならないという強迫観念から容易に犠牲者の立場に身を置いたりしてしまう。みなしごタイプは自分を、失うものなどなにもない負け犬だと思っている。

このように、みなしごタイプにとっては自分の身や財産を守ることが難しく、たやすく他人に利用されてしまう。たとえ知的能力が平均をはるかに上回っていても、自分を無能だと感じる。あまりにも簡単に支配権を放棄してしまうために、犠牲者としての死を迎えることもある。

みなしごタイプのはかなげな様子は、他人の保護者的な行為を引きだす。友人や家族が、彼女が生きていけるのかという不安にかられ、莫大な経済的・感情的援助を差しだすこともある。そういった人々は彼女が他人に利用され、おなじ轍を踏み、防げたはずの病に倒れることが度重なるうち、しだいにいらだちを募らせていく。子どもであれば、自分の面倒をみることのできない母親に、息苦しさを感じることもあるだろう。

多くのみなしごタイプとおなじように、アンジェラは自分の感情を満たすすべを学ばず、摂食障害に苦しんでいた。過食と嘔吐は、彼女の羞恥心と、欲求充足に対するアンビヴァレンスを反映していた。彼女には「ただ満たす」という行為に――肯定的な感情に――耐えることができなかったのである。失望から身を守るためには、必要なものを拒絶しなければならなかった。もっていなければ、失いようがないのだから。

みなしごタイプにとっては、よりもたないことが、より多くもつことよりも安心感をもたらす。この点において、所有に執着するかごの鳥タイプや、奪うことを目標とする女王タイプとは対照的だ。みなしごタイプは、自分のためのケーキをまるごと一つもらえるなどとは思いもせずに、落ちているくずをつつく。そして、かりに差しだされても頑として受けとらない。自分の望むものを求めることはめったにないが、自分の欲求がかなえられないと恨みに思う。

みなしごタイプのもろさは、おずおずとした物腰によくあらわれる。自分の欲求をはっきり表現することがなかなかできず、不必要にいいわけがましく、すぐに恥じいる。他人を信用しないため、大人よりも子ども・見放され棄てられた動物・犯罪や災害や病気の被害者により強く共鳴する。自分を救うことができない無力感を感じながらも、他人を救わなければならないという強迫観念をもっている。

みなしごタイプの母親の特徴

・子どもを過剰に甘やかす

みなしごタイプは、子どもに無抵抗で甘すぎる母親になり、自分の無力感が子どもにおよぼす負担には盲目である。あるみなしごタイプの母親は、娘の十五歳の誕生日のパーティのためにビールを買いこんだり、無免許運転を黙認したりしていた。娘は家事の手伝いを拒否し、成績不良で学校を退学になり、母親の細々とした収入にすがって生きていた。娘に腹を立てながらも、この母親はどうしたら彼女を更生させられるのかを認識することができなかった。

みなしごタイプの母親をもつ子どもは、母親の頼りなさを恨むか、つけこむかに二分される。アンジェラの場合、娘のサラは母親を哀れむ気持ちから家事の大半を引き受けていたが、息子のデビッドは母親の無責任な行動に腹を立て、ときには言葉の暴力をふるった。あらかじめ、自分はひどいしうちを受けるものだという前提に立っているアンジェラは、息子の行為を甘受した。

みなしごタイプの母親をもつ子どもは、ときに、ひどいしうちを甘受する母親の判断力に疑問を抱く。あまりにもたやすく犠牲者になる母親に対して過保護になったり、医学・社会福祉事業・心理学・精神医学など、他人を助ける職業を選ぶこともある。フロイトの一番弟子である精神分析家シャーンドル・フェレンツィが『精神分析の問題と手法への最後の貢献（仮題）』で言ったように、「わが身の不運をひっきりなしにかこつ母親は、子どもを看護婦にしたてあげる」のである。大人になってから、みなしごタイプの母親を精神的にも経済的にも面倒をみる子どももいる。

場合によっては、みなしごタイプのとぼしい判断力が子どもを危険にさらし、子ども自身が犠牲者になることもある。たとえば、信頼できない相手に託されることで、ネグレクトや性的・身体的虐待を受ける怖れもあるし、母親が精神的に引きこもっているあいだに、車や家庭内の事故が起きる場合もあるだろう。みなしごタイプの母親をもつ子どもの身の安全は、子ども自身の、わが身を守る能力にかかっているのである。

・自分の能力を否認し、活かしきれない

みなしごタイプのボーダーラインは教育・知性・職業がどんなレベルにあっても、自分が有能であると認めない。自分を失敗作だと思いこみ、そのかたくなな思いこみがそれを現実化してしまうこともある。低い自尊心は生活のあらゆる場面に浸透し、親として、パートナーとして、職業人としての挫折感を生みだす。実際には、当人の思いこみよりもはるかに聡明で有能であるのに、それを活かしきれない職業に就くことも多い。能力に見あわない仕事についてしまうために、少ない収入しか得られず、子どもの教育の機会を限定してしまうことすらある。

また、不当なしうちを受けたり、差別されていたり、虐げられている者に共鳴するため、他人を助ける職業に魅力を感じる。所属する組織に対して献身的で、長時間の労働をこなしながらも、だいたいにおいてそれに報いるだけの十分な報酬を得ていない。仕事にがんじがらめにされているような気分を味わうことが多く、実際、雇用者である組織や企業に利用される。

このような「能力の否認」は、母親のゆがんだ考えと現実の区別がつかない幼い子どもに、否定的な影響をおよぼす。「できそこないである」という母親のメッセージをとりこみ、自分自身の能力を過小評価するようになるかもしれない。

・慢性的な病いによる依存

みなしごタイプの母親の「親代わり」にさせられた子どもは親の心身の充足に責任を感じ、自分自身の精神的な欲求を抑制する。そうでない子どもは母親の依存を腹立たしく感じるかもしれない。

アンジェラの二人の子どもでいうと、サラは、母親が訴えるからだの不調を心配するのが習い性になっていたが、デビッドは冷笑的で怒りを感じていた。大人になってからは、みなしごタイプの母親をもつ子どもは、母親から心が離れるか、心配に身をやつすかのいずれかになる。

シャーロット・デュポンの長女アンナは、弟や妹たちの世話をする役を割りあてられていた。シャーロットの夫は妻の死を知らされたあと動脈瘤《りゅう》で他界し、アンナたち子どもは突然孤児となった。子どもたちは、別々の親族の養子になることを拒み、武器を手にとって、自宅に立てこもった。両親が死んだとき十七歳だったアンナは弟妹の面倒は自分がみられると主張した。そして実際、彼女は有能な母親の代理をつとめあげたのである。伝記作家モスリーによれば「育った不幸な境遇によって、兄弟たちはたがいの苦しみと逆境という絆でかたく結びつけられたチームになっていた」のだ。みなしごタイプの母親をもつ子どもたちは、人生をもてあます母親に代わって、自分で自分の面倒をみるすべを学ぶのである。

・薬物・アルコール・浪費・食べもの・セックスにのめりこむ

〈薬物とアルコール〉

みなしごタイプのボーダーラインは無力感をまぎらすために、薬物・アルコール・食べもの・浪費・セックスにのめりこむことがある。不安を抑えたいという欲求を慢性的にかかえているため、容易に依存におちいるためだ。また、思考がオール・オア・ナッシングであるために、行動に大きなむらがあり、子どもたちを混乱におとしいれる。

アンジェラの日記は、彼女がアルコールと、処方薬の中毒になっていたことを示していた。サラは母親の薬物中毒を恨み、仲間がアルコールや薬物をたしなむことにも強く反発していた。いっぽう、デビッドはアルコールと薬物にのめりこみ、マリファナの違法所持で逮捕された。アンジェラの薬物への依存は、このように、根深いという意味ではおなじだがまったく正反対の影響を、子どもたちにもたらしたのである。

〈浪費〉

一部のみなしごタイプの母親は、自分よりも子どもに金をかける。アンジェラは慢性的に借金を負っており、セラピーも月に二回にかぎっていたが、それは、子どもたちにブランドの服を買ってやるためだった。このように、子どもたちの不自由を見るにしのびず、自分自身の経済状況を危険にさらしてまでも、不憫な思いをさせまいとするのだが、長い目で見た結果を考えずに衝動的に子どもの欲求を満たすため、将来的に子どもの大学進学の資金を貯めておくことに失敗する場合もある。アンジェラの娘のサラの場合、本来は医者を志望していたにもかかわらず、母親が教育費を工面することはついぞなく、結局は、高校に通いながら個人病院でアルバイトをし、看護学校に進んだ。

〈セックス〉

みなしごタイプは、愛されるかもしれないという期待を自分に許すことができない。自分には欠陥があり、価値がないと感じており、表面的に愛されるだけなのがせいぜいだと見切りをつけている。離婚して独り身になったみなしごタイプの母親が、一時《いっとき》の慰めを得るために、男性との性的な関係を求めることもある。アンジェラは新しい男性に出逢い、デートをするときは「来たるべき」失望に身構えていた。

アンジェラの子どもたちは母親の判断力のとぼしさを心配し、男性の気を惹こうとすることを不満に思っていた。男性に経済的・性的に利用されるたびに、青年期にあった息子は怒りを抑えきれなかった。男性との関係が終わるたびに、アンジェラは深い鬱状態に沈み、自殺感情にもがく。そういったときにもっとも胸を痛めるのは、常に、当時十二歳だった娘のサラだった。デビッドは自分の母親が「くずのために自殺をしようとするくせに、実の子どもである自分たちをまるで省みない」ことに怒り、傷ついていた。

みなしごタイプのボーダーラインは、無自覚に誘惑的であったり、反対に異性との性的なつきあいを完全に避けたりする。伝記によればシャーロット・デュポンは浮気で誘惑的だと評されていたが、いっぽうで「やがて男たちはシャーロットの機嫌が唐突にかわることに気づくのだった。最初は不機嫌で、次に非難がちになり、最後には毒舌ともいえる口調でくってかかる。頬にさっと血がのぼり、黒目がちな瞳をらんらんと光らせて『調子にのりすぎだ』とか『(夫を) 愚弄《ぐろう》しようとしている』と責める」のだった。

みなしごタイプは自分がせっぱつまっていること、愛を渇望していることを意識している場合もあるが、かりにそうであっても不安を抑えることができず、そのため結局は他者を遠ざけてしまう。自分を完全に与え、それなのに気がつけばひとりぼっちでとり残されている。アンジェラはこう書いた。

「もううんざりするくらい、堂々巡りの繰りかえし。終わりのない苦しみを味わっていると、死んだほうがましなのかもって気がしてくる」

しかしやむにやまれず、アルコールや薬物や金や食べものやセックスで自分を慰めようとするみなしごタイプの試みは、いっそうの罪悪感や鬱を招くことになる。

・自暴自棄の行為に走り、自分自身や子どもを危険にさらす

拒絶や見棄てられに直面すると、みなしごタイプのボーダーラインは深い鬱を経験する。これには、場合によって自殺感情や自傷行為が含まれる。みなしごタイプはときとして、自分への罰として、あるいは精神的な痛手から逃れるために、自傷行為を行う。文字どおり、自分をうちのめしたり、刃物で切りつけたり、壁に頭をうちつけたり、髪の毛をむしったりする。また、見棄てられることによって、アルコールや薬物の過剰摂取などの衝動的な行為に走ることもある。なかには、車を高速で飛ばすことに逃げ道を求める者もいるかもしれない。悲劇的なことに、一部の子どもたちは実際、生命を脅かす状況を目撃したり、その状況からみなしごタイプの母親を救うことになる。

すべてのボーダーラインに共通することだが、見棄てられることを怖れるみなしごタイプは、他人の言葉や行為をゆがめて解釈してしまう。左に紹介するアンジェラの日記の一部は、見棄てられることに極端に過敏であり、突如として絶望のふちに沈んでしまうこの特徴をよくあらわしている。

「電話をするといったのに、彼からの電話はなかった。はっきり今日と言ったわけではないけれど、わたしはそういう意味だと受けとったし、そう望んでいたのだ。また暗闇に直面しなければならない――怖れずに、闇との闘いに構えなくては。それはもうすぐやってくる――いや、もうすでに来ている」

ボーダーラインの鋭い感受性を理解しない者は、もしかしたら、芝居がかっているという非難を浴びせるかもしれない――しかし、それは、致命的ともいえるあやまちだ。多くのボーダーラインとおなじように、アンジェラには、どうして自分にとってこれほど人間関係が難しいのか、理解していなかった。

「たとえるなら、わたしにとっての人間関係は、外野のポジションに飛んでくるボールのようなもの。与えられたこのポジションには、めったにボールは飛んでこない。そして珍しく飛んできたときには、わたしは舞いあがってしまって、がむしゃらに手を出したり、勢いあまって行きすぎてしまったり、判断を誤ってしまう。なんとかボールに触れたところで、指先をすりぬけてしまうのがせいぜい。ひどいときには大怪我を負ってしまう。だって、経験が足りなくて、どうやってつかんだらいいのかわからないのだ」

見棄てられは、みなしごタイプの心に自殺感情を引き起こすことがある。アンジェラの言葉は、この感情をはっきりとあらわしている。「ああ、神さま――だれも、だれもいないのです……たとえわたしが死んだところで、だれ一人、悼《いた》んでくれはしないでしょう」。子どものことを「忘れ」、自分への子どもの愛情を見すごすみなしごタイプの傾向は、アンジェラの日記にも、はっきり見てとれる。アンジェラは自分が子どもにとって重荷だという確信にいたっており、自分が死んだら、子どもたちは肩の荷を下ろすだろうと信じていた。

みなしごタイプの母親をもつ子どもは、自分自身とともに、母親の生存を危ぶむ。アンジェラが夫から離婚の意思を告げられたのは、デビッドとサラがまだ就学前のことだったが、彼女は二人の幼い子どもを車に乗せて、「橋から飛び降りる」と口にした。結局、実行には移さなかったが、二人の子どもはこの体験をのちのちまで鮮やかに覚えていた。

みなしごタイプの親をもつ子どもは成人後も、母親が絶望にかられてそういった行為に走るのではないかという、強烈な不安にさいなまれる。しかしここで忘れてはならないのは、みなしごタイプのすべてが自傷行為をしたり、自殺の衝動にかられるわけではないことだ。ただし、見棄てられれが衝動的な、意図せずして命を脅かす行動を誘引する懸念があること、そしてそのことが、子どもを死ぬほどおびえさせる可能性があることは、たしかなのである。

・見棄てられる不安から過保護になる

みなしごタイプの母親は自分が子どもの愛情に値しないと感じており、そのために、甘く、過保護な母親になる。しかし彼女には、自身の心に巣くう苦悩から子どもたちを守る力はない。なかには、自分が母親としてふさわしくないと感じたために、前夫に親権を譲りわたしてしまったみなしごタイプの母親もいる。自分にしてみれば、究極の自己犠牲的行為なのだが、子どもからすれば、母親に見棄てられることにほかならない。

すべてのボーダーラインとおなじように、みなしごタイプは見棄てられることを避ける欲求に突き動かされている。この欲求は、子どもとの関係において、際限なく与えることによって愛慕を確保しようとするかたちであらわれる。ほかのタイプの母親が子どもに支配的で厳格でありがちなのにたいして、みなしごタイプはあまりにも手綱を緩め、子どもを甘やかす傾向にある。こうした母親をもつ子どもは大人になってから、権威のある人物との関係を苦手としたり、「ノー」という返事を受け入れることができなかったり、自分の正当な仕事の分担を担うことが難しくなる。母親の世話役を当然のことと受け入れた子どもの場合は、反対に、強迫的なまでに自立にこだわる場合もある。

愛着《アタッチメント》の研究者であるM・ウェストやA・E・シェルドン・ケラーは、不幸なアタッチメント経験をもつ母親のほとんどは、それがもたらした悪影響を次世代に引き継ぐという悪循環におちいってしまうと語っている。みなしごタイプの子どもへの愛慕のパターンの特徴は、子どもを失う不安である。不安という網をめぐらせ、子どもたちを絡めとることで、結局、大人としての健全な人間関係を形成する能力を損なってしまう。シャーロット・デュポンの息子、アルフレッドは、悲しげでふさぎがちであり「家を包むすさまじい緊迫感に、突然むっつりと黙りこみ、自分の殻に閉じこもって」しまったという。みなしごタイプの母親をもつ子どもが必要としているのはもちろん、自分と子どもの面倒を、きちんとみる母親である。

・自ら欠乏を選ぶ

境界性人格障害や自己愛性人格障害の研究で知られるO・F・カーンバーグ博士は、「欠乏は苦しむ怖れを遮断する盾である」と説いたが、みなしごタイプの場合、欠乏は、希望という怖れを遮断する盾である。希望に痛みを感じるのは、それが失望への通過点であるためだ。アンジェラはこう説明した。「希望をもつことや生き残ることを望むことは不可能なのです。だって、希望ってまぶしすぎて、耐えられないかもしれないから」

みなしごタイプはスパルタ人のごとく質素で自分に厳しく、自分に欲求を満たす資格があると感じられないミニマリストなのである。こうした、喜びや満足を経験することができない性癖は、ときに子どもたちを悩ませる。成人した子どもがみなしごタイプの母親を休暇に招いたり、新しい服をプレゼントしたり、夕食に連れだしたりしても、結局、断られるか、せっかくの機会を楽しむことができないのに気づくことになる。しまいには、子どもたちは母親を誘ったり、プレゼントをすることをやめてしまうかもしれない。どんなことをしても、母親を満足させることはできないのだから。

ガンダーソンは、「ボーダーラインはしきりに、自分が犠牲になっているとか、不当なしうちを受けていると考えがちだ」と述べた。なかでもみなしごタイプの場合は、自ら「奪われ」「自分を犠牲にする」ことによって、そうなってしまう点が特徴的だ。アンジェラはこうした、自滅的な行為にとらわれている感覚を、こう表現した。

「わたしの魂の、強い一面は、時折、激しく、必死で羽ばたきます。でも、それもつかのま――結局、金網を逃れることはできず、羽は折れ、傷を負い、血を流して、うずくまるのです。やがてもう一度飛んでみようとする気力がわいてくるときまで」

ラインハンはボーダーラインの傾向をこう説明している。「ボーダーラインはしばしば、自分が罰と苦痛以外、なにごとにも値しない人間だということを信じてしまう」。アンジェラの言葉は、「たぶん、こんなふうに呪われているのも、自業自得なのでしょう」と書いた、シャーロット・デュポンの叔母への手紙を彷彿させる。みなしごタイプは不運や不幸や苦しみを宿命だと感じている。このタイプは、自分は苦しみにふさわしい人間だと信じているのである。

・おとぎ話の人生にあこがれる

みなしごタイプは一般的に、豊かな空想の世界をもっている。犠牲者になる悲劇的な経験を繰りかえすうちに、魔法のような逃げ道を、自らのみじめな境遇におとぎ話のようなハッピーエンドが訪れることを待ち焦がれるようになる。彼女のファンタジーの世界は心のうち、あるいは自分だけの日記に封じこまれている。本当は、白馬の王子さまと結婚することを夢見ているのに、心の通いあわない男性を選んでしまう。子どもたちは、冷笑的になるか、深い絶望を母親と一緒に悲しむようになる。アンジェラの日記にはこうつづられていた。

「はたしてわたしには、赤い糸で結ばれた相手はいるのだろうか。人にはみな、心をおなじくする相手がいるというのが本当なら、どんなにすてきだろう。わたしの、すてきな天使……わたしの王子さま……わたしのナイト。あなたはわたしを愛してくれるでしょうか。わたしのすべてを——いいところも、わるいところも、すべてを受け入れるほど強く?」

みなしごタイプはファンタジーの世界をもつことによって、現実のみじめでわびしい世界からの逃げ道を獲得する。ルイーズ・カプランは著書『個の誕生——母親からの自立(仮題)』でこう説明している。「空想にふけっているとき、彼らは完璧に満たされ、守られて、高みにかけのぼっている……そしてそのぶん、そこからさめたときに、侮辱されたような、自分が無価値であるような感覚を抱く。自分の相手を理想化し、完璧な自己像を実現へと導いてくれ、惜しみなく身をささげて完璧に自分を包んでくれるという幻想に引きずりこむ」。しかし残念ながら、理想化はみるまに幻滅へと転ずる。現実の人間は不完全なものであり、失望は当然つきまとうものだからである。

・よいものを投げうったり、失ったり、だめにしてしまう

みなしごタイプは、自分の欲求を満足させる資格があるとは思えないために、本当は自分自身が必要としているものを他人に譲ってしまうことがある。みなしごタイプのボーダーラインは、無意識的ではあるが、大切な持ちものをだめにしたり失う超人的な能力を備えているといえる。徹底した無力感は不注意につながり、そのことが、自分にはよいものをもつ資格がないという信念を強化する。車の鍵をかけ忘れたり、なくしたり、ハンドバッグを置き忘れたり、電気やガスの器具の扱いをあやまって壊してしまったり、大切なものをうっかり忘れてしまうことも多い。セラピストならば、放ったらかしの丸めたティッシュが涙のあとをあらわしていることに気づくかもしれない。

また、ほかの人のほうが大事にするからと、自分の大切なものを手放してしまうこともあるし、感情を爆発させて、ものを壊してしまうこともある。シャーロット・デュポンはこの後者の典型で、そうやって怒りを爆発させたあとはしばしば、意識を失った。これはほとんどの場合解離状態で、その状況から自分を切り離し、強烈な自己嫌悪と罪悪感、恥辱感から身を守ろうとする手段だった。こうしたシャーロットの行動はみなしごタイプの絶望をよくあらわしている。彼女は自分自身に見切りをつけていたのだ。

アンジェラの場合は、自分が「よいことは長つづきしない」と見切りをつけている理由を理解していた。子どものころ、つかのまの幸せを突然失ったとき、みじめな境遇を自分のせいにして責めた名残りなのだ。怒りよりは悲しみのほうが安全に感じられ、アンジェラは自己否定の人生に自分自身を譲り渡した。

こうしたみなしごタイプに希望を与えようとする試みは、ときとして、無駄に思われるかもしれない。シャーロット・デュポンの叔母はあるとき、姪に希望の糧を与えようと宗教的な本を送った。ところが返事はこうだった。「どうか、恩しらずだとお思いにはならないでください。でも、かれこれ十ヶ月も教会の門をくぐってもおらず、聖書をひもといてもいないこのわたしが、しかも、二度とその気もないというのに、イエスさまのお言葉を読もうだなんて、偽善というほかありません……こんなわたしが呪われているのは、自業自得なのでしょう。でも、どんなに慣れているといっても、愛するものをなにももたず、心待ちにすることがなにもないということは、つらいことです」。みなしごタイプは希望をもつことができず、そのことに苦しむのである。

・発作的に泣き叫んだり、鬱状態におちいったり、パニックに襲われる

みなしごタイプのボーダーラインは針をもつ蝶のようなもので、繊細ではかないのと同時に鋭く激しい。彼女の不幸は、近くにいる者の目にはあきらかだ。映画・新聞や雑誌の記事・記憶・ちょっとした会話・自分自身の考えが引き金になって、たやすく、発作的に泣きだす。涙は頻繁に、そして簡単に流れだし、なんの前ぶれもなくいきなりはじまり、そして止まる。鬱状態は、彼女にとっては気のおけない伴侶だ。人間関係がパニックの発作や高ぶりを誘引することも多いが、もっともそれが起きやすいのは、自分の能力を証明しなければならない場面だ。規律のある状況ではうまく立ちまわることができるとはいえ、みなしごタイプはたえまない不安と戦っている。

みなしごタイプは自分の問題を、自分のせいだと考えているため、怒りの爆発は、悲しみや不安の噴出よりは少ない。他人に対して攻撃的になるよりも、不安・誇大妄想・猜疑心にかられやすい。感情の爆発をぶつけられるのは、子どもよりもパートナーのほうが多いだろう。こうした母親をもつ子どもは、母親の涙や、人間関係の浮き沈みを意に介さなくなってしまう。母親の苦しみを一顧だにしなかったり割り引いて考えるか、激しい気分の揺れにあやつられているような感覚をもつ。

喪失や見棄てられれは、病的な反応を引き起こす。パートナーに見棄てられたり拒絶されると、みなしごタイプの内面には感情の爆発が生じ、自分を完璧に愛することに失敗した相手を徹底的にうち滅ぼすことを求める。みなしごタイプがかかえる病理には偏執的な思いこみや迫害に対する不条理な恐怖、そして身も凍るような孤独感が含まれる。病的な感情の爆発を経験すると同時に、恐怖から、現実との断絶が誘発される。シャーロット・デュポンは、過去に確執のあった継母から子どもの面倒をみると申し出られたとき、まるでたがはずれたように怒りを爆発させ、その後、鬱状態に落ちこんだ。もしかしたら、継母の申し出を、「おまえは母親失格だ」というあてこすりと解釈したのかもしれない。こうした彼女の反応は、批判に対する極端なもろさと、いともたやすく精神病的な症状を露呈してしまうみなしごタイプの特徴をよくあらわしている。シャーロット・デュポンは絶望という波にさらわれて、子どもたちから遠ざかっていった。伝記にはこうある。「彼女が子どもたちを省みなかったという表現はあたらない――彼女はしばしば、熱烈に子どもたちに尽くした――ただ、ときどき、子どもたちの存在を忘れただけだったのだ」

アンジェラの日記にも、病的な気分のむらがよくあらわれていた。「わたしは火事に遭ったの？　そして、これはその残骸？　無・荒廃・静・なにもない静かな大地。よいも悪いもない。だって、なにも存在しないんだから。こうやって日記をつけるのが精一杯。もう、自分が自分じゃないみたい。わたしは不幸じゃない。――感じないのに、不幸なんてありえないもの。本当のところ、気持ちいいとすらいえる――ただ、たぶん、ベッドから起きられないというだけで」

みなしごタイプの鬱状態は、彼女をのみこみ、存在そのものをおびやかす。

みなしごタイプの母親のモットー「人生は厳しすぎる」

人生は厳しい。しかし、みなしごタイプの母親はそのメッセージを子どもたちに伝えるとき、人生の厳しさは手に負えないと、目標を達成しようとしても無駄だというかたちで伝えてしまう。みなしごタイプは人生を楽しむというよりも、しかたなく耐えているため、子どもたちもそうした絶望感と、自分ができそこないであるという感覚を受けつぐかもしれない。子どもたちは、分離不安や罪悪感という鎖で、母親に縛りつけられているような感覚を覚えるだろう。満たされることへの強迫感や不健全な依存が、彼らの成人後の人間関係を特徴づけてしまうかもしれない。

みなしごタイプの人生の厳しさが、子どもたちの人生を困難におとしいれる場合もある。成人した子どもは母親の経済的な危機・医療費・身体的な世話・家事を当然のこととして背負いこんでしまう。

適度な援助とはどの程度を指すのか、どの程度頻繁に母親のもとを訪れるべきなのかわからず、罪悪感と心配に身をやつす。結婚し、自分自身の家庭をもつにつれて、母親と自分の家族への忠誠の板ばさみになることもある。そして、やがて、子どもたちは母親への恨みを募らせていく。

みなしごタイプの母親が子どもに植えつけるメッセージ

「わたしなどいないほうがあなたは幸せになれる」

「わたしはあなたの愛に値しない人間だ」

「わたしを必要とするのはやめて。どうせ、助けてあげられないのだから」

「あなたはわたしよりも多くを手に入れる資格がある」

「わたしのことを思ってくれる人などだれもいない」

「わたしの人生は、あなたの人生よりもはるかに悲惨だ」

「あなたは本当に幸運だ」

「あなたのために、なにかをしてあげたい」

「まるで、利用されているような気がする」


みなしごタイプのボーダーラインは、過酷な人生を送る被害者に共鳴する。そのため、養子をとったり、子どもの友人を引きとったりする場合もあるし、恵まれない人をパートナーに選ぶこともある。こうした他人への思いやりは純粋なのだが、子どもたちには釈然としない思いが残る。社会問題に目を向け、広い心をもつ母親を誇りに思いつつも、そのために自分たちが払った犠牲に恨みを抱くのである。

成人した子どもたちは、権利という問題にもがく。自分があまりにも多くを与えられているように感じたり、まったくなにも与えられていないように感じたりする。「完璧な」子どもは現実離れした考えや、自分が全能であるという幻想をはぐくみがちで、母親の幸せは当然、すべて自分がうけおわなければならないと感じる。大人になってからセラピーに訪れたある患者は、母親が車の事故で怪我をしたのとおなじ日に、新しいドレスを買っていたときのことを回想した。彼女は、自分の欲求を満たす行為が母親の事故をひき起こしてしまったのだと思いこみ、ドレスを返品した。子どものころ、自分の欲求を表に出すことを危険だと感じていた名残りで、自己否定が不安をやわらげるためだ。かつてみなしごタイプの娘だった彼女は、いつしか、自身がみなしごタイプのボーダーラインになっていたのである。

自身の無力感に目がくらんでいるみなしごタイプには、自分が残した破壊の軌跡も、安全な場所へと導いてくれるはずの道筋も見えない。治癒は困難で、自分を成長させてくれるセラピストよりも、同情を差しだしてくれるセラピストを物色することもある。アンジェラの場合、新しいパートナーに出逢うたびに、治療から身を引いた。理想化したパートナーに救われるという幻想にしがみついていたこともあるが、セラピーが提供する希望に怖れをなしていたのだ。こうした特徴から、精神状態が快方に向かったと感じはじめるとたんに、治療を放棄する場合もある。

蝶とおなじように、みなしごタイプは丸めた掌に、そっと包んでやらなければならない存在なのだ。

セラピストと子どもたちは、見守るような気持ちで、彼女を飛び立たせてやらなければならないのである。

4章　かごの鳥タイプ――引きこもる母親

一日中、白雪姫はひとりぼっちです。親切な小人たちはこう言うのでした。「油断してはいけないよ。継母《ままはは》はきっと、すぐにおまえがここにいることをつきとめるだろう。だから、だれも、家に入れてはいけないよ」

――『白雪姫と七人の小人』

［相談者シンシア］人を寄せつけず、セラピーにも消極的なかごの鳥タイプのボーダーライン。人知れず小説を書いている。

「壁にとりかこまれて、侵入者から守られていると感じたい。わたしはずっと、ばかみたいにおびえていたわ。でも、想像力を羽ばたかせれば、堀で外部から隔絶された、お城に帰れる。だれも、入ってくることを許されないお城に」

シンシアは英語の教師で、セラピーに通うことに消極的だった。沈黙でわたしを締めだし、今にも彼女をのみこもうとしている闇に引きこもってしまう。日記を読まなければ、わたしにも、彼女の恐怖の深さを知ることはできなかっただろう。

おずおずとしたはかなげな物腰から、傷つきやすさがすぐに見てとれるみなしごタイプとはことなり、かごの鳥タイプのボーダーラインは容易に他人を寄せつけない硬い殻をかぶっている。みなしごタイプが卑屈で、あまりにも容易にコントロールを手放してしまうのに対し、かごの鳥タイプは自分がコントロールを握っていないと恐慌をきたす。外見的には充足していて、自信家で、使命感をもっているようにすら見えるが、その実、他人の接近を許さないそのよろいは、不安と恐怖で織られ敵意で飾られている。

シンシアは日記に「わたしの詩は、本当は生きるはずだった人生。現実に耐えるより、わたしは書いていたいのだ」と書き、アメリカの文学史きっての行動の人——作家であり、実想家であり、詩人であり、博物学者だったソローへの「弁明」と書き添えていた。シンシアは作家になることを熱望しながら、否定される恐怖にがんじがらめにされていた。

文才をもつボーダーラインは、自らの激しい精神的経験を、胸をえぐる細やかさで表現する。「愛するものは、恐怖のみ」。作品中でこう書いた詩人シルヴィア・プラスは「恐怖」をだれよりも、なによりも信頼するかごの鳥タイプの内的経験の本質をよくあらわしていた［シルヴィア・プラス／アメリカを代表する女流詩人。幼い頃から文才を発揮し、ケンブリッジ大学留学中に出会った詩人テッド・ヒューズと結婚。二子をもうけるが詩作や夫婦関係に行き詰まり、オーブンに頭をつっこみガス自殺をした］。恐怖がなくては、感覚が麻痺し、死んでいるも同然になってしまうのだ。

プラスは一九六三年、わずか三十歳にして自殺を遂げた。別れた夫であり詩人のテッド・ヒューズが中心となって編纂したプラスの日記によると、それより何年も前に、彼女はこう記している。「感じないほうが、ずっと安全だ。世界がわたしに触れるのを許さないほうが」

悲劇的なのは、かごの鳥タイプの苦しみを知る人はほとんどいないということだ。恐怖は、人目を避ける壁となり、助けをはねつける盾となる。かごの鳥タイプは自ら閉じこもり、他者を遮断する。写真に撮られることをひどく怖れ、写真の自分を切りぬいてしまうこともある。人の集まりを避け、めだたないように身を隠し、他人に目を光らせる。彼女のかたくなな不信・不安・苦悶・激情・偏執に気づいているのは、子どもともっとも親しい友人だけだ。

かごの鳥タイプのボーダーラインは物書き・芸術家・学者など、人前に出ないことを特徴とする職業につき、恐怖に駆られて身を滅ぼすことが多い。プラスは日記にこう書いた。「強烈な絶望。どうしてわたしには人と交わることができないのか。そもそも、わたしはそれを望んでいるのだろうか」。かごの鳥タイプは専門とする分野において、人に勝り、抜きんでた存在になることに邁進しながら、悲しいかな、成功を楽しむことができない。あるいは、もしも選択肢があれば、まったく働かないことを選ぶかもしれない。

かごの鳥タイプは完璧主義者で、悩みに沈みやすく、ほとんどのボーダーラインがそうであるように、不眠症である。プラスはこう書いた。「今、一番手に負えないのは、暗い時間——夜だ」

私の患者シンシアも、夜間の眠りを不安に妨げられていた。夫と子どもの安全、自分の仕事や健康に思いをめぐらせるのだ。彼女は夫や子どもたちに非現実的な高いレベルを要求しており、娘の成績、容姿、友人を容赦なく非難していた。シンシアの夫は、妻と子どもたちのあいだで頻発する衝突から逃げていた。

社交的な場において、みなしごタイプはときに節度がないほどにあけっぴろげで口数が多いのに対し、かごの鳥タイプはひそやかで秘密主義で浮ついた態度をほとんど見せない。態度を急変させることはあるが、女王タイプのように声を張りあげたり、これ見よがしなところもほとんどない。かごの鳥タイプは、自らの殻にこもったまま生き、そして死ぬことを好む。自分をさらすことに、死ぬほどの恐怖を感じる。

かごの鳥タイプの母親を支配する精神状態：恐怖心

かわいそうに、白雪姫は広いひろい森にひとりぼっちでした。白雪姫は、それはそれはこわがっていました……。

――『白雪姫と七人の小人』

・否定されることを怖れる

かごの鳥タイプはきわめて用心深い。子どものころ、奪われ、踏みにじられたと感じた後遺症だ。わずか八歳のときに亡くした父親について、シルヴィア・プラスはこう書いている。「まるで詐欺にあったような気分だった。わたしは愛されてはいなかったのだ……」。かごの鳥タイプの母親は誇大妄想的傾向を示し、ごく幼いころに精神的な生存をおびやかされるような経験をしていることが多い。安心させてもらうことを求めていながら、それを受け入れることができず、その人生は、支配されることと、否定されることの両面的な恐怖に包まれている。かごの鳥にとっては、親密さは、否定されることとおなじように、脅威なのである。

・**他人に敵意があると思いこむ**

かごの鳥タイプは自分のコントロールをおびやかすどんなものに対しても、迷信的で、強い猜疑心を示す。きわめて鋭い洞察力をもち、そのために、自分に超能力があると信じている場合もある。しかし、数えきれないほどの病的な恐怖心が、肩の力を抜き、人とつきあい、人生を楽しむ能力を押しつぶす。かごの鳥タイプの母親は、自分自身やほかの人々に危害が近づいているという妄想にとりつかれ、他人に敵意があるものと思いこんでしまう。

・**親密な関係に耐えられない**

ほかのタイプのボーダーラインとはことなり、一人でいることに耐えられる特徴をもつため、よく知らない他人の目には、たくましいと映るかもしれない。しかし、孤独は、他人と一緒にいるよりも安全に思われるが、不安をやわらげてはくれない。

シンシアは権威のある人物や、たとえば政府のように権力をもつ集団全般に対して恐怖心をもっていた。「迫害される」という恐怖心は、子ども時代の母親とのあつれきに起因していた。シンシアは、彼女のプライバシーを執拗に侵した母親に、ひっきりなしに「放っておいてよ！」と金切り声をあげていた、波乱に満ちた子ども時代のことを語った。

放っておかれることは望むが、それは否定されることとは別で、ただ、わずらわされたくないという意味なのだ。大人になってからのシンシアは、精神的なまきぞえになる怖れから、他人との親密さに耐えることができなかった。本来なら抗不安薬の恩恵に浴することもできたのだが、シンシアの怖れはあまりに強く、それを使うことができなかった。その薬を使えば、危険を察知する能力がにぶると信じており、怖れながら生きているほうが彼女にとってはまだしも安心だったのである。家族は薬を試してみるよう懇願したが、彼女は頑として拒んだ。そして家族を「わたしを薬漬けにしておいて、精神病院に押しこめるつもりだ」と非難した。

・陰謀説にとらわれている

すべてのかごの鳥タイプとおなじように、シンシアも、陰謀や裏切りや災いに身構えていた。夫や子どもたちをふくめた他人を、彼女への思いやりが足りないとなじり、グリーティングカードやプレゼントや他意のない言葉に隠された真意を探ってしまうのが、彼女の常だった。かごの鳥タイプのボーダーラインは「どういう意味で言ったんだろう」などと繰りかえし自問する。かご彼女は陰謀説をふりかざして他人を敵味方に区分し、家庭内に、不安を疫病のように振りまいた。かごの鳥タイプの人間関係は「わたしとあなたで力をあわせ、世界と戦う」と「あなたこそ、わたしの敵だ」の両極を揺れ動く。彼女の目は、あらゆる場所に陰謀を見てしまう。

こうした揺れ動く心をかかえて生きることは、かごの鳥タイプの精神的なエネルギーを枯渇させ、他人との交流を耐えがたい重荷と感じさせる。かごの鳥タイプは他人をもてなすことを好まず、来客を避ける。シンシアは子どもの友達に不満をもっており、遊びに来ることをめったに許さなかった。

細かくばらばらな断片をしつこく思いかえすことは、人づきあいの場でうまく立ちまわるうえで、致命的なダメージとなる。非論理的なきまりや儀式、魔法じみた考えは、いざという場面でかごの鳥タイプの盾とはならず、反対に身の安全をも犯しかねない。

シンシアは家を出るとき、すべてのドアや窓に鍵がかかっていることを、なんども、なんども確かめずにはいられなかった。家を離れることは、彼女にとって大きな試練であり、その強烈な不安は子どもたちをいらだたせた。

・子どもの健康への不安

かごの鳥タイプの母親は子どもの健康に対して、異常なほどの警戒心を見せる。そのあまりに、子どもが自分自身の健康状態をはかる、正常なはかりをなくしてしまうこともある。

シンシアの息子はくしゃみ一つしただけでも、鼻をすすりあげただけでも、母親が異常に騒ぎたてるため、痛みや苦しさを控えめに見積もるのがくせになっていた。サッカーをしていて怪我をしたときも、母親には言わず、痛みをおしころした。数日後、彼は医者にかかり、脚の骨が折れていることを知って驚くことになった。

かごの鳥タイプの母親をもつ子どもは、自分自身のからだからの、痛みのシグナルを無視することを学ぶことがある。

・世のなかでたった一人の孤独感

かごの鳥タイプは対人関係においては、外面をとりつくろうことで、不信・悲観性・フラストレーションに対する耐性の弱さを隠す。人生を、人間関係が上演されている舞台のように感じ、そこからの逃げ場を探す。実際、人づきあいの場では、生き延びるために、ひたすら、演技をしなければならないのだ。シルヴィア・プラスは日記に、人づきあいには、自己欺瞞がつきものだとはっきり記している。ある友人はシルヴィアのことをこう評した。「最初に目に入るのは、だれにでも見せている明るくほがらかな仮面。でもその奥にはかたくなで、強情で、強迫的で、短気な人物が隠れている。ものごとが自分の思いどおりにいかないと、かっとなって、突発的な激情に流される人物が」

人格障害の治療で知られる精神分析家ジェラルド・アドラーは著書『境界例と自己対象』で、ボーダーラインは「分離不安を抑えておくために――自分が消滅してしまうというパニックを避けるために」たえず、自己認識を与えてくれる他者を求めていると説明している。しかし、人との交わりを求めるほかのタイプのボーダーラインとことなり、かごの鳥タイプは仕事や趣味、自分のなかで理想化したパートナーとだけの関係、日記をつづることなどをつうじて、危うい自我を保つ。

シンシアの場合、彼女を知るだれもが教師としての成功を認めていたにもかかわらず、ほんのささいな失敗でも自信が揺らぎかねなかった。傑出した作品を書いていながら、物怖じから、発表することができなかった。つまり、否定されるのを避けることによって、身を守ったのである。

プラスも学問と知性の面での失敗をひどく怖れており、それを「安全を脅かす最大の痛手」と呼んでいた。かごの鳥タイプは仕事をつうじて〈妥当性の確認〉を求めるがゆえに、誠心誠意それにうちこむ。批判や否定は、彼女の自我を消滅させる。「そうでなければ、『わたし』という存在は無に帰してしまう。他人が作品を解して理解するわたしこそが『わたし』なのだから。読んでくれる人がいなければ、わたしは存在しない」

ボーダーラインの行動は、他人の目には、不必要に芝居がかっており、ときにばかげているとすら思えるが、「迫害されている」という自意識にはみじんも嘘はない。彼らには、自分自身を落ち着かせ、なだめる内的な機能が欠落しているのだ。あるいはそれは、かつて自分の母親が「虐げ、守る」という、相反する役割を果たしていた影響なのかもしれない。かごの鳥タイプは、自分の内面にも、外面にも、安らぎを見出すことができない。彼女にとって、最大の苦悶は、だれにも理解されないということだろう。彼女は自分の背筋の凍るような考えに迷い、世のなかでたった一人の孤独感を感じている。彼女を信じる者はだれもいない。これでパニックを起こさないほうが不思議というものだ。

内的経験：迫害

ぼくたちが森に出かけているあいだは、用心して、だれがきても家に入れてはいけないよ。

——『白雪姫と七人の小人』

・心の中に巣くう敵

かごの鳥タイプのボーダーラインは迫害されるという鋭い不安にさいなまれており、心のなかに巣くう正体不明の敵を食いとめることに人生を費やす。人間の集団はすべからく——とくに興味や価値観を共有しない相手は——危険、あるいは邪悪だと確信していることもある。プラスはかつて、こう書いた。「わたしが……愛しているのは、わたしだけだ」

かごの鳥タイプは、きっと自分は必要なものを失ってしまうだろうと思っており、そのため、所有欲と支配欲をもつ。プラスの夫、テッド・ヒューズは『不安』と題した詩で、彼女の所有欲を描写し、プラス自身も「かりに他人に持ちものをいじくり回されるようなことになったら、きっと、知的レイプを受けたような気になるだろう」と語っている。実際、ある友人がプラスから借りた本にいくつか書きこみをしたとき、彼女は「復讐の天使のごとく、怒りを爆発させた」という。

家族はしばしば、かごの鳥タイプが、他人が自分の持ちものを動かしたり、借りたりすることに「犯されたような」気持ちを抱くことを理解せず、その所有欲を身勝手さと取りちがえる。かごの鳥にとって、自分自身の空間、居場所、持ちものを見つけ、守ることは、自分自身を守るための方策なのだ。

シンシアは、他人が自分のものをもっていってしまうという恐怖を、こう描写した。「これはわたしのもの。わたしのもの、わたしのものだ。愚かなサルがかたく鋭いつめでがりがりと床をひっかき、かき集め、欲深に一人占めにしようとする。しょせん、与えてはもらえないものを。かりに与えてもらったところで、すぐにとりかえされてしまうものを」。かごの鳥タイプは自分自身を失ってしまう恐怖から、油断なく自分の持ちものを守るのである。

・だれにも見せない「本当の自分」

かごの鳥タイプは自分をさらけだすことに耐えられない。ヒューズはこう述べている。「わたしは、彼女が本当の自分を他人に見せるところを一度も見たことがない」。見えないものは、失うことも、奪われることもない。

シンシアは日記にこう書いた。「わたしのことを知っているのは、あなただけ」

多くのかごの鳥タイプとおなじように、シルヴィア・プラスもシンシアも、愛する人たちを締めだすことで罰した。かごの鳥タイプは腹を立てると、家族に対して、冷たい石のような沈黙の壁を張り巡らせるか、たがの外れた怒りをぶつける。ある友人の談によれば、プラスは「なに一つ正当な理由もなく、罪の意識を生みだすのに長けていた」という。プラス自身、こう認めていた。「たぶん、わたしはいつまでたっても傷つきやすすぎる性分なのだろう。偏執的なのかもしれない」

かごの鳥タイプは他人に巻きこまれることを怖れるいっぽうで、家族を自らの恐怖と絶望に巻きこむ。家族が自分から離れようとすると、それがたとえ一時《いっとき》であっても、激しかねない。プラスはこう書いた。「わたしは迷信的に、夫と離れることができない。たとえ、一時間であっても。わたしは彼の温もりと肉体に抱かれていなければ、生きてはいられない。彼のにおいと言葉を求めずにはいられない——まるで、わたしの意識のすべてが、意思とはかかわりなく、彼を糧にしているかのように。数時間以上も彼をとりあげられたら、わたしはしおれ、衰え、すっかりだめになってしまうのだ……」

シンシアは自分の内面にこみあげる、人を殺しかねないほどの激情をほとんど自覚していなかったが、プラスはそれを鮮やかに描写している。「わたしの内には暴力がひそんでいる。死と血を招く、煮えたぎるものが」。かごの鳥タイプの敵意はさまざまなかたちであらわれる。辛らつな皮肉・けんか腰の態度・不当な要求・かんしゃく・すねた態度・石のような沈黙。わずかな誤解があっただけでも、裏切った・無視した・見棄てたという非難を浴びせかねない。

彼らは、めったにあやまちを認めることもないし、不適当な行動について謝罪することもない。自我が危険にさらされると、生存本能が優先するためだ。かごの鳥タイプにとっては、それは自己防衛なのであり、自分自身に非はないと考えている。

かごの鳥タイプの人生の悲哀は、孤独を楽しんでもおらず、けっして警戒を解くこともない点にある。他人の目に触れることを怖れおののきながら、彼女自身がなにより見たくないのは、自分の姿なのである。セラピーにかかることに耐えられるかごの鳥タイプはほとんどいない。

かごの鳥タイプの母親の特徴

・子どもを過剰に管理する

かごの鳥タイプの母親の、過剰に管理し、所有欲の強い子育てのしかたは、子どもを麻痺させてしまうことがある。濃厚で共生的な関係に圧迫されて、子供たちは怖れにすくんで身動きができないような気持ち、あるいは恨みのこもった反抗心に駆りたてられて危険に向かっていくような気分を味わうことがある。かごの鳥タイプの母親はしばしば「完璧な」子どもに過保護で、「くずの」子どもを切り棄てる。「くずの」子どもは母親の否定的で偏執的な投影にたえまなく悩まされるかもしれない。しかし本当は、「くずの」子どもの容姿・友人・学校の成績・個人的な習慣に対する容赦ない批判は、かごの鳥タイプ本人の恥辱や汚点の投影なのである。かごの鳥タイプは夫や「くずの」子どもの人格を否定しながら、絶望的なまでに「完璧な」子どもにすがり、その忠誠と同盟を求める。「完璧な」子どもは、母親に完全な忠誠を期待されて、罪悪感と苦悩を覚えるかもしれない。

ほかのタイプと同様、かごの鳥タイプにとっては「子どもの自立への欲求」は裏切りとなるため、子どもは彼女の恐怖に封じこまれているような感覚を味わう。大人になってから、不安に由来する身体的な症状を経験する者もいる。彼らは頻繁に、発作的な大腸炎や吐き気・体調の不振・頭痛・筋肉のこわばり・恒常的な倦怠感を訴えて病院通いをする。子ども時代の記憶が抑制され、苦痛が身体的な症状となってあらわれるためだ。成人後、恐怖の根源を——母親の罠にかかったような気持ちを味わった、幼児期の経験を――認識しないまま、パニックの発作や閉所恐怖症、広場恐怖症に悩まされることもある。

・**集団を避け、隠遁《いんとん》する**

かごの鳥タイプは、みなしごタイプや女王タイプが外向型であるのに対して内向型であるといえる。プラスはこう書いている。「わたしは自分自身に語りかけ、ありがたくもそっけない、暗い森を見つめる。人間を相手に、無理に幸せなふりをするより――のんきでそつのないふりをするより、はるかに気楽だ」。残念なことに、かごの鳥タイプの母親は子どもを自分の身を守るための砦に引きこみ、その暗がりのなかで育ててしまう。彼女だけが感知できる危険から守っているのだという信念のもとに。しかし、子どもは本質的に好奇心の強いものであるため、世界を探検することを求め、母親の安全を脅かす。かごの鳥タイプの母親は子どもの独立・他人との交わり・自立に向けての努力と真っ向から対立する。

かごの鳥タイプは、危険な世界から隔絶させることで、子どもたちを助けていると信じている。自由と独立に焦がれる青年であれば、過保護に抵抗し、怒りを感じるかもしれない。子どもたちのなかには成人後、母親が心配するために、運転免許をとるのを遅らせたと報告する者もいる。運転免許は独立に向かう大きな一歩を意味し、母親から離れる能力を与えるものだからだ。当然のことながら、かごの鳥タイプの母親の不安は、子どもが青年期に入るとともに、強くなる。

・**見棄てられることよりも、否定されることを怖れる**

みなしごタイプとことなり、孤独に耐えられるかごの鳥タイプにとっては、見棄てられることよりも「否定される」ほうが耐えがたい。否定にうちのめされるのは、それが失敗を意味するためだ。否定される恐怖は、シンシアの人生における大きなハードルだった。彼女は認められたいという自分の欲求を恥じ、怖れていた。小説は、彼女の分身であり、めがねを四つかけていることで笑いものになる『蜘蛛のエミリー』などはその好例だった。おなじかごの鳥タイプでも、シンシアは、否定される恐怖に縛られて作品を公表することができないでいたが、シルヴィア・プラスは作品を発表することにとりつかれていた。芸術はかごの鳥の主観的経験の表出であり、否定は精神崩壊の引き金にもなりうる。職業上の成功は、慰めとともに、深く必要としているプライドの源をも提供してくれる。シルヴィア・プラスは夫に去られたあと、月に三十作の詩を書いた。自殺に先だって彼女が書いた最後の詩は、誇らしげに「やりとげた満足の微笑」を浮かべて死んでいく女性を描いたものだった。詩の題『瀬戸際（エッジ）』は、彼女が、その場所に自分がいかに近づいているかを気づいていたことをあらわしている。

否定に対する恐怖は、周囲が彼女を助けることを困難にする。かごの鳥タイプの治療は、ときとして大変な苦悶となる。時期尚早にもかかわらず治療をうちきったり、自殺をはかる危険があるためだ。かごの鳥タイプにとって、自殺は、自由意思にもとづく最後の行為であり、敗北よりもむしろ勝利と感じられることがある。生とおなじく、死をもコントロールせずにはいられず、ようやくセラピストに心を開きかけたとたんに、治療に背を向けてしまう。信頼は、危険なのだ。

残念なことに、自殺をはかるかごの鳥タイプは成功を遂げることが多い。かごの鳥タイプは、自分の意図を他人にあかしたいという欲求をもたないため、自殺を脅しの道具にすることはない。彼らにとっては、コントロールを失うことは脅威であり、病院に収容されるのもその例外ではない。だれかが介入しないかぎり、かごの鳥タイプの母親の物語は、めでたしめでたしでは終わらない可能性が高い。

・極端にくよくよする

ダニエル・ポールは、J・S・グロットスタインら編纂の『境界性人格障害（仮題）』のなかでボーダーラインの患者の性格構造を分析し、「ボーダーラインは感情の起伏があまりにも激しいために、情動を抑えることが難しい」と説明している。たとえば、シルヴィア・プラスの日記や詩や短編小説は、彼女のあふれる感情をまざまざと描きだしている。「わたしは、否定的な思考に、自己嫌悪に、懐疑に、狂気に、おぼれかけている――そのうえ、そのお決まりの道すじを、機械的な反復を拒否する強ささえない。そう、わたしはこうして重い足を引きずって進んでいくのだ。まぶたにちらつくうつろな地獄が、やがて現実のものになることを怖れながら……」。もしかしたら、かごの鳥タイプは自分の内面にひそむ闇を、人生そのものよりもなお強く怖れるのかもしれない。

かごの鳥タイプがもの思いにふけるのは、彼女自身の、毒のある考え方のあらわれである。かごの鳥タイプは、見つけるのを怖れながら、自分の苦悩の源を、苦痛の原因を――探し求める。彼女は不安にとりつかれ、アドレナリンをもてあましている。

シンシアは、子どもと夫が、彼女のたえまない警告を無視すると不満をこぼしていた。それはいわば「日替わりパニック」で、たとえば同僚のあたりさわりのない一言にも触発される。すると、子どもたちは嫌気がさしたようにため息をつき、「またいつものが始まった」と言うのだった。彼女は「あの人たちは、わたしをやっかいばらいしようとしているのよ！」とかみつき、たとえ夫が慰めようとしても、猛々しく反発されるのがおちだった。「あなたは絶対に、わたしを信じないいんだわ。今にわかるから、見ていらっしゃい！」

また、かごの鳥タイプは、自分のほんの些細な、あるいはありもしないミスを容赦なく責める。混沌とした内面は、古新聞や雑誌の束、やりかけの用事が散乱した室内に見てとれることもある。不安があまりにも広範にわたっているために手が回らず、結局、恥辱感の集約される小さなものごとに執着してしまうこともある。

シンシアはあるとき、叔父が前ぶれなく訪れたときに、汚れたブラシをバスルームに放置していたことを恥ずかしく思った。どれほど恥ずかしかったかと夫に訴えると、夫は一笑にふした。「まさか。気づきもしなかったさ。だいたい、家中がこんなに散らかっているというのに、どうしてブラシ一本を気にすることがある?」。汚れたブラシは、彼女が隠さなければならないと感じていた恥辱感の象徴だった。

悲劇的なことに、かごの鳥タイプは他人からの慰め・なだめ・励ましを受けつけない。彼女は、自分がどれほど真剣に気に病んでいるかをだれも理解できないと確信している。かごの鳥タイプのかかえている不信感は非常に根深く、孤独を感じる宿命にある。

・強烈な嫉妬心

かごの鳥タイプのボーダーラインは根深い不信感と強烈な嫉妬を背負っているため、長期的な人間関係を維持することができない場合がある。伝記によればプラスの友人の一人は、当初、彼女のことを高く評価していた。しかし、あとになると、シルビアが友情を損なうほどのどん欲さで自分の持ちものを守ることに驚いたという。

英語教師であるシンシアも、基金や補助などに関する情報を分けあうのを嫌い、会合に欠席したり、一線を引くことによって、同僚たちを遠ざけていた。彼女にとっては、自分の授業計画はまるで機密情報でもあるかのようだった。そのよそよそしさは「気どっている」と解釈され、同僚の何人かは、実は彼女のほうが自分たちにおびえているなどとは思いもせずに、彼女に不満を抱いた。

また、シンシアもプラスも、夫の、自分以外の女性との関係に強烈に嫉妬した。プラスの友人はこう描いている。「彼女の夫がだれかとどこかに行くらしいとほのめかしただけでも、たちまち、大なり小なり感情の爆発が起きる。しかもその『だれか』が女性だったら、その勢いは倍加する」。伝記にはこうある。「かたくなに夫を一人占めしようとし、友人や家族に、ときに粗暴なまでに不条理な態度をとるプラスが、部外者にとって理解しがたい人物だったことはあきらかである」

シンシアの場合、自分の思いこみを裏づける証拠がなに一つないにもかかわらず、夫が信じようとしないと責めた。彼女を魅力的だと思わないこと、性的に拒むこと、若い女性に目移りすることを非難する。あるときなど、フライパンを投げつけておきながら、のちに、自分のそばを離れたと夫を非難した。夫がその場を去った理由が、彼女を見限ったのではなく、身を守るためだったことは、頑として認めなかった。

かごの鳥タイプの嫉妬心は破壊的な報復行為を招きかねない。テッド・ヒューズがＢＢＣの女性プロデューサーと昼食をとったとき、帰りが遅くなっただけで、プラスは妄想癖により「自分と一面識もない人間が、完璧な結婚生活に、はじめての、避けようのない亀裂を生じさせようとしている」と信じこんだ。その事件は、ヒューズの詩『ミノタウルス』に描かれている。単なるインタビューの仕事だったにもかかわらず、プラスは理性を失い、彼の原稿ばかりか、大切にしていたシェイクスピアの貴重本までめちゃくちゃに引き裂いた。歯どめのきかない逆鱗・不条理な嫉妬・妄想のあらわれだった。ヒューズはのちに、ある友人に、この事件が自分たちの結婚生活の転機となったとうちあけている。伝記には「しかし実のところ、彼女の結婚生活にあだをなすようなことはなに一つ——彼女の無節操な嫉妬心を別にしては——起きていなかったのである」とある。

・偏執的な警戒心

かごの鳥タイプの鋭敏な感覚は、強烈な恐怖心の産物である。常に警戒体勢にあるため、他人が見すごすことにも目がとまる。

シンシアは食べたり飲んだりすることに「汚染される」という恐怖心をもっており、危険を防ぐための儀式を作りあげていた。家族は彼女が皿や調理器具をしつこく消毒することを笑っていた。その徹底ぶりは、外食に行くときも、プラスチックの使い捨て容器を使い、調理の過程をその目で確かめられるレストランにかぎっていたほどだった。地元のレストランが、数人の客が肝炎を発症したことから一時的に休業すると、シンシアは自分の儀式が正しかったと強烈に思いこんだ。このように、かごの鳥の偏執的な思考は、現実によって強化されるたびに、激化する。

かごの鳥の警戒心は、外傷後ストレス症候群（ＰＴＳＤ）の結果である場合もある。恐怖をかかえたまま放置された子ども時代のトラウマから、かごの鳥タイプの心にはなんでもないところに危険を感知する警報装置が備わっているように思われる。このタイプは、精神科医やセラピストなどの専門家にも猜疑心を抱き、助けを求めることを拒みがちだ。シルヴィア・プラスのある友人は、彼女の性格のすべての特徴のうち、もっとも悲しいのは、彼女が助けを脅威と――避けるべきものと――みなしてしまうことだと説明した。

・迷信深い

魔法じみた考えや、恐怖や不安をなだめるための儀式もこのあらわれだ。プラスの友人が彼女の胸像を製作したとき「迷信深いプラスは、あたかも魂を守るのに必死になる未開人のように、その彫像を失うことをひどく怖れた……」という。自己を象徴するものは、自我が不安定で崩壊の危機に瀕しているボーダーラインにとって、特別な意味をもつ。プラスと夫は結局、その彫刻をだれにも見つからない安全な、ヤナギの木の股に隠した。

シンシアの家族の場合、彼女特有の儀式に関しては「面倒だけれど無害なもの」とみなしていたが、「悪い予感」にはうんざりしていた。休暇の予定が、シンシアの予感が理由でキャンセルされたり、変更になったことは数えきれなかった。新しく家を買うときも、前の持ちぬしが心臓発作で亡くなったことを知ると、夫に、一旦は受けた申し出を断るべきだと言いはってきかなかった。家が不運に憑かれていると確信していたのだ。

かごの鳥タイプにはえてして、特別の力をもつラッキーナンバー（シルヴィアのそれは49だった）や魔法の色、特別の意味をもつシンボルがある。多くのボーダーラインは、手紙や日記中で「心」という文字を書くかわりに、ハートのシンボルマークを使うが、おそらくこれには、幸運を運ぶ、あるいは不運をはらう意味があるのだろう。ヒューズは『トーテム』と題した詩のなかで、自分の持ちものに小さなハートを描くプラスの習慣を描写している。魔法の数やシンボルを使うことは、かごの鳥に、自分がその場をコントロールしているような感覚を与え、不安を軽減するのである。

・痛みや病気に対する過剰反応

ストレスを感じるとヒステリックな反応を起こしがちなのは、すべてのボーダーラインに共通する特徴だが、かごの鳥タイプはとくに、病気に脅威を感じる。不快や不便や苦痛に耐えることができず、うめいたりうなったり、叫んだり悲鳴をあげたりするが、これらは苦痛というよりもむしろ恐怖心に根ざしている。また、おびえが敵意となってあらわれ、それらの大げさな反応は、彼女のことを思う相手を困惑させる。

『熱病』と題した詩のなかで、テッド・ヒューズは、寝込んだプラスがしきりに苦痛を訴えるのを、誇張ではないかと疑問を呈している。かごの鳥タイプは、つま先をぶつけたときも、骨を折ったときも、まったくおなじ程度のヒステリックな反応を見せがちだ。身体的な苦痛や病気に対して過剰に反応するため、家族はなんでもない怪我と、緊急を要する大事との区別がつかないかもしれない。

こうした過剰反応は、かごの鳥タイプの、自分自身を慰めたりなだめたりすることができない性質に端を発している。自分が無防備であるように感じたとき、かごの鳥タイプは、不安を抑えることができない。周囲が大げさだと笑ったり、不満にとりあわないことは、彼女の不安を増す結果しか生まない。

・食べもの・アルコール・セックスにおぼれる

かごの鳥タイプのボーダーラインも、みなしごタイプとおなじく食べものやアルコールやセックスを乱用することがあり、その目的は、不安をなだめることにある。このタイプは、周囲の関心を惹きつけたいという欲求がないため、女王タイプのように浪費によって自分を慰めることは考えにくい。たしかに高価な嗜好をもっていることもあるし、食通好みな凝った食事、上等な食器や上質のものを好むかもしれないが、浪費は自身の安全をおびやかすため、一般的には、それで満たされることはない。「否定された」と感じたとき、食べもの・アルコール・セックスにのめりこむのが、かごの鳥のもっともありがちな反応である。

パートナーの不在は、かごの鳥タイプの、自分を慰める欲求の引き金を引く。そういったとき、かごの鳥タイプは偏執的な思考や絶望感をはぐくみやすく、不安を和らげるために、どんなものであれ、手近な対処メカニズムに走る。プラスは日記にこう書いている。「わたしを絶望させないで。慰めを求めるあまり、自尊心をかなぐり棄てるようなまねをさせないで。隠れて酒におぼれ、見知らぬ男にからだを投げあたえるようなことをさせないで……」

シンシアも、夫と結婚する前、多くの男性とゆきずりの性的関係をもっていた。日記にはこうある。「死人のような、味気ない気分。夕べ、またもやちがう男にからだを投げだしたことに、ぞっとしたり、恥じいるのではなく、わたしは（おそらく感謝すべきなのだろうが）奇妙な虚無感を感じている」

ガンダーソンは、もっとも大切に思う相手との関係がどんな状態にあるかによって変化する、ボーダーラインの症状のあらわれかたについて以下のように説明している。一般的にボーダーラインは「もっとも愛着する相手（一次対象）」が支えになってくれると感じると、抑うつ的になり、自分自身への怒りも軟化する。支えが不十分であると感じると、怒りや操作や価値の切り下げが起きる。親身になってくれる人がいないと感じると、パニックを起こし、衝動的、病的な状態をきたすという。

・他人の罪悪感と不安を呼びさます

かごの鳥タイプはしばしば、他人をコントロールする手段として「罪悪感」を用いる。プラスの詩人仲間の一人は、彼女に泊めてくれと頼まれたときのことを回想している。彼は「小さな村で、夫と別居しているとはいえ既婚の女性が、一人で自分の家に泊まるのはまずい」と、礼儀正しく説明したが、プラスの反応には罪悪感を覚えずにはいられず、まるで自分が人でなしのような気にさせられたという。

こうした、プラスが他人を追いつめたり、彼女とかかわるとだれもが自分の本当の気持ちに従って行動するのを怖れるようになってしまう傾向については、ほかにも、数人の友人が追想している。「シルヴィアが直接触れあった他人におよぼす影響はどんなものであれ、まちがいなく、彼女の精神の欠陥のあらわれだった。そしてその欠陥こそ、彼女自身を『破壊の申し子』たる怒りに満ちた器にしたてあげ、最悪の——そして唯一の、敵にしているものの正体だった」

かごの鳥タイプのボーダーラインは無意識に「不安」をさまざまなかたちで投影する。なかには自殺をはかりもせず、ほのめかすこともしないかごの鳥もいるが、そうではない場合、家族やセラピストに強烈な罪悪感を抱かせる（もっとも、これはかごの鳥にかぎらずすべてのボーダーラインに共通していえる)。かごの鳥タイプの場合、自殺を考えない理由は、死を生に勝るとも劣らず怖れていること。自殺する理由は終始おびえつづけることに疲れはて、死ぬことは生きる危険から身を守る究極の行為だという逆説的な結論に達してしまうことである。いずれにせよ、かごの鳥タイプのボーダーラインにとって、本人こそ最悪の敵なのであり、生存をおびやかす、唯一にして最大の脅威なのである。

かごの鳥タイプの母親のモットー「人生は危険すぎる」

人生にはもちろん、危険がともなう。しかし、かごの鳥タイプの母親は子どもに、人生は手に負えないほど危険であると教えてしまう。このタイプの母親は子どもに恐怖を投影し、子どもはそれを自分のものとしてとりこんでしまう。その結果、子どもたちは高レベルの不安が慢性化し、不安を感じているときだけ、平常であると感じるようになる。あるいは、母親の否定的なメッセージに反旗をひるがえし、わざと危険な経験を追い求める場合もある。従順な子どもは母親のもろさや恐怖を感じ、母親を守ろうとする。そして、みなしごタイプの母親をもつ子どもたちと同様に、強い分離不安や罪悪感に苦しむ。

かごの鳥タイプの、「人生は危険すぎる」という感情的なメッセージは、自分の足で世界を探検し、まちがえ、経験から学ぶという貴重な経験を子どもから奪い、自信を損ねてしまいがちだ。もちろん、どんな状況下であれ、リスクの認識は生存に不可欠の要素ではあるが、子どもは「過剰で非現実的な不安」と、「適度な不安」との区別がつかなくなってしまうかもしれない。心配性の子どもは学校で集中したり、夜眠ったり、人間関係を形成したり、成長の段階にある多々な目標を達成していくことが困難になる。そして、自分がなにを怖れているのか理解しないまま、怖れることを学んでしまう。

圧倒的で、生活の隅々まで浸透した不安は、かごの鳥タイプ本人も、子どもも、がんじがらめにしてしまう。かごの鳥タイプの母親は、理屈にあわない恐怖心を抱くため、「子どもが不道徳な行為に参加しないように」という理由から学校に通わせない場合もあるし、ほんの軽い風邪をひいたり、咳をしただけでも、学校を休ませるかもしれない。そして、子どもたちは、自分には人生に対処する能力がないのだという メッセージを受けとってしまうかもしれない。

かごの鳥タイプの母親が子どもに植えつけるメッセージ

「たった今、ひどいことが起こったの！」

「傷つくのがおちよ！」

「注意しなさい！」

「ついにやってしまったのね！」

「だれにも言ってはだめよ」

「わたしたちは、狙われているのよ！」

「ドアにはきちんと鍵をかけておきなさい」

「あなた、どうしちゃったの？」

「すべてがうまくいっているふりをなさい」

「心を許してはだめよ」

シャクターは「扁桃体はノルエピネフリンの分泌を促し、それによって五感が研ぎ澄まされる効果が生まれるが、反面、神経がはりつめる」と説明している。かごの鳥タイプのボーダーラインは常に、神経を尖らせている。他人が聞かない音を聞き、においに過剰に敏感で、周囲の環境をするどく感知する。けっして、気持ちがくつろぐことはない。シンシアのお気に入りの隠れ場所は、自作の短編小説『蜘蛛のエミリー』のように、地下だった。アイロンの温もり、洗濯機のたてる音、日光の入らない暗がりが、安心感を与えたのだ。

かごの鳥タイプの人づきあいはかぎられており、数少ない友人も彼女自身とおなじように心配や不安にさいなまれているために、巣立ったあとも、付きあう相手は子どもが中心になるかもしれない。親戚や友人が集う休日は、普段以上の人づきあいが必要になるため、本人にも、ひいては家族にとっても重荷となり、このため、子どもたちは「休日」を失望と憂鬱に満ちたものだと感じることが多い。また、こうした母親に育てられる子どもは、娘であればみなしごタイプ――あまりにもあっけなくコントロールを手放してしまう女性になりがちで、息子である場合は敵意に満ちた攻撃的な男性になりがちである。

悲しいことに、治療を求める勇気のあるかごの鳥タイプはほとんどいない。そのうえ、その勇気をもつ少数の者も、セラピストに心を開きはじめた時点で、身をひいてしまう可能性が高い。さながら、あまりにも恥辱的な心の一部をさらけだしてしまったことを、警戒を解いている自分の姿を、遅まきながら見てしまったとでもいうように。彼らの羞恥心は、第一に目が合うのを避けるかたちであらわれ、つぎに、治療からの完全な撤退となってあらわれる。

かごの鳥タイプの母親の恐怖を、他人が真に理解することは不可能だ。かごの鳥タイプは、侵入者から身を守るために、目には見えない網を張る——しかしその網は同時に、子どもたちを麻痺させてしまう。悲劇的なことだが、彼女は、自ら編んだ、ねっとりと絡みつく網のなかで生き、そして死んでいくのかもしれない。

5章　女王タイプ――奪う母親

「位置につけ！」。女王の雷のような声に、みんながいっせいに、おしあいへしあい、ぶつかりあいながらわらわらと散っていきました。

――『不思議の国のアリス』

［相談者リンゼイ］贅沢な持ちものに執着したり、子どもを支配する女王タイプの母親。すべてをコントロールしないと気がすまない。

「ひどく荒れることもあるわね。なにしろ、わたしはすごく気が短いから」。リンゼイは靴を脱ぎ、奔放に脚を組んだ。「楽にしてもいいでしょう？」

それはかまわない。けれど、彼女がくつろいだ様子を見せればみせるほど、わたしのほうは気づまりを感じた。リンゼイの都合にあう時間を見つけるのは難しかった。はじめは、わたしにとっては都合の悪い時間に会う約束をするなど、考えてもいなかった。腹立ちが胸をよぎり、危険信号が鳴りひびいた。リンゼイは、「特別待遇」を期待しているのだ。

コフートの後継者として自己心理学、とくに病的自己愛や自己愛人格障害について研究しているアーネスト・ウルフは著書『自己心理学入門――コフート理論の実践』において「自己像の確認に飢えた」人格は「自分を顕示し、他者の関心を喚起する」衝動をかかえており、「他人の賞賛のこもったた反応をつうじて、自分が無価値であると感じた過去の経験を中和するのかもしれない」と説明している。人々は「女王」に気づかずにはいられない。表情・そぶり・声音・行動・他者への態度――そのすべてがはっきりと周囲の関心を求めているのだから。

女王タイプのボーダーラインは子どものころ精神的に「剥奪された」という意識をもっており、そのために、特別待遇を求める。

リンゼイは、裕福な家庭の一人娘として生まれたが、七歳のときに両親が離婚し、他人の関心に焦がれていた。両親は娘を慰めるために時間を割くことはせず、サマーキャンプに――のちには全寮制の学校へと彼女を送りこんだ。やがて、リンゼイは、かんしゃくを起こすことで、求めていた関心を引きだすことができるのを発見した。同時に、ねばったり、威嚇することによって、特別待遇を勝ちとるすべも学んだ。彼女の「荒れる」という言葉は、わたし《セラピスト》をもあやつろうとする警告だった。しかし、みすみす彼女に利用されるようなことになったら、わたしも、ほかの人々とおなじように、彼女を恨むことになってしまう。患者とセラピストの関係が、必然的に、彼女の前半生の、親と子の精神的経験を再現することになってしまうのだ。

リンゼイの話に耳を傾けるうちに、わたしの頭には、もう一人の有名な女王タイプのボーダーラインが浮かんでいた。リンカーン大統領の夫人、メアリーだ。

メアリーは「共和党の女王」と呼ばれ、大統領の職務に口をだし、南北戦争のさなかにホワイトハウスの改装に巨額の金をつぎこんで物議をかもしたファーストレディーである。姪にあたるキャサリーン・ヘルムは著書『リンカーン大統領夫人メアリーの生涯（仮題）』で、伯母をこう評している。

「それらしい症状の出ない時期もあった。そういうときのメアリーは、勇敢で正常で進取の気性に富んだ人格とすら表現できる。彼女を知らない他人の目には、まず、彼女のアンバランスな精神の影すら映ることはないだろう。しかしそれ以外のときは燃えるように痛む頭をかかえ、むっつりとふさぎこみ、心は自らを見舞った悲しい運命に対する苦々しさでいっぱいになるのだった」。作家、マリオン・ミルズ・ミラーはヘルムの著書に寄せて、メアリーの人生をこう表現している。

女王、レディー・リンカーン
けれど人々が彼女に奉った冠は、
生きているときは棘《とげ》のはえた山査子《さんざし》
死んでからはイラクサだった

〔山査子／バラ科。枝に短毛と針がある。イラクサ／多年性草木。葉茎に棘があり触れると痛い〕

リンカーン夫妻がもうけた四人の男児のうち、唯一生き残ったロバートは一度、妻にこううちあけた。「直接被害のおよぶ身内以外には、けっして言えないことだがね、単純な真実として、ぼくの母親は、人格が偏っていて、責任能力に欠けるんだよ」。伝記作家シモンズが書いた別の伝記によれば、夫であるリンカーン大統領ですら、こう発言したという。「わたしの見地によれば、リンカーン夫人のむら気は、部分的な精神障害の結果である」

「部分的な精神障害」――正直さで名高い大統領による、単刀直入なボーダーラインの定義である。

メアリー・トッド・リンカーンは典型的な女王タイプのボーダーラインだった。「（メアリーは）独占欲が強い妻で、夫について回るのを好み、官邸の管理にも口出しした……当時、ホワイトハウスの私用スタッフは彼女を忌み嫌っていた。ある大統領補佐官など、彼女のあまりにとっぴな行動に業を煮やし、こう書いたほどだ。『あの性悪女は日々、性悪の度を増していく』」

また、別のスタッフも、ファーストレディーを、相反する二種類の形容詞で表現している。「あるときはあれほど優しく、思いやりがあり、寛大で、思慮深く、前向きな女性が、なぜ別の日にはあれほど不合理で、いらだち、沈んでおり……男でも女でも、ものごとでも、すべての暗く悪い面にばかり注目するのかという理由が、はじめのうちはなかなか理解できなかった」

G・アドラーは『境界例と自己対象』において、ボーダーラインの見棄てられ感は「親ないしは親代わりの人物に棄てられた、現実の経験に根ざしていることが多い」と説明しているが、メアリーもやはり、わずか七歳のときに、母親を分娩時のトラブルで亡くしている。父親は再婚し、彼女の下に九人もの子どもをもうけた。子どもたちがひしめきあって父親の関心を争うなかにあって、メアリーは父親がとくに好んだ話題——政治を話題にすることで関心を獲得した。父親との会話のなかで、メアリーは頻繁に、ホワイトハウスに住みたいと語っていたという。しかし、ファーストレディーになるという野望をかなえながらも、幸福という夢はけっして現実のものにはならなかった。彼女は晩年を嘆きのうちにすごし、絶望のうちに死んでいった。

ラッカーは乳児期における母親との対象関係を重視する「対象関係論」の流れをくんで、ボーダーラインには自分が「特別な存在」だという記憶が欠けていると考えた。女王タイプの場合は、実際にはどうあれ、自分が特別であると感じた経験をもたず、徹底した「虚無感」と「怒りのこもった切望」、「飽くなき憧れ」をかかえている。他人の境界に侵入し、必要なものを奪いとる資格があると感じており、えてして、でしゃばりで、やかましく、気短で、言動が派手である。すぐに欲求不満におちいり、母親であれば、しばしば、子どもがすくみあがるような怒りを爆発させる。陰湿である場合もあり、自分が欲しいものを手に入れるために嘘をつくこともある。

女王タイプの母親を支配する精神状態：虚無感

「女王だ！　女王さまのおなりだ！」。三人の植木屋はたちまち、地面にひれ伏しました。

――『不思議の国のアリス』

女王タイプのボーダーラインの心の闇は、虚無感である。虚無と孤独は明確にことなる精神的経験だ。孤独が「喪失したこと」に起因し、悲しみを喚起するのに対し、虚無は「剥奪されたこと」に起因し、怒りの引き金を引く。すなわち、女王タイプのボーダーラインは、全員が幼児期に「喪失」を経験しているとはかぎらないが、共通する特徴として「剥奪された」という自意識をもっている。子どものころ、彼らは「奪われた」と感じ、その結果、自分には必要なものを奪う資格があると感じているのである。

ベイカーの著書には、リンカーン夫人のこんなエピソードが紹介されている。「(リンカーン夫人は)自分の欲しいものを要求した。ときには、他人の衣装だんすにあるものまでも、さらには友人の頭に乗っているものまでも奪ったことがある。ワシントンでもっとも有名な帽子屋だったペンシルヴェニア・アヴェニューのウィリアムズが、夫人のボンネットにあうラヴェンダー色のリボンをあつらえることができなかったときのことだ。彼女はその一風かわったリボンを知人のタフト夫人の帽子に求め、女王ならではの尊大さで、自分の（少し色が濃い）リボンととりかえるように迫った。タフト夫人の娘の談によれば、母親は『仰天し、憤慨した』が、結局は、あきらめたという」

虚無と怒りの基盤となる精神状態は同時に、さまざまな心身症を生みだすことがある。リンカーン夫人の偏頭痛は多くの記録に残っている。一例を挙げると、一八四七年、ワシントンに到着した当日にも「疲れていらだった」子どもたちがストレスとなり、持病の病的な頭痛を起こしたという。女王タイプのボーダーラインは怒りやストレスが引き金となって、偏頭痛・こむら返り・潰瘍・大腸炎・線維筋痛症［全身や広範囲の疼痛］・免疫関係の疾患を起こすことがある。

また、女王タイプは破壊的で衝動的な行動に流れやすく、すべてのボーダーラインと同様に、場合によっては薬物・アルコール・食べ物・セックスにおぼれたり、無謀な浪費や運転に走る。その原因は、フラストレーションに耐える力が弱く、忍耐力に欠けることだ。リンカーン夫人は衝動的な浪費癖をもっており、なかでも戦時中のそれは民衆の不満をつのらせた。「次々により高価なドレスを買いあさり、（ワシントンの貴族階級よりも）よい身なりをすることに病的に熱中している」とうわさされ、ついには、ホワイトハウスを一新するための費用を議会の予算にした。このとき、夫である大統領はこう言ったという。「わたしがこの案を認めることはありえない。この支払いは、まずは、わたしのポケットから出そう。アメリカ合衆国大統領ともあろうものが、兵士たちが毛布すらもてない今、この忌々しいボロ屋敷につぎをあてるのに二万ドルを超える予算案を認めたなどといううわさが流れたら、アメリカ国民の鼻つまみだ」。リンカーン夫人の浪費は、夫からも、民衆からも、感嘆ではなく顰蹙《ひんしゅく》をこうむった。

内的経験：飢餓感と喪失感

大きかろうと小さかろうと、どんな問題でも、女王の片づけかたは一つしかありませんでした。「首をはねろ！」。女王は見向きもせずに言いました。

——『不思議の国のアリス』

女王タイプは「剥奪された」という意識をもつため、飢餓感と喪失感をかかえており、そのために、充足と支配を求める。彼女たちは、精神分析的に解説するならば「口唇期《オーラル》の欲求が満たされない飢餓状態《グリーディネス》」の状態にある。その絶望的な渇望は、授乳の合間が空きすぎたときの乳児に似ている。自力で気持ちを落ち着け、やわらげるすべを知らない乳児は、おなかをすかせ、欲求不満におちいり、拳を握り、腕を振りまわし、泣きさけぶ。ようやく、乳首をさしだされると、しっかり——必要以上に深々と——くわえこむ。そのあげく、せきこみ、のどをつまらせ、むせ、吐きだすはめにおちいるが、そのあいだも虎視眈々《こしたんたん》と、じっと、なかなか手に入らない乳房を見つめている。これとおなじように、女王タイプは所有物にすがりつき、必要以上にかき集める——まだ満足しないうちにとりあげられてしまう場合に備えているのだ。

リンゼイはわたしに対して、クレジットカードを使いすぎ、借金で首が回らないという理由で、セラピーの費用の減額を要求してきた。しかし、左手に光る大きなダイヤやブランドの服は、お金に困っているという主張がいつわりであることを示している。実際、最初の予約の少し前には、カリブ海への贅沢三昧の船旅を楽しんできたばかりだった。リンカーン夫人の息子、ロバートも、妻にこんな手紙を書いている。「信じられない話だと思うだろうが、母はぼくに、貧乏にあえいでいると訴えてくる。しかも、どんなことをしても、言っても、その確信をくつがえすことはできない」

傍から見ていかに裕福であろうとも、ひりつくような欠乏感によって主観がゆがみ、乳房を前にした乳児のように、てあたりしだいにつかみとろうとしてしまうのだ。しかし、たとえ求めたものを手に入れても、けっして、真に満たされることはない。

女王タイプの母親の特徴

・強迫的な所有欲

カーンバーグは、ボーダーラインのあいだでは、反社会的な行為がありがちだと述べている。女王タイプにとくに多く見られる行為には、嘘をつく・盗む・寄生する・搾取する・買収するなどがある。隠しごとが多く、借金や資産はもちろん、ときにはなにを買ったかまで隠す。

リンゼイは思春期に万引きに手を染めた。口紅やシャンプーやグリーティングカードなど、小さな、値のはらないものを――本来、余裕をもって支払えるのにもかかわらず、買うのがしゃくだったものを——盗みつづけた。彼女は自分がわざわざ金を払う手間に比べれば、店に与える損失など些細なものだと考えていた。また、クローゼットはただの一度も袖をとおしたことのない高価なイヴニング・ドレスがいっぱいに詰まっていた。

このタイプは、強迫的にものを買いこみ、ためこむ。リンカーン夫人はホワイトハウスに越すとすぐに、子ヤギの革を使った手袋を八十四組買い、気がつくと返済が滞っていたというし、夫の暗殺に先だつ三ヶ月間のあいだに、宝石に三千二〇〇ドルを投じてもいる。夫人の衝動的な買いもの癖は、どんどん、悪化していき、ロバートは母親の死後、一度も身につけたことのないドレスや宝飾品がいっぱいにつまった六十四個のトランクを処分したという。ガンダーソンが説いたように、「ボーダーライン」はもっとも必要とする対象が欠けていることから生ずるパニックを食いとめるために、衝動的に、それを麻痺させ、別の新しい対象との接点を築き、コントロールするための行為に耽溺するのである。

女王タイプは、なにかを自分のものにし、思いどおりにするという、抑えきれない欲求をかかえているのだ。そのため、「自分のもの」である家族や所有物を油断なく守る。虚無感からひととき解放してくれる「手に入れ、支配する」行為にのめりこむあまり経済的に自滅しようとしていた母親を心配し、ロバートはピンカートン探偵社に、その散財ぶりを報告するよう依頼していた。彼はこう書いている。「母にその余地を与えれば、近い将来、完全に身を滅ぼすだろうということは、わたしのなかでは疑いようもない確信だ」

こうした貪欲で見境のない行動は、ときとして、子どもたちを恥じ入らせる。ルールの無視、自分は特別であるという自意識は、子どもたちにとって恐怖になりうる。リンカーン夫人はけちで知られ、ものやサービスに対して、市場価格をはるかに下回る額での提供を要求した。また、父親が暗殺されたあと、ロバートは母親の行動――なかでも議会に年金をねだることに、深く恥じ入らされた。夫を亡くしたことから貧困への不安を強め、手もちの衣類を法外な金額でオークションにかけようとしたこともあったという。しかしこの行為は民衆の失笑を買い、息子のロバートに恥をかかせたに過ぎなかった。

・注目・名声・目立つことを求める

幼い子どもはみな、両親の賞賛という喜びにひたることを必要とする。世界に踏みだしたばかりの乳幼児が健全な精神的な発達を遂げるためには、保護者が褒めたたえてやることが必要不可欠だ。女王タイプは子どものころに、この大切な反応を引きだそうと試みても、心のこもっていない反応や恥辱や無視しか与えられなかった経験をもっている。このため、大人になってもなお、「ちゃんと見ているよ！」「そう。とってもすてきね！」「すごいわ！」などという反応を必要とし、求めつづけてしまう。ゆるぎない自尊心を確立していないため、外部から価値を認めてもらうことに過度に依存してしまうのである。

リンゼイは自分の価値を、車・家・持ちものの価値によってはかっていた。自分の価値を実感するためには、裕福な身なりをすることが必要で、結婚も愛よりも金のためだったと認めている。なににつけ、一番大きくて、一番よいものを求め、他人に対する強烈な競争心をもっていた。他人のねたみを引きだそうと、ぜいたくな休暇や持ちものの値段をひけらかした。

このように、女王タイプはだいたいにおいてぜいたくで、自分が無価値であるという感覚を富や成功を誇示することで埋めあわせる。

・完全な忠誠を要求し、裏切りものを排除する

〈追従者には十分な見返りを〉

『不思議の国のアリス』に登場するハートの女王のように、女王タイプのボーダーラインは他人をカードのように扱い、シャッフルし、並べ替え、積み重ねて、自らの勝利の手ごまにする。このタイプは他人を利用してはばからない。自分の得になるように利用できない人物は、ジョーカーさながら、手札からはじかれる。

社交的な場においては、もちまえの魅力とウィットで、根底にある「剥奪された」という気持ちや他者の関心への欲求を隠し、最初は好印象を与えるが、ときおり手綱がゆるんでねたみが顔を覗かせる。エリザベス・ゲレートは、ボーダーラインの子どもを対象にした研究で、注目されていないと怒ってすねたり、攻撃的になる傾向があると説いた。おなじように女王タイプの母親も、わき目もふらぬ注目を強要し、他人からの反応が十分に得られないとふさぎこんだり、腹を立てたりする。ある患者は、自分に父親の関心が寄せられるたびに、母親に悪態をつかれ、罪悪感を覚えさせられた記憶を思い起こした。

女王タイプのボーダーラインの愛情は、相手の自分に対する追従や賞賛の度合いに応じて、すばやくうつろう。リンカーン夫人について「メアリーの知りあいのほとんどは、彼女を愛しているか、憎んでいるかのどちらかだった……」という記述もある。大統領の職務への干渉も、特別の好意を示してくれた人に恩返しがしたいという欲求からだ。職権で、彼女に便宜をはかってくれた相手を公のポストに推すのが彼女のやり方だった。「彼女は血のつながりのない人物の主張をあとおしした……彼女がそうした理由は、助けた人物とまったくおなじで、どちらも、自分の利益を得るという理由から動いていた」。リンカーン夫人に同情的な立場をとるベイカーですら、こんなふうに嘆いている。「彼女は忘れたほうがいい恨みを抱きつづけ、不当なしうちを数えあげ、怒りを繰りかえし吐きだした……メアリー・トッド・リンカーンは友人に、自分に忠実に仕えることを要求した」

リンカーン夫人は、あるとき訪ねてくるはずの予定を変えた友人に対し、こんな手紙を書いたという。「約束は守ってもらわなければ困ります……どうしても、あなたに来てもらいたいの。わたしのほうでは、すっかり、あなたと一緒にすごすつもりになっているのですから。もしもわたしを愛しているなら、よい返事を聞かせてください」

ファーストレディーほどの権力をもつ女性はまれだが、女王タイプは総じて、腹を立てると復讐心を抱きがちで、精神的に他人を餌で釣ったり、脅したりする。

〈都合のわるい事実を指摘されると激怒する〉

リンゼイは罪悪感を逆手にとって、他人をあやつっていた。思いやりを引きだすために苦労話をでっちあげ、関心を得るために事実を曲解し、しばしば、信頼を損なった。わたしに対しては、前夫がほとんど文無しの彼女を置き去りにし、おかげで、彼女にとっては快適なレベルに満たないライフスタイルを余儀なくされたとこぼした。子どもが小さいころには「お母さんにはお金がないから、あなたたちをキャンプに行かせてあげることができない」と言いきかせたこともあった。しかも、本当はキャンプの費用を送金していた前夫に、どうして子どもたちは参加しないのかと訊ねられると激怒し、そのため、彼はそれ以上その話題を追及しなかった。女王タイプを相手にまわしたときは、抵抗するより譲歩するほうが楽なのだ。

「剥奪された」という感情は、道徳的な判断を損なう。女王タイプのボーダーラインが罪悪感を抱くこともなく、悪意的な報復感情に走ることがあるのはこのためだ。女王と対決するものは、神をも怖れない異端者のような扱いを受け、不忠の罪によって放逐されるかもしれない。ヘルムは、歯向かうものを追放する伯母の性癖をこう表現している。「メアリーに対して、興奮や奇癖に歯どめをかけるようにと、怒りをこめて意見したり、懇願した姉妹や親戚は、結局、彼女の怒りをこうむり、遠ざけられるのがおちだった」

女王タイプの他者とのつきあい方は表面的で、超然とした雰囲気をただよわせる。わが子もふくめて、他人が自身の欲求をなげうって自分に尽くさないかぎりは、生存への脅威とみなすかもしれない。女王タイプの母親は、時間・関心・愛・金を求めて子どもと競りあう。関心が表面的で、子どもの精神的な欲求に親身になることがないのは、女王タイプの母親に典型的な性質だ。

〈女王には忠誠あるのみ〉

リンカーン夫人はロバートのはからいによって施設に収容されたあと、唯一の息子である彼とも連絡を断った。半裸でホテルの廊下をさまよい、息子に「わたしを殺そうとしている」という非難を浴びせるなど、公私共にあまりにも常軌を逸した行動をとるようになった母親の身を案じ、彼は精神病院への収監手続きをとったのだ。それにつづく、悪名高い裁判のあと、リンカーン夫人はロバートの決断を支持した友人や親戚との交流に終止符を打った。

現代の読者は、あるいは、リンカーン夫人の憤りをもっともだと思われるかもしれないが、このロバートの行為は当時の時代背景に即して理解する必要があるだろう。十九世紀はそのほとんどが、女性に参政権もなく、契約を結ぶこともできない時代だった。女性の生活はもっとも血縁の近い男性の責任であり、さらに、精神の不調に対して用意されていた唯一の治療は施設への収容だった。そのなかでロバートが選んだのは、私立で、拘束を禁じ、可能なかぎり患者の便宜をはかることを方針とする、一八〇〇年代としては異例の病院だったのだ。しかし、ボーダーラインの母親が自分自身の行動を異常とみなすことはほとんどない。成人後、母親に治療を強制する子どもは報復を覚悟するべきだろう。リンカーン夫人はロバートに対して、彼女を施設に収容すると決めた報いに、失敗つづきの投資歴を暴露して恥をかかせてやると脅した。

リンゼイも、二人の子どものいずれとも、起伏の激しい関係を結んでいた。たとえば彼女は、娘の薬物使用を発見したとたんに、家から追いだし、写真をすべてとりはらい、ドアの鍵を換え、勘当を言いわたした。自分の顔に泥を塗られ、裏切られた以上、娘との縁を切るのは当然の権利だと感じていた。女王タイプの母親をもったら、忠誠は絶対の義務であり、子どもの意思で選択できるものではないのである。

・押しが強く、他人の境界を侵略する

女王タイプのボーダーラインは「ノー」という返事をほとんど受けつけず、他者の境界をしばしば侵す。リチャード・モスコヴィッツは女王タイプのボーダーラインに典型的な特徴をこう描写してい

る。「自分に特別な治療を受ける資格があると思っており、他人のために作られた規則のおよばないところで生きている。望むものはなんでも手に入れる資格があると感じており、すばらしいものはなんでも、独り占めにする」

こうした女王タイプは、彼女をよく知らない人の目には、無敵でたくましく勇敢なようにも見える。

リンカーン夫人は十三歳のとき、新しいポニーに乗って、当時有名な政治家だったヘンリー・クレイの家を訪ね、外に見に来てくれと要求した。使用人がノックに応え、ミスター・クレイは重要な政治会合の最中だと説明したが、メアリーは会うと言ってきかなかった。ヘンリー・クレイは結局、彼女の要求に応じたばかりか、あがって夕食を食べていくように招いた。このとき、メアリーに前もって招待されてもいない夕食の席に闖入《ちんにゅう》することへの恥じらいはみじんもなかったという。また「ものごとが思いどおりにならないと、閣議の邪魔をし、政府の高官に無理やり面会をとりつけた」という逸話も残っている。こうした夫人を、妹は「わたしの知るかぎり、もっとも野心的な女性」と評している。

しかし、リンカーン夫人の徹底した押しの強さが、いつもこのように尊重されたわけではない。南北戦争中、北軍の総司令官ユリーシーズ・シンプトン・グラントが無能だと不平を鳴らした彼女に、大統領はこう答えたという。「北軍がきみに指揮を預けたら、さぞかし、過去のどんな司令官よりも、はるかな有能ぶりを発揮するんだろうね」。女王タイプのボーダーラインにとって、他者の境界を尊重することは難しい。ロバートの妻は「あまりにも支配欲の強い」姑の「抱擁に押しつぶされてしまいそうだった」というし、リンゼイと娘も、境界やプライバシーの問題をめぐって、ひっきりなしに衝突していた。

リンゼイは自分には娘の電話の会話に耳をすまし、部屋や電話帳やハンドバッグや車のなかを探る資格があると感じており、娘の個人的なメモを読み、友人に娘の行状を訊ね、はては体重までもコントロールしようとした。実際、娘の体重は、その年齢の平均体重をわずか二キロちょっと上回っているだけだったにもかかわらず、リンゼイは勝手に、娘を減量クリニックに送る手配をした。

女王タイプは頑固で、望むものを手に入れる欲望につきうごかされて――いや、ある意味ではとりつかれている。

・子どもは自分の理想を映す「飾りもの」

「関心」は女王タイプの母親の生きる糧である。このタイプは、自分のつくりあげた「自己像」と「子ども像」という先入観にしばられている。女王タイプの母親は子どもを、他人の関心・認識・賞賛を集めるために利用する。そのため、子どもたちは、母親の賞賛と愛情を勝ちとるためには、母親の興味・価値観・趣味・好みを反映しなければならない。子どもは、自分の力で才能を発見するよう励まされるのではなく、母親の陰で生きることになる。また、子どもの能力を過大評価して、危険や屈辱を被りかねない場に追いやることもある。

リンカーン夫人は、自宅で友人をもてなすとき、子どもたちに、客になにかを披露するように促すことが多かった。こんな談がある。ロバートが――のちにはほかの子どもたちも――連れてこられて、ダンスや詩を見せる。退屈した客の発言によれば、その目的はほとんど子どもを「ひけらかすこと」にあったという。

女王タイプは子どもに、役割――母親の重要性を鏡映しにする役――にふさわしい服装をすることを期待する。リンカーン夫人は南北戦争後、ヨーロッパ旅行中にしょっちゅう、孫娘のために贅沢な洋服を買った。なかには、息子夫妻がまゆをひそめるほどのぜいたく品もあった。ロバートの妻は、姑が娘に送ってくる豪華絢爛《けんらん》な洋服に戦戦恐恐としていたという。費用もさることながら、そんな服を着せたら娘にどんな視線が寄せられるかということを懸念していたのだ。

もっとも、なかには、子どもに金をかけるのを惜しむ母親もいる。

リンゼイの場合、子どもの服はセール品でまかなっていた。特価品を見つけるのがうまく、子どもの服に値札どおりの金額を払うことはなかった。子どもにかかる経費を腹立たしく思っていたことは、彼女が自分のブランドの服は惜し気なく正札どおりの額で買う習慣に、まざまざとあらわれていた。

「お金のために結婚した」というリンゼイが子どもに寄せた最大の期待は、息子に対しては金持ちになること、娘に対しては金持ちと結婚することだった。しかし、娘が選ぶ友人は、裕福でもなく、名声もない、ごく平凡な人々だった。娘の選ぶ友人・服装・髪型にまつわる小競りあいが、激しい喧嘩に発展するのはしょっちゅうだった。

女王タイプの母親をもつと、子どもは絶対君主と戦わずして自律権を獲得することはできない。

・ヒステリックな反応で子どもをおびえさせ、混乱させる

女王タイプの母親の、芝居がかかった、ときにヒステリックな行動は、子どもをおびえさせるかもしれない。リンカーン夫人は「子どもの身を強く案じ、深い愛着をもっている」母親ではあったが、たとえば幼いロバートがトイレで石灰を食べてしまったときなど、ヒステリーを起こして、助けを呼ぶこともせずただ繰りかえし「死んでしまう」とわめき散らすだけだったという。歯どめのきかない恐怖に身をやつし、息子を安心させてやることも、適切な処置を講ずることもできなかったのである。

リンゼイは、あとになってみればなんでもないと思える小さなことに、パニックを起こしてしまう自分の傾向を認識していた。子どもの心に恐怖を植えつけていることに気づきもせず、請求書の封を切りながら「もう破産してしまうわ」とか、「この家を売らなければ、どうにもならない！」などという言葉を漏らすことがしょっちゅうだった。女王タイプの母親をもつと、子どもは母親のヒステリーを割り引いて考えるすべを学びはするが、それにしても、子どもに「真実」を知るすべはまったくない。

リンカーン夫人は老いるにつれて、誇大妄想の度を増し、数えきれない身体的な不調を訴えた。息子のロバートの人生は、母親の健康と行動へのたえまない心労の連続だった。リンカーン夫人が亡くなる前年の一八八二年、母親を訪れたロバートは、その後「母親の不調の一部は、想像の産物だ」という確信をもらしている。子どもにとって、母親の現実の身体的苦痛と精神的な過剰反応を見分けるのは難しい。

女王タイプの母親のモットー「人生は『自分がすべて』だ」

女王タイプのねばり強さは、無力感につきまとわれているみなしごタイプや超然としたかごの鳥タイプとはあざやかな対照をなす。女王タイプはけっしてあきらめない。かりに逆境にあっても、その埋めあわせを手に入れようとする思いを新たにするにすぎない。他人の剥奪にたやすく屈してしまうみなしごタイプとはことなり、自分がほしいもののためにはあくまで戦い、しかも絶対に勝つと心に決めている。

メアリー・トッド・リンカーンは生涯をつうじて、数多くの喪失を味わった。子ども時代の母親の死、三度にわたる自身の子どもの死、そして愛する夫の暗殺は、彼女の精神を引き裂いた。しかし、そのように悲しみにあふれた人生を送りながらも、彼女はけっして、金銭的な代償を求めて闘う意欲を失わなかった。

リンゼイの場合も、離婚に際して、弁護士から、希望する慰謝料や養育費があまりにも法外だとほのめかされたとき、こう言いはなった。「夫が今あるのは、すべてわたしのおかげなのよ！もしもあなたにわたしのために闘う意欲がないのなら、ほかの弁護士を雇いますからね！」。結局、リンゼイの前夫は彼女の法外な要求を大筋で認めた。

こうした女王タイプは、ボーダーラインの母親の四つのタイプのうち、もっとも自殺をはかる可能性が低いといえるかもしれない。自殺を脅しに使うことはあっても、死への願望を表現しているというよりも、まず、関心を求めているといえるだろう。とはいえ、自殺するという脅しは絶対に無視すべきではない。関心を求めて自殺をはかり、偶然的に死にいたることもありうるからだ。

リンゼイの子どもたちに、母親への共感は皆無だった。息子は、理不尽な要求や気分の変化にうんざりすると言っていたし、二人とも、子どもよりも自分の持ちものを大切にすると非難していた。たとえば、息子が車の事故を起こしたと電話をしたとき、リンゼイの最初の質問は、車の状態についてだった。息子は言った。「あんたが大事なのは、自分と、自分のものだけなんだな！」。リンゼイは、息子の言うことが正しいのではないかと怖れていた。

子どもたちは「自分がすべて」の母親と、年を追うごとに、疎遠になっていった。リンゼイはときおり、子どもに愛されている気がしないとこぼしてはいたが、反面、子どもたちになにも期待されていないことにほっとしているようだった。

女王タイプの母親が子どもに植えつけるメッセージ

「あなたには最高のものを手に入れる権利がある。けれど、わたしの権利はさらにその上だ」

「わたしのものはわたしのもの。あなたのものもわたしのもの」

「まだ、まだ、まだ足りない」

「必要なときは愛しているわ」

「わたしを必要とされるのは腹立たしい」

「わたしは特別な例外だ」

「わたしにはルールは通用しない」

「わたしにはもっと多くを手に入れる資格がある」

「これで満足ということはありえない」

女王タイプを母親にもつと、成人後は、疎遠になったり、葛藤をふくむ関係になるかもしれない。女王タイプの「わたしが一番」というメッセージが、「恵まれない」と感じる子どもたちの内面に恨みをはぐくむことは避けられない。幼い子どもの場合は、母親の関心を勝ちとるために、指を吸ったり、赤ちゃん言葉になったり、すねたり、かんしゃくを起こしたりなどの退行現象を見せるかもしれない。そして子どもが成長し、より強くなっていくにつれ、注目を求めて母親と争うようになり、葛藤が増していく。

女王タイプの内面の虚無感をうめられる者はだれもいない。子どもたちは、母親の期待を恨み、喜ばせようという努力を放棄してしまうだろう。女王タイプはなににつけても好みがうるさく、自分のめがねにあわない贈りものをつきかえしたり、あけすけに失望をおもてに出す。そのため、大人になってからも、子どもたちは母親の誕生日に贈りものを買ったり、食事に誘うことをひどく怖れるかもしれない。こうした子どもたちは、必然的に、認められ、承認され、追認されることに焦がれながら、常に、無力感に屈する危険にさらされている。母親の愛情を確保するために常に完璧であろうと努力し、そのはてに、愛情に条件がついていることに気づくかもしれないからだ。失敗すれば、愛情は引きあげられてしまう。

リンゼイの子どもはまるで、自滅を定められているようだった。娘の薬物の使用は、母娘の勝者のない対立関係からの逃げ道だったし、息子は学校を退学した。リンゼイの娘はみなしごタイプのボーダーラインの特徴をあらわしており、息子はリンゼイも自ら認めている内面性——怒りに満ちた切望感・特権意識・他人からの搾取の傾向を見せていた。このように、女王タイプの母親をもつ子どもの将来には不吉な暗雲がたれこめているのかもしれない。

また、子どものなかには、女王タイプの母親をコントロールしようとすることが無謀であり、母親が自分の人生を支配するのに任せたほうがよいのだと真理に気づいたときには、すでに手遅れという場合もある。ロバート・トッド・リンカーンは母親の自滅的な行為をコントロールしようとしたことで高い代償を支払った。施設から出たあと、リンカーン夫人は偏執性を復讐に向けた。この時期、伝えるところによれば、彼女は、ロバートの娘を誘拐すると脅迫し、一度は人を使って殺させるとまで言ったという。

しかし、生きているかぎり、ロバート・リンカーンは母親のプライバシーを守るために手を尽くした。彼の死後、孫にあたる人物が「M　T　L《メアリー・トッド・リンカーン》——精神障害ファイル」というラベルの貼られた書類の束を発見した。そこには、ロバート・リンカーンの死後、最低二十年間は公表しないことという指示が添えられていた。伝記作家によっては、ロバートを、母親に「許されざる背信」を犯したと非難するが、この「精神障害ファイル」は真実を浮き彫りにする確固たる証にほかならない。

女王タイプの母親をもつ子どもたちは、精神を踏みにじられながらも、死ぬまで母親を守るのかもしれない。

6章　魔女タイプ――最も危険な母親

「ねえ、あなた？　明日、夜があけたら、子どもたちを森の一番奥に連れて行くのよ……帰り道は絶対に見つかりっこないわ。つまり、まんまと厄介払いができるというわけよ」

――『ヘンゼルとグレーテル』

［相談者エイミー］五十歳になった今も、魔女タイプの母親の存在におびえている。

「わたしの恐怖心を母にうちあけるのは、クモに、ハエをくれてやるようなものです。おもむろに味わい、堪能しますよ。どうすればわたしをこわがらせることができるのかを把握するのは、母にとってこのうえない満足なのですから」

セラピストならば、新聞ざたにこそならないが、身も凍るような児童虐待の物語をいくつも耳にするものだ。マスコミは、命を落とした子どもの話に引き寄せられるきらいがある――あたかも、生き残った子どもたちの苦しみは、多少なりともましだとでもいうように。しかし、魔女タイプの母親をもつ子どもは、いくつになっても、けっして恐怖を脱することはない。エイミーは五十歳だった。魔女タイプのボーダーラインに育てられながら生き延びた彼女ではあったが、心が麻痺するほどの恐怖をこう描写した。

「こんなに長い年月が経っているというのに、いまだに、八十歳になる母があまり近くに座っていると、緊張してしまうのです。母の息づかいに一心に集中するうちに、まともに息ができなくなってきます。けれど、攻撃に身がまえていることが見えみえになってはいけません。気をはって、じっと辛抱しているうちに、筋肉が痛んできます。ようやく母から離れる機会を得ると、ほっと気が緩みます。最悪なのは、母と車に閉じこめられているときですね。なにをおいても、逃げられる環境にいることがわたしには必要なのです」

母親の鼓動は、子どもにとって、最初に耳にする音だ。そのため、母親のよどみない鼓動を模倣した装置が、新生児をあやすために商品化されているほどだ。幼児がまずなじむのは、母親の声音と、息づかいのリズムである。魔女タイプの母親をもつ子どもたちは、母親の心が冷え、息づかいが浅くなると、恐怖に凍りつく。魔女が姿をあらわしたら、どんなことが起きるかしれないのだ。

当然のことだが、ボーダーラインの母親のほとんどは子どもを殺さない。子どもを身体的に虐待するボーダーラインも、むしろ少数だ。しかし、魔女タイプのボーダーラインの子どもたちは、母親のもつ力に怖れおののきながら生きる。母親の目に宿る独特の表情は、子どもたちの心に恐怖の火花を散らす。言葉一つが、子どもたちの魂を粉々にうちくだきかねない。

母親がどこかおかしいということを、最初に認識し、最後まで認めないのが子どもというものだ。しかも成長し、ようやくそれを認めたところで、いかに他人の不信をこうむりやすいかということは、クリスティーナ・クロフォードの自叙伝に対する世間の反応を見れば、よくわかる。二冊目の自伝『サバイバー（仮題）』のなかでクリスティーナはこう書いている。「（信じてもらえるどころか）まさか、悪夢が用意されているなんて、どうしても、腑に落ちませんでした……『大好きなママへ』の出版によって、わたしの自尊心はふたたび、揺さぶられることになったのです……この本が何年間にもおよぶ、魂をうちくだく——命も、正気もおびやかすほどの論争に火をつけるなど、想像もしないことでした」。こうして、子どもたちの声は「信じてもらえないかもしれない」という不安によって、たやすく圧殺される。

また、魔女タイプの母親はときとして、娘に病的な嫉妬心を抱く。夫が娘を性的に虐待しているのを発見したときには、娘を家から追い出すというかたちで、罰することもある。こうした経験を、子どものトラウマを認識するのではなく、いかに自分が傷ついたか、という尺度でとらえるからだ。そして「欲望の対象を奪い去る」ことによって、夫も同時に罰する。また、実際にはなにもなくても、娘と夫の愛情の交換を見るのに我慢ができず、父親である夫を近親相姦の罪で訴えることもある。

ある患者は、父と自分が遊んでいるのを見かけるたびに、母親が怒りを爆発させ、父親を「病気」呼ばわりしていたと語った。彼女は母親の反応にとまどい、自分がなにかいけないことをしたのだと思いこんだ。そして、父親を愛することに罪悪感を覚え、エディプスコンプレックス「子どもが親に対して抱く愛憎感情。異性の親に愛着し、同性の親を憎むことが多い」の解消をこじらせてしまった。

魔女タイプの母親がこうした愛情表現に耐えられないのは、もしかしたら、疎外感や見棄てられた気持ちになり、こんな思いを抱いてしまうのかもしれない。「あの人は、わたしとは絶対あんなふうに遊ばない。わたしたちがふたりであんな楽しみかたをしたことは一度もない。あの人はわたしの夫なのに。わたしがだれよりも優先されるべきなのに。あの人は、どこかおかしいんだわ」。嫉妬交じりの激しい怒りはやがて、子どもに対する殺意にまで発展しかねない。

究極の魔女「メディア」――全米を震撼させた二人の母親

メディアタイプの母親は、魔女タイプのボーダーラインの、もっとも病的なタイプだ。ただし、ほとんどはこれにあたらない。メディアタイプの母親はきわめてまれなのである。

紀元前四三一年、ギリシア人劇作家、エウリピデスは不実な夫への復讐として二人の息子を手にかけた母親を題材に、人の心を揺り動かさずにはいない劇を書いた〔『メディア』／自分から去った夫を苦しめるために、幼い子どもの命を奪った母親メディアを描いた戯曲〕。それから何世紀も経た一九四七年、ブロードウェイでこの劇が上演されると、ある批評家は「棄てられた妻が権力をふるい、跡継ぎにあたる兄のほうをなんらかの手段で処分するというのはまだ信じられる……しかし、その後の嬰児殺しにはあまりにも説得力に欠ける」と評した。しかし『メディア』という劇が、凶行におよぶ母親の叙事詩として生きつづけてきたのは、まさしく、そこにひそむ真実ゆえ――メディアの言葉を借りれば「わたしにとっての全存在」〔恋人あるいは夫〕からの拒絶が、一部の女性を子殺しに駆りたてうるという、不穏な現実――ゆえなのである。

アドラーは著書で、ボーダーラインは分離不安を統制するためにたえず闘っており「分離不安を抑えておくため――自我が崩壊してしまうようなパニックを避けるため、十分な自信と慰めを得るために、（他者への）依存を余儀なくされている」と書いている。

依存している相手からの拒絶は「見棄てられる」という、冷たく暗い深遠に沈んでいくような絶望的な不安を――魔女タイプのボーダーラインにとって死ぬよりもひどい運命を――呼び覚ます。そして、殺人が選択肢に浮上する。恐怖におののく子どもたちは、母親の絶望的な決断を、母性愛という保護的な本能に、背筋も凍るよじれが生じたことを感じとる。

〈スーザン・スミスのケース〉

一九九四年のある暖かい秋の夜、夫と別居中の二児の母、スーザン・スミスは年端もいかない二人の息子をチャイルドシートに乗せてドライブに出た。ほどなく、三歳の息子マイケルが泣きはじめた。母親はすすり泣き、爪を噛み、ハンドルさばきは乱れている。おそらく、一歳二ヶ月になる弟アレックスも、なにかよくないことが起きているのを察していたにちがいない。赤ん坊は生後七ヶ月ですでに、母親の機嫌を察する能力を身につける。ボーダーラインの子どもであれば、よい母親が魔女に豹変したときには、すぐにそれを察する。

スーザンはサウスカロライナ州、ユニオンの近くの湖に向かうと、ボートを進水させるための斜路《スロープ》の頂上で車を停めた。車からおり、ギアをおろす。車は、シートベルトで身動きできない子どもたちを乗せたまま、スロープを滑り下りていった。スーザンは、子どもたちの悲鳴が聞こえないように両手で耳をふさぎながら、湖面に近づいていく車に背を向けて、スロープを駆けあがった。車は着水し、ゆらゆらとスロープから離れていったかと思うと、がくんと頭から沈んでいった。その間、六分。アレックスとマイケルの父親であるデビッド・スミスは、のちに事件を振りかえって『たとえどんな理由があったとしても（仮題）』という作品を書いたが、そのなかで、こう語っている。

「殺害のあとに知った事実のいくつかには、苦しめられた……どうしても、唯一の結論に行きついてしまうのだ。スーザンは、沈んでいく車を見つめていた。想像を絶する、あまりにもおそろしく、あまりにもひどいことだ。目の前でマイケルとアレックスが死んでいくのを、スーザンが待っている。これが真実だとしたら、彼女の性格に、邪悪な、言葉につくせないほどひどいものがひそんでいるのは疑う余地もない」

アメリカ国民は、当初、子どもたちはカージャックの犠牲になったというスーザンの主張を信じた。彼女は全国ネットワークのテレビ番組で、誘拐犯に、子どもを無事に返してくれるよう懇願した。しかし九日後、彼女が子どもを溺死させたと自白したとき、大衆の同情は激憤へとかわった。

スーザンが子どもたちを犠牲にしたのは、町でもっとも大きな事業の跡継ぎである裕福な恋人に、棄てられないためだった。恋人から、子持ち女性との交際には興味がないという内容の手紙を受けとった彼女は、それを防ぐために子どもを処分したのである。テレビの視聴者たちは、幼い二人の子どもと遊ぶこの若い母親の姿をおさめたホームビデオに困惑し、驚愕した。こんなに普通に見えるというのに。そんなことが、ありえるのだろうか？

この例にみるように、魔女タイプのボーダーラインは、表面的な性格を一瞥《べつ》するだけで見わけることはできない。スーザンの子どもたちの捜索は、アメリカの納税者に二百万ドル以上もの費用を課し、何百万人もの人々を悲嘆にくれさせた。事件に驚愕した彼女の夫、デビッドは、元妻が心から悔いているようには見えなかったと言い切っている。

「（刑務所の彼女に）会いに行ったときのことを思いかえしてみると、もっとも衝撃的だったのは——口先ではその言葉を繰りかえしていても——妻が心から後悔しているようには見えなかったことだった。かりに、立場が逆だったら、ぼくは、床にはいつくばり、彼女の足にとりすがって、すまなかったと許しを請うて、喉が裂けんばかりに泣き叫んだだろう。

しかし、元妻の態度は、供述書とおなじだった。スーザンの供述書には、息子たちの話題があまり登場しない。自分が悪かった、後悔している、と言ってはいるがそれでおしまいだ。話題はほとんどがスーザンの事情――『彼女がどう感じるか』だった」

メディアとおなじように、スーザン・スミスは「それまでの自分の人生は割にあわないものだった」という不当感で子殺しを正当化していたのだ。劇中、メディアはこんな言葉で自分を説得する。「たったの一日だけ、子どものことを忘れよう。そしてそのあとは、嘆き悲しむのだ。たとえ殺そうとも、あの子たちがわたしの愛する息子であることにかわりはない。人生は、わたしに残酷だった」。いっぽう、スーザン・スミスはこう書いている。「どうしてわたしの人生では、なにもかもがこうもついていないのだろう。子どもたちがあのスロープを滑りおりていくのを見送ったとき、わたしはどん底に落ちたのだ」。このように、真の良心の呵責が欠けているのだが、宗教がかった信条に根ざすいつわりの独善性、あるいは正当化によって、ごまかしている場合もある。子どもを、それ以上苦しませないためだったと信じこみ、だから自分の罪は許されたと思いこむこともあるだろう。次に紹介するスーザン・スミスの背筋も凍るような発言は、彼女のねじまがったものの見かたを暴露している。「わたしの子どもたちは、マイケルとアレックスは、今、天なる父と共にある。この先はもうけっして、二度と傷つくことはないのだと、わたしは知っている。そのことは、母親として、言葉につくせないほど大切なことだ」

逮捕後、スーザン・スミスは前夫への手紙でこうこぼしたという。「だれも、わたしのことを、これっぽっちも思いやってくれない」。デビッドはこう回想している。「信じられなかった。あの手紙は、ぼくにとって衝撃的だった。スーザンが、現実を把握していないと思わざるを得ない。ぼくはこう思った。『いったいどんな人間なら、わが子を手にかけたあとで、ぬけぬけとこんな手紙を書けるのだろう？』」

しかし、子どもたちがどの程度の危険にさらされているのかを判断するためには、魔女タイプの母親の気持ちを理解することがどうしても必要だ。このタイプにもっとも身近にいる人々は、えてして、自暴自棄の兆候を見くびったり否定したり無視したりし、そのあげくに、悲劇が起きてしまう。否定は、不快な感情を避けるためには役だつかもしれないが、内面に踏みこむ障害となるため、致命的な結末を招きかねない。

この、スーザン・スミスの事件からは、二つの教訓を学ぶことができる。第一の教訓は、すべてのボーダーラインに共通する見棄てられ不安は、悲劇的な自暴自棄の行為につながる可能性があるということ。第二の教訓は、魔女タイプのボーダーラインを見すごしにすることが、致命的な結末を招きかねないということである。家族、友人、ヘルスケアの専門家は、ボーダーラインの症状を認識できるだけの知識をたくわえ、治療を強くすすめなければならない。そうしないかぎり、無知の高い代償を払いつづけなければならないのだから。

アレックスとマイケルのスミス兄弟は、暗闇に沈んでいきながら、魔女タイプの母親をもつ子どもならみな知っていることを味わっていたにちがいない――つまり、実の母親が、自らを救うために自分たち子どもを犠牲にしたということを。

〈ダイアン・ダウンズのケース〉

一九八三年五月十九日、ダイアン・ダウンズは三人の子どもたちを車に乗せ、ひとけのない道路に向かった。そして、トランクからライフルをとりだすと、なすすべもなくシートに座る子どもたちを、撃った。七歳のシェリルは即死したが、九歳のクリスティーと三歳の弟ダニーは奇跡的に命びろいをした。何ヶ月にもおよぶ身体的、言語的、精神的な治療のはてに、ようやく、クリスティーは母親が自分や弟妹を撃ったと証言した。「どうしてだれも、わたしたちの悲鳴を聞いてくれなかったの？わたしたちは、声のかぎりに、叫んでいたのに」。九歳のクリスティー・ダウンズはこう問いかけたとき、魔女タイプのボーダーラインを母親にもつ、すべての子どもたちを代弁していたのである。

ほとんどの種において、幼い子どもの悲鳴は生理的に、母親の保護的な反応を引きだす。子どもの叫び声は母親の胸をつきさし、いてもたってもいられない気持ちにさせるのだ。人間の場合、母親は生後三日目にはすでに、わが子の泣き声を聞きわけることができる。しかし、ダイアンは、泣き叫ぶ子どもたちに銃をつきつけ、引き金を引いた。

ダイアンは、殺人罪で有罪となったのち、娘の検屍で撮られた写真の焼き増しを入手していたという。そして、その身の毛もよだつ写真を、同房者に見せると言ってきかなかった。あたかも「ほら、わたしにはこんなことができるんだよ！」とでもいうように。テレビ放映されたインタビューは、ダイアンが血まみれの車中のようすをことこまかに、あまりにも生々しく語るのに吐き気をもよおしたインタビュアーにさえぎられたときの、彼女のまがまがしい表情をとらえていた。彼女を描いたルールの『スモール・サクリファイス』にはこうある。「それは、微笑だった――しかし、あまりにも奇妙な微笑だった――彼女は目を細め、唇に得意気なうすら笑いを浮かべた」

力と他者の支配への欲求、他人の不安や衝撃という反応を呼び覚ます欲求は、魔女タイプのボーダーラインにとって、自尊心の源なのだ。実体は子どものようにおびえ、無力である魔女タイプのボーダーラインは、抑圧された怒りと恐怖を他者に投影する。彼女たちの自尊心は、なによりもまず、不安を引きだす能力から得られ――そして、その満足感を隠しきれないのかも――しれない。

メディアタイプの母親は、自分の行動を正当だと感じているため、罪悪感が歯止めになることはない。メディアタイプはこう自分を納得させている。「そうだ。罪悪感がどんなにおそろしいものでも、わたしには耐えられる。我慢がならないのは、わたしの敵の哄笑《こうしょう》だ」と。ダイアンが州刑務所に入所したときの様子を紹介しよう。

「彼女は肌にぴっちりはりつき、からだのあらゆる曲線をきわだたせるようなリーバイスを履いていた。ジーンズの裾は、これ以上ないくらいワイルドなブーツにたくしこまれている……光沢のある黒の革製で、十五センチ以上あるピンヒール。州刑務所の囚人たちが、ダイアン・ダウンズの到着を記憶に刻んだのはまちがいなかった。彼女は凄みがあり、悪そうで、セクシーだった。彼女は……嘆き悲しんでいる母親には見えなかった」

メディアタイプの母親は子どもを犠牲にすることはあっても、けっして、絶対に、自分のプライドを犠牲にはしないのである。

しかし、そのおばあさんはとても親切なふりをしていただけでした。本当はよこしまな魔女で、子どもたちを待ちぶせしていたのです。お菓子の家を作ったのも、子どもたちをおびき寄せるためだったのでした。

――『ヘンゼルとグレーテル』

魔女タイプの母親を支配する精神状態：すべてを焼きつくす激しい怒り

・表の顔と裏の顔

アメリカの防犯コンサルタントの第一人者ギャビン・ディ・ベッカーは著書『暴力から逃れるための15章』のなかで、こう警告している。「わたしたちが自らも学び、子どもたちに教えなければならないのは、愛想のよさは善良さとイコールではないということだ……他人を支配しようとする人間はほぼ例外なく、最初は愛想よく、よい人間らしさを装うものなのである」

犯罪史上有名なアメリカの連続殺人犯、エドモンド・ケンパーの母親であるクラーネル・ケンパーは一見したところ、とても人好きのする女性で、南カリフォルニア大学の有能な管理スタッフだった。同僚はあきらかに、彼女の心にひそむ魔女の正体には気づかなかった。脅かされたり追いつめられないかぎり、魔女は職場では、たくみに身を処していたのである。

クラーネルの別れた夫は、前妻との暮らしぶりをこう表現している。「戦争では特攻の任務についたし、戦後は原子爆弾の実験にたびたび参加したさ。だけど女房との暮らしに比べれば、生易しいもんだったよ」。また、こうも回想している。「あの女は、一人前の男である俺に対して、前線での三百九十六日の昼夜がもたらした以上の影響をもたらした。俺は混乱し、ずいぶん長いこと、なにがなんなのかわからなかった」

クラーネル・ケンパーは大柄で声の大きい女性であり、一男二女をもうけた。息子のエドモンドが九歳のとき、夫と離婚。一年後、エドモンドの父親は前妻が夜間、息子を地下室に閉じこめていることを知り、戦慄した。唯一の出入り口をキッチンのテーブルでふさがれ、エドモンドはおびえきっていたという。

・標的にされる子どもたち

魔女タイプのボーダーラインの内面の闇は、すべてを焼きつくす激しい怒りだ。母親ならばだれしもかんしゃくを起こすことはあるが、普通の母親はそれを子どもに向けたり、罠をしかけ、あざ笑い、屈辱を与え、苦しむ姿を見て楽しむことはない。自分の命を犠牲にしてでも、子どもを救うはずだ。しかし、魔女タイプは反対に、自分の命を救うために子どもを犠牲にする。ボーダーラインを観察した記録にはこんなものもある。「ボーダーラインはしばしば、自分や家族や子どもを犠牲にする。養育権を争う裁判では、子どもが犠牲の対象となる。口論の真っただなかに立たされ、奪われ、仲裁役になることを余儀なくされ、調停係、セラピスト、救済者の役を演じる小さな大人として扱われるのである」（J・ラッカー『ナルシストとボーダーラインのカップル（仮題）』）

おなじボーダーラインでも、常に魔女である母親はめったにいないし、まったくその要素をもたない母親もいる。その女性が魔女タイプであるかどうか——それを決めるのは、子どもの鋭敏な感覚だ。ときにみなしご・かごの鳥・女王の内面にもひそむ魔女は、激しい怒りを呼び覚ます相手に対してだけ姿をあらわす。つまり、批判や裏切りや見棄てられに誘引される自我状態なのだ。魔女は見ため も、態度も、人をまどわす。ネズミをもてあそぶネコのように、寝そべって待ちぶせをし、子どもが油断しきっているときに飛びかかるかもしれない。子どもを欺いて、もう怒っていないと信じこませておき、そのうえで激しい怒りを発散させたりする。魔女タイプは一人ひとりが、幼少期の経験と、特定の子どもとの関係の本質を反映する、独特の行動パターンをもつ。

・やり場のない怒り

魔女的なプロフィールを見せるボーダーラインの母親は、子ども時代に敵意をもつサディスティックな養育者に、完全な服従を強制された結果として、自己嫌悪に満ちている。こうしたタイプは常習的に、嘘・搾取・相手かまわずの性行為・身体的、性的、言語的虐待などの反社会的行動を見せる場合がある――あるいは、冷たく、尊大で、独善的で、感情を内に秘めた魔女になるかもしれない。いずれの場合も変わらないのは、かつて自分が欺かれたのとおなじように、わが子に罠をしかけ、欺くことだ。子どもに欲しいものを言うようにしむけたうえで、わざと、それを与えないようにすることもある。ばつが悪く、屈辱的な状況におとしいれておいて、あざ笑うかもしれない。子どもの信頼を裏切り、秘密を他人にあかしたり、不安を利用したりする。その計算づくの残酷さは、さまざまなかたちをとりうるが、本人は、自分の行為を正当だと信じている。

勇気をもって魔女タイプの母親の支配に立ち向かう子どもは、さらなる罰に直面する。あるいは、母親が子どもを追いつめ、攻撃を挑発することもある。子どもが魔女を身体的に脅かすこともあるし、ナイフなどの武器をとって、母親を撃退しようとすることもある。エドモンド・ケンパーはこう述懐している。「おふくろと俺の、すさまじいけんかは、一触即発だった。とにかくひどいもんで、暴力的で、悪意に満ちていた。あんな猛烈な罵りあいは、ほかのだれとも、一度もしたことがない。相手が男だったら殴りあいになるところだが、この場合は母親が相手だし、自分の母親とそんなことをするなんて、考えもつかない。でも、おふくろはしつこくて、くだらないことをあげつらうんだ。一度なんて、屋根が吹っ飛ぶほどのけんかをやらかした原因は、俺が歯磨きをサボった、ってことだったくらいだよ」

しかし通常は、子どもが武器を向ける相手は自分たちだ。「それ以上近づかないで。近づいたら、自殺するから」という脅し文句は、絶望した子どもの唯一のたよりなのかもしれない。とくに、子どもが女性の場合は、攻撃の矛先を母親よりも自分に向ける傾向が強い。自傷行為は、母親のかわりに自分に向けた、やりばのない怒りのあらわれだ。子どもが男性の場合は、怒りを外面化させる傾向にあり、母親のかわりに小動物を切り刻んだりする。しかし、あるケースでは、青年期の息子がナイフを抜いて母親に向け「突き刺してやる」と脅しながら、結局、最後の瞬間、ナイフを返して自分の腹に突き刺した。ボーダーラインの母親をもつ子どもは母親よりも自分自身を傷つける。子どもは本能的に、母親を、精神的にも肉体的にも守るものだからだ。

魔女タイプのボーダーラインの激しい怒りは、クサリヘビにも匹敵する猛毒をふくんでいる。あまりにも突拍子もなく、相手の自尊心を粉々にするような言葉をぶつけるために、かえって、内容が記憶にとどまりにくいこともあるが、意図的な悪意を伝えるのは、むしろ、声音《こわね》である。ダニエル・ゴールマンは著書『ＥＱ——こころの知能指数』でこう説明する。「『理性的な心のありよう』は言葉であらわされるが、『感情のありよう』は非言語的に表現される。実際、『言葉』と『声音やしぐさ』をはじめとする『非言語的なメッセージ』が矛盾している場合には、真実は、言葉の内容よりもむしろ、声音にひそんでいる。コミュニケーションのリサーチにおいては、感情的なメッセージの九十パーセント以上が非言語的であるという通則が適用される」

魔女の口調は、毒をふくんだ憎悪というはっきりしたメッセージを伝える。しかし、魔女タイプの母親をもつ子どもは、頻繁に噛まれているうちに免疫をつけたヘビ使いのようなもので、時が経つにつれ、傷跡の組織が心の傷口を覆う。作家、スザンナ・ケイセンは、境界性人格障害の診断を受け、十八歳で精神病院に入れられたときのことを回想した著書『思春期病棟の少女たち』でこの効果を如実に表現している。「傷口の組織は、肌とはちがって、個性がない。年齢や病気をうかがわせる特徴もなく、青ざめることも、日に焼けることもない。毛穴もなく、毛も生えず、しわもできない。まるでふたのように、下にあるものを覆い隠す——そもそも、傷跡はそのためにできるのだから。つまり、隠すべきものがあるからこそ、できるのである」

実の母親の攻撃によって誘発された興奮状態を統制するのは、簡単なことではない。反撃する子どもは罰せられる。自分を傷つける子どもは、気ちがいのレッテルをはられるかもしれない。他人を傷つける子どもは、司法制度にゆだねられるだろう。魔女の子どもに、母親の支配に身をゆだねる以外の選択肢はない。結局、母親の激しい怒りを自分のものとして、とりこむしかないのである。

子どもを専門とする精神分析家、エリザベス・ゲレートは「自分をぶってくれ」と要求する七歳の少年を治療した経験をもつ。彼女の回想によれば、その子どもはいつも「殴ってほしい」と彼女に頼み、いつぶたれるかの判断だけが、唯一実感できる自律《コントロール》なのだと説明した。子どもはだれでも、自分の置かれた環境をコントロールしていなければ、安心感を得ることができない。魔女タイプの母親からの攻撃はふいをつき、予測がつかないため、子どもは莫大な不安を経験する。魔女の母親からの攻撃はさながらトルネードだ。気まぐれで、破壊的で、予想がつかない。当然のことながら、魔女の子どもたちは常に、自分をとりまく雰囲気の変化に神経を尖らせることになる。なぜならそれは、いつ、どこで母親が「急転換《ターン》」するかの指標なのだ。

・急転換《ターン》

ボーダーラインの母親をもつ子どもたちにとって、もっとも痛烈な経験のひとつが、この「急転換《ターン》」だ。急転換が訪れると、突然の攻撃が浴びせられ、愛情や穏やかな気持ちが消えうせ、かみそりのように鋭い言葉が、矢のように子どもの胸を貫く。子どもたちに向けられるメッセージにはこんな毒がふくまれている。「わたしの人生から出て行って」「あなたがいなければ、もっと豊かになれる」「あなたたち子どもなんて、生まなければよかった」

子どもたちが思わず急転換の引き金を引いてしまうのは、こんなときだ。

(一)母親以外の人に愛情を示す。(二)不服従。自分なりの考えを表現する。(三)母親の権威をおとしめる。(四)自分は母親とはちがうと表現する。(五)母親に異を唱える。

ここで、不安を誘う現実は、この転換の引き金が、子どもとはなんら関係のない状況によっても引かれかねないということだ。裏切り・拒絶・見棄てられ。そういった感情を誘引するどんな状況でも、よい母親を魔女に変貌させる原因になりかねない。母親にパートナーがいなかったり、いても欲求不満を生じさせる場合に、子どもに矛先が向けられることもある。

子どもたちは、ボーダーラインの精神状態がなによりも、彼女にとって第一に愛する相手との関係との状態に左右されることを知るすべをもたない。母親がときに子どもたちの存在を、自分を脅かす者と見ていることを知るすべをもたない。そのため、子どもたちの目には、急転換はまったく予測がつかない。

ディ・ベッカーの説明によれば「人間の暴力でもっともおそろしいのは、サメの攻撃とおなじように、無差別で前ぶれなく襲ってくるものだ……」という。ここでベッカーが語っているのは大人の場合だが、ほぼ無力に近い子どもの場合は、より一層の予測性を必要とする。他人を食いものにする母親と暮らす子どもは、無意識的に、まず母親の機嫌を探るようになる。ふとした視線、ひそかなしぐさ――減速や方角の変化は、近づきつつある急転換《ターン》の指標だ。覚悟をかためる、身をひそめる――あるいは、ただ、足を踏みしめるだけでも、最低限必要な備えをすることはできる。心を閉ざす、目をあわせることを避ける、逃げだす、というのは、その場をコントロールする一つの手段である。

魔女の子どもたちは母親の激しい怒りにうちのめされるような感覚を味わう。標的にされた子どもは、角を曲がり終えた《ターン》とき、自分がなくなったような気持ちになる。たとえ「殺してやる」と脅された経験をもたないとしても、大半は、精神的に放棄されたり、切りすてられたり、言葉によって人間性を剥奪されたエピソードを語る。子どもは代替可能なものとして扱われ、「わたしの娘」「わたしの息子」という言葉のかわりに、「あの子」、「その子」と呼ばれる。所有代名詞や子どもの名前を意図的に避けるのは、人間性の剥奪であり、追放の象徴である。ベッカーは、子どもにとって、追放は死に等しいと指摘する。「アリからレイヨウ（かもしか）にいたるまで、すべての社会的動物にとって自分という身分を確立することは、その社会の一員であるための手形だ。社会の一員であることは、生存の鍵である。赤ん坊が、親の子どもであるという身分を失えば、考えられる結末は遺棄しかない。人間の幼児にとって、それは死を意味する」

・母子間の病的な精神力学

急転換は愛情に満ちた受容から、生命を脅かす拒絶へと、母子の関係を転換させる。マスターソンが『青年期境界例の精神療法』で引用したある子どもの発言によれば、その子ども時代は「永遠につづく葬式で、もうすぐ自分が埋葬されるような感じ」だったという。ボーダーラインの子どもたちは自分たちが代替可能な存在であるということを痛いほど意識しており、不法入国者のように、突然の追放におびえながら生きている。

病院治療を受けたあるボーダーラインの患者は、初期の三十分間の面談のあいだ、文字どおり、病院中のすべての部屋に響きわたるほどの大声で、医師に向かってわめき散らした。このような行為が約二週間にわたってつづき、医師は精神療法上のどんな手立てを講じても彼女は変わらないのではないかとさじをなげかかっていた。そんなあるとき、診察室を出て行ったばかりの彼女を見かけた。まだ動揺しきっている状態だった医師は、患者が完全にリラックスし、知りあった別の患者と談笑していることに衝撃を受けた。

このエピソードが物語るように、精神療法のプロでさえ、ボーダーラインの激しい怒りを被れば動揺するのだ。それを、子どもたちがどうやって乗り越えればよいというのだろう。子どもは、力のかぎり必死で、隠れようとするかもしれない。大人だったら命がけで闘うところを、おなじように命がけで、慈悲を乞い、おだてあげ、泣き、懇願し、いい子にするからと約束するかもしれない。魔女が姿を消したとき、子どもは言葉で言いあらわせないほどの安堵感を覚える。しかし、子どもたちは母親の声音に——魔女が戻ってくる初期の兆候に——精通している。居丈高で冷ややかな口調を聞くと、彼らは完全な警戒態勢をとる。

人間の脳は、生存に対する最大の脅威に意識を集中するようにできている。暴力的な犯罪にあった被害者を調査したところ、「凶器注目効果」とよばれる現象が発見された。つまり、使われた武器のことは鮮明に記憶しているが、それ以外の詳細は思いだせない傾向があるのである。魔女タイプのボーダーラインを母親にもつ子どもたちの場合は、以前の攻撃の詳細は思いだせないが、これから迫ってくる攻撃の兆候、つまり、母親の口調や顔の表情の変化をはじめとするボディーランゲージには、極度に敏感であると考えられる。

魔女タイプは当の本人にも、子どもにも、破壊的で、危険をはらんだ作用をおよぼす。魔女たちはサドーマゾヒズム的［サディズムとマゾヒズムが同一人物に重複してあらわれること］な性格構造をもち、助けの手を差しのべることは、かりに不可能でないとしてもきわめて難しい。サイクロン（暴風）のように、ある子どもを飛びこし、ある子どもをめちゃめちゃにする。攻撃の基準は「彼女の目に脅威と映ったか」だ。その攻撃はときに子どもの報復を誘発するが、報復すれば、母親はさらなる虐待が正当化されると考えるにすぎない。かくして、母親の投影にはじまる悪循環が生じる。

クラーネル・ケンパーの死は魔女と、激しい怒りの標的にされる子どもとのあいだにはぐくまれる病的な精神力学の典型例である。エドモンド・ケンパーは眠っている母親を殺した。喉を切りさき、首を切りはなし、屍姦した。最後に母親の喉頭をえぐりだし、生ごみ処理機に投げこんだ。彼は「こうして、母親が何年間にもわたって自分にぶつけてきた辛らつな言葉のすべてを投げかえした」のだった。ケンパー夫人と息子とのあいだに存在したサディスティックな要素は、エドモンドが彼女を殺害した手口に写しとられている。その要素とはつまり、無力な状態につけこむこと、死後の尊厳の剥奪、すべてを焼きつくす怒りである。

内的経験：自分が悪であるという確信

魔女は赤い目をしていて、遠くのものは見ることができません。ただ、動物のように鋭い鼻で、人間が来るのをかぎつけることができるのでした。

――『ヘンゼルとグレーテル』

魔女タイプの母親はレーザーさながらに、鋭く他人の弱点を感知する。ヘンゼルとグレーテルに登場する魔女のように、人間の弱さを「鋭い鼻でかぎつける」のだ。子どもを傷つけ、脅かすにはなにを言えばいいのかを知っており、屈辱や尊厳の剥奪によって子どもを罰する。

魔女はその激しい怒りの標的となる子どもに対して、痛烈で、厳しい要求を課し、辛らつで、残酷である。標的にならない子どもは、怒りの引き金を引く資質をもっていないかぎり、母親を魔女と知覚することはないかもしれない。魔女は「殺してやる」「生き地獄を味あわせてやる」「いつかお説教が終わるなんて思ったら大まちがいだよ」などの言葉を投げつける。陰険でサディスティックなメッセージは、標的となる子どもの存在自体を消しさりたいという願望だ。子どもが大人の場合は役割が逆転し、母親の命が危険にさらされるかもしれない。

エドモンド・ケンパーは最終的に、実の母親をふくめた八件の殺人罪で有罪になった。母親を殺したのは、本人の説明によれば、やむにやまれぬことだった。ケンパーを描いた本では「はたで見ているだけのものには……けっして、真に、意義や理屈や理由を見出すことはできないだろう」と書かれている。

女性にあらわれるボーダーラインの四つのタイプのうち、魔女タイプはもっとも治療を求める可能性が低い。自分は邪悪な存在であるという確信と自己憎悪が妨げとなり、セラピストを信頼することができないためだ。囚われることを怖れており、入院させられれば暴力的になる怖れもある。また、セラピストを攻撃したり挑発して、わざと罰や拒絶を招くこともある。まるで、あまりにも強力な破壊的衝動につきうごかされ、救われることに我慢ができないようだ。彼女たちには、自らの根本的な善良性への信頼と――それがたとえ、わが子であっても――他者の内面にある善を感知する能力が欠けている。

マスターソンは、一部のボーダーラインは「よりよくなることよりも、仕返しを」望んでいると主張している。魔女タイプのボーダーラインは救われることに関心がない。彼女が望むのは、復讐だ。魔女タイプの母親は、子どものために治療を求めることはあっても、自分のために求めることはけっしてない。その力を怖れるがゆえに、精神学の専門家を忌みきらう。魔女がもっとも強烈に怖れるものは、コントロールを失うこと、監禁されることなのだ。魔女タイプは精神学の専門家に極度の脅威を感じ、ものを壊したり、所有物を損傷したり、殴ったり、噛んだり、身体的な闘争に身構えたりすることで知られている。彼らは、自分たちに助けの手を差し伸べようとする相手を滅ぼそうとしかねない。ある魔女タイプの母親は、息子を治療に連れてきたところ、セラピストに母親のほうが治療を受けるべきではないかとすすめられ、そのセラピストのライセンスを剥奪するよう、協会に苦情を申したてた。その申したては退けられたが、母親の破壊的な目的意識は明白だ。

魔女タイプの母親は、自分自身が救いを求めるよりも、子どもを治療に連れてきがちだ。自分自身の病理を子どもの上に投影し、子どもを施設に収容してもらうことを望むことも多い。「くずの」子どもは魔女の自己憎悪の的となるため、自分の憎むべき部分を排除することを必要とし、また、望むのである。魔女タイプの母親をもつ子どもの治療に際しては、医療者の側に、注意深い配慮が必要だ。最も子どものためになるように行動しながら、同時に医療者が自分自身を守るべく、適当な措置もとらなければならない。このように、魔女タイプのボーダーラインの復讐心は何人なりとも過小評価するべきではない。しかしそれにもまして大切なのは、何人たりとも、魔女の子どもを無防備なまま、放置するべきではないということなのである。

魔女タイプの母親の特徴

・子どもに対するサディスティックな支配と懲罰

アーネスト・ウルフは、「強い同化欲」をもつパーソナリティは、他者を完全に支配することを必要とすると説明している。魔女タイプの強い同化欲傾向は、子どもに、消耗し、窒息し、抑圧され、囚われているような気持ちを与える。こうした子どもは、大人になってからも、捕虜収容所・ホロコースト・侵略・戦争・自然災害などの夢をみることもある。自分たちの生存に不安を抱いているあらわれだ。

魔女は、子どもたちを完全に支配することを必要とし、激しい怒りのはけぐちとなる子どもに対しては、虐待的な態度をとりがちだ。女性にあらわれるボーダーラインのうち、ほかの三つのタイプとはちがって、魔女の行為は他人の同情や思いやりよりも、服従や恐怖を喚起する。このタイプの母親をもつ子どもは、母親の支配に屈することを余儀なくされ、サディスティックな精神的・肉体的・性的虐待の被害者にもなりかねない。

幼い子どもが故意に母親に傷つけられた場合、子どもはまず本能的に、母親が痛みの原因であるという認識を封印する。ある、よちよち歩きの幼児は、母親に平手うちをくわされたとき、母親を見つめ、こう叫んだという。「だれかがぼくをぶった！」。幼い子どもの精神は、母親が善であるというイメージを維持しないかぎり生きるすべをもたないのだ。そのため、子どもは、自分は傷つけられてもしかたがない子なのだと結論づける。身体的・性的・言葉の虐待は「おまえは悪い子だ」というメッセージを、きわめてはっきりと、説得力をもって伝える。

慢性的な虐待の犠牲となる子どもは、最後には、愛と憎しみを混同するようになってしまう。エドモンド・ケンパーはこの混乱をこう説明している。「俺はおふくろに対して、愛と憎しみの入りまじった気持ちを抱いていた。それをどうすることもできなくて、俺はやたらと内面に引きこもってしまった——現実を切り離してしまったんだ。憎しみをうまく処理することもできなかったし、愛情は、文字どおり押しつけられていたからね」

このような子どもは、愛する相手は自分を傷つけるものだと予測してしまう。ある科学者は、こうした不安は耐えがたいものだと示唆する。そうした子どもは、傷つけられることを避けるために、愛するものを完全に支配せずにはいられない。エドモンド・ケンパーの場合は（多くの連続女性殺人犯に共通することだが）、拒絶されることに極度の怖れを抱くあまり、生きている女性との関係を築くことができなかった。ケンパーは手にかけた犠牲者との関係を夢想し、彼女たちの所有物を保管し、切りとった頭部に話しかけていた。

魔女タイプの母親の子どもが男性の場合、大人になってから犯罪者や性犯罪者になる怖れがある。前述のケンパーのほか、このような一例に、アメリカ犯罪史上まれにみる凶悪な連続殺人犯、ヘンリー・リー・ルーカスがいる。ルーカスは母親と恋人をふくめて、何百人という女性を殺害したが、母親ヴィオラを知るものは、彼女を文字どおり「魔女」と形容した。ヴィオラは箒《ほうき》の柄や材木で息子を殴りつけ、泣かないように言いつけていたという。殴ったあとはいつも「おまえは生まれついての性悪なんだよ。殴ってやるのはおまえのためだ」と言う。そして、口ぐせのように、きっとおまえは刑務所で死ぬだろうと言っていた。教師たちは、ヘンリーのからだにあざや傷がたえないことに気づいていたが、介入する力がないと感じていた。

・すべてを焼きつくす激しい怒りを抱いている

G・アドラーの『境界例と自己対象』には「ボーダーラインの激しい怒りは、強烈なもので、すべてを焼きつくすほどの勢いをもつ」とある。アドラーのいう「再認記憶の怒り」とは、あまりにも強烈すぎて標的となる人物を認識できないレベルの怒りだという。アドラーは、あまりにも腹が立つと「足を踏み鳴らして」心から追いだすと語った患者を例に引いている。子どもは、母親の脳裏から追いだされれば、あたかも地球の端からこぼれ落ちたように、自分を守ってくれるレーダースクリーンから外れ、奈落に落ちたように感じるはずだ。母親の愛情を心から信じていれば、身体的に放棄されても、存在自体を抹殺されたようには感じないですむのだが、母親の不変の愛情を信じることは、魔女の子どもたちには想像もつかないのである。

この、すべてを焼きつくす激しい怒りを被った者の談によれば、それは「吹き飛ばされた」ような感じなのだという。魔女タイプのボーダーラインが他人を焼きつくすのは、心のなかの存在を根こそぎ消しさってしまうためなのだ。激しい怒りの的となる子どもは、母親本人が消しさりたいと望んでいる憎むべき一面そのものなのである。さらに不運なことに、標的となる子どもは虐待されるがゆえに、憎しみという土壌に根ざした自己像をはぐくみ、母親のイメージを強化するような行為におよんでしまう。

・徒党を組んで一人の人格を否定する

魔女タイプのボーダーラインは周囲を味方につけて、怒りの標的である人物に敵対する同盟を作りあげる。敵の友人・家族・同僚をあさっては、信用が地に落ちるようにこしらえた作りばなしを耳うちする。自分自身の行動は棚にあげ、相手の行動が完全に非難されるべきものであるかのように脚色する。エドモンド・ケンパーの場合、姉たちが母親に加担して、弟の人格を傷つけていたのはあきらかだった。なかでも、姉のスーザンは、罰として彼を「排除する」母親の行為をまねていたふしまであったという。あるときなどはあきらかに、エドモンドを電車の前に押しだそうとしたし、また、実際に、プールの深い端に落とし、溺死させかけたこともあった。ある患者は、幼少時代、魔女タイプだった母親がひっきりなしに父親に電話をかけて、自分の愚痴をこぼしていたことを回想した。両親の会話を聞きながら、彼女は、母親のでっちあげに怒りに震えていたという。母親は、父親に対し、とうとうと熱弁をふるう。「あの子ったら、またなのよ。どなったり、叫んだり。もう、手に負えないわ。あなた、帰っていらしたら、どうにかしてくださらないと」。患者は仰天し、母親の言葉巧みな嘘に嫌悪感を覚えたという。

また、自分こそ不当な目に遭っているのだという魔女の主張を、その感情があまりにも激しいために、信じてしまう人もいる。実際には、真実は誤って伝えられ、魔女の犠牲者の評判がめちゃめちゃになるように仕組まれているのだが、本当の事情を知らない人は、話に一貫性がないことにも気づかないかもしれない。あまりに激しい感情を爆発させるために、他人は、細かい点を問いただすことを遠慮してしまい、真実は藪のなかになってしまう。

魔女タイプのボーダーラインがもっとも対抗組織を作りあげがちなのは、元の配偶者やパートナーに対してだ。離婚や別離や関係の終わりは、本格的な戦争の引き金になりかねない。魔女は、すべてを焼きつくす激しい怒りに身をやつし、経済的・精神的・肉体的な復讐を求める。夫に離婚を切りだされたあと、ある患者はこう口走った。「わたしはあいつを傷つけてやりたいのよ。あいつがわたしを傷つけたのとおなじくらいに。あんなやつ、この世からいなくなってしまえばいいんだわ」

・集団内のいさかいや不和をあおる

魔女タイプのボーダーラインは、集団内の結束を乱し、和を破る分断攻略を駆使して、他人を支配しようとする。一人ひとりの個人は、魔女の耳うちが、あるおなじ物語を何とおりにも言いかえたものだと気づかないかもしれない。そして、魔女に対決したり、疑問をさしはさんだりすることなく、おたがいに反目しあうようになってしまう。

ジョーン・クロフォードは女王タイプの性質を見せながら、魔女の顔ももっていた可能性が高い。クリスティーナ・クロフォードは『親愛なるマミー』で、通っていた全寮制の学校の経営者だった修道女たちを、ジョーンが欺こうとした経緯に触れている。当時、母から届く手紙には、いかにも母娘の関係が温かく愛情に満ちたものであるかのように書かれていたが、それは母が、修道女たちが手紙を読むことを知っていたためだった。クリスティーナが現実に母親と交わす会話には、憎しみがこもっていたのである。のちに知ったところでは、母親はクリスティーナの不品行を告げられるのを期待して、毎週のように学校に電話をかけていたという。

魔女タイプのボーダーラインの、他人を味方につける能力は、集団を分裂させてしまう。病院に収容された場合も、彼らはしばしば、自分に同居する異なる部分を分けて、それぞれのスタッフに投影し、その結果、スタッフのあいだに衝突を起こすことが多いという。G・アドラーはこう述べている。「患者の、残酷で懲罰的な部分を投影されたスタッフは、患者に対し、残酷でサディスティックで懲罰的な態度にでがちになる。患者の愛情深く理想化された部分を投影されたスタッフは、患者に献身的、保護者的な愛情で応えるようになる。当然ながら、この二分されたスタッフのあいだには、衝突が起きかねない。これらのしくみは、どうしてスタッフによって、あるおなじ患者をまったくちがう目で見るのかを説明する一助になる」

この破壊的な精神力学がもたらす結果は悲惨だ。家族たちは（子どもも例外ではなく）、なにがどうなっているのか皆目分からないまま、疎遠にされたり、つまはじきにされる可能性がある。

・敵意の仮面で不安を隠す

魔女タイプのボーダーラインは無防備であること・信頼すること・コントロールを失うこと・無力であること・傷つくこと、におびえている。G・アドラーはこのタイプのボーダーラインの「散漫で幼稚な怒り」は「憎悪と攻撃性が無方向に、広範囲に放出する」と説明している。分離不安が、絶望的なパニックに姿を変えるのだ。つまり、かりに魔女タイプの母親が、子どもが（自分自身の意思を表明することで）自分のコントロールに抵抗しているとみなした場合、その子どもは、生存を脅かす者と捉えられる。彼らの思考パターンは、「味方以外は敵」なのだ。

魔女タイプの母親の敵意は、すなわち、権力をもつ者をおとしめようとする試みなのだ。敵が弱く、無能で、あまつさえ役たたずであれば、さほどの脅威を感じなくてすむ。そのため、このタイプは、他人の権威がおとしめられ、無防備に、無力になることを喜ぶ。魔女の子どもたちは、自分たちを踏みつけにして母親が喜び（サディスティックな楽しみ）を得ているのを感じとる。実際、他人をおとしめることは、魔女タイプの母親の気分をよくさせる。

ぜったいに理解しなければならないのに、魔女とかかわる人々があまりにも頻繁に見すごしにしてしまうのは、彼女を敵意に満ちた行動に駆りたてる不安の強烈さだ。魔女タイプは不安を他人に投影することにあまりにも長けているため、ベテランの臨床医ですら、魔女の不安を見すごすことがある。

・でしゃばりで横暴である

魔女タイプの母親はありとあらゆる領域において、子どもを侵害する。子どもを性的に虐待したり、堕落させることもある。不要な医療処置を受けさせることもあれば、公衆の面前で恥をかかせることもある。適度な境界線を認識しておらず、子どもの信頼につけこむ。女王タイプとおなじように子どものプライベートな持ちものを探ったり、でしゃばりな質問をしたり、子どものプライバシーをもつ権利を否定する。

魔女タイプは他人の弱みをつかむことに、ほとんど常人離れした能力をもっている。不安・羞恥心・罪悪感などの兆しに目を凝らし、そういった感情につけこんで、子どもをコントロールしようとする。魔女タイプの母親とすごす子どもたちは自分の感情や愛するもののすべてを――生き延びるために――隠すことを学ぶ。クリスティーナ・クロフォードはこのことを「母親にはわたしの魂の、秘密の弱みが読めるような気がする」と表現していた。

エドモンド・ケンパーは「母親が自分の生活のあらゆる領域を侵した」と不満を述べていた。クラーネルは、息子のどんな些細なことから、どんな大きなことまで、あらゆる決断をコントロールする資格があると思っていた。祖父母を殺害したあと、エドモンドは混乱し、自分の力で考えることができなくなった。そして、結局、母親に助言を求めた。その当時、彼は母親への憎しみと、祖父母を殺害した理由との関連性にまだ気づいていなかったのである。

・大切なものを壊したり、わざと与えないようにする

ラインハンは、セラピーを受けに来るボーダーラインについて、時計を壊したり、掲示板を割ったり、手紙を盗んだり、ものを投げたり、壁に落書きをしたなどの行為や経歴を報告している。魔女タイプは人が愛情をこめ、大切にするものを破壊する。医療処置もふくめ、子どもが必要としていたり求めているものを、わざと、与えないようにすることもある。そういった母親は、子どもが怪我をしたときに、適切な医療処置を求めそこなうかもしれない。よしんば、その子どもが死にかけていたとしてもである。

このタイプの母親をもつ複数の患者が、お気に入りのおもちゃを罰として壊されたり奪われたことがあると報告している。そのうちの数名は、突然、ペットがいなくなった経験があった。ヘンリー・リー・ルーカスは、母親に、ペットのラバが大好きなんだとうちあけたあと、そのラバを撃ち殺されたという。わたしの患者も、口論のあと、母親がペットのウサギを逃がしてしまったことを思いだしながら声をあげて泣いた。ジョーン・クロフォードは、クリスティーナのお気に入りのドレスを切り裂き、そのぼろを着るよう強要した。ジョーンは「子どもは、本当に好きなものを奪われる経験によって、与えるということの真の意味を学べる」という難解きわまる哲学を信じていたのである。

また、魔女タイプの母親がわざと、自分が大好きだったり求めているものを与えないようにしていたと嘆く患者もいる。ある患者は、母親が、ある日の夕食に、彼女にはアップルソースしか与えずに、ほかの家族には彼女の好物だったスパゲッティを出したことを語った。当然の結果として、魔女タイプの母親をもつ子どもは自分が大好きなもの、求めているものを他人にあかさないことを学ぶ。しかし、魔女タイプの母親は誠心誠意、自分のしていることは子どものためだと信じているのだ。彼女はただ、自分が子どものころに学んだことを繰りかえしているにすぎないのである。

・自分が邪悪な存在であるという確信を抱いている

ボーダーラインのなかには、自分が悪に魅入られていると思う者もいる。なかでも、魔女タイプは、感情も、見た目も、行動も、まるでとり憑かれているかのようだ。彼女たちは闘うことによって子ども時代を生き延び、大人になった今も闘いつづけている。魔女タイプの母親をもつ子どもはあきらかに、自分自身がボーダーラインになる危険を背負っている。彼女たちにとって、生き延びられるかどうかは、自分の存在を消す能力、あるいは、終わりのない闘いをつづける能力にかかっている。魔女の子どもたちは生涯にわたってつづく、鋭い不安や殺人衝動を呼ぶ激しい怒りに苦しみつづけるかもしれない。

ガンダーソンは、著書で「ボーダーラインの患者の一部は、先天的に悪であるという潜在的な確信をもて余す」と示唆している。クロルは一部のボーダーラインは「自分を特別な配慮に値すると感じつつ、同時に、あまりにも邪悪なために生きる資格もないとも思っている」と観察している。この邪悪であるという自覚は、魔女タイプが他者から罰せられることを予測する一因となる。魔女タイプのボーダーラインのなかには贖罪を求めて、厳格な宗教的儀式に固執する者もいる。ダニエル・ポールは『境界性人格障害（仮題）』（J・S・グロスタインら編纂）で、そのことをこう説明している。「人が、自分という存在をなくす義務に服し、意思と欲求を否定すれば、自我は、自己の邪悪な側面あるいは他者にのっとられたと自覚する。邪悪な力はやがて、どこにでもいる悪の化身として擬人化される。すなわち、悪魔《デビル》である」

二人の息子を妻に殺されたデビッド・スミスは「スーザンの性格に、真に邪悪な、言語に絶するものがひそんでいるのは疑う余地もないことだ」と書いたが、実はおそろしいことに、これは、魔女タイプのボーダーラインが自分について抱いている感情そのものなのである。当然ながら、子どもたちは母親のなかにこの邪悪な力が存在することを感じとる。魔女の子どもたちは、母親の心のなかにひそむ、耐えがたい真実を知っているのである。

・コントロールされることを恐れている

魔女タイプは、他人のコントロールに服することが許せない。病院に収容されたり、拘束されれば、破壊的な潜在力をもつ激しい怒りを発散させるかもしれない。逃げるため、あるいは争いをあおることで状況をコントロールするために、他人に殴りかかることもいとわないだろう。クロルはある魔女タイプのボーダーラインを治療した経験をこう書いている。

「二十七歳の離婚歴のある女性が、三歳の息子を病院に連れてきた。息子は肺炎と診断されたが、よく観察すると、幼児虐待とネグレクトの疑いがある。そのため、病院スタッフは、翌日、女性からの『息子を家に連れて帰りたい』という申し出を拒絶した。すると女性はひどく憤慨し、口汚く罵り、スタッフに小児病棟から連れだされた。数時間後、日が落ちてから、彼女は戻ってきて、息子を病棟から連れだそうとした。この行為は発見され、未然に終わったが、その後がひと悶着だった。病院の警備員が呼ばれ、結局、彼女は厳重な拘束を受けるはめにおちいった……それというのも、警備員の股間を蹴りあげたためだ……わたしは駆けつけ……自己紹介をして、彼女の現在の状態について話をしないかともちかけた。彼女は『やりたきゃ、てめえ一人でやれ』と吐きすてた」。

結局、患者はまんまとクロルに拘束を解かせることに成功し、彼を罵倒しながら病院を逃げだした。悲劇的な皮肉は、魔女がコントロールされることに抵抗し戦うことが、さらなるコントロール・拘束・規制を招いてしまうということだ。ダイアン・ダウンズは一九八七年七月にオレゴン州立刑務所を逃げだし、その後、再逮捕された。そして、ニュージャージーにあるもっとも厳重な警備体制をしく刑務所に移送されたのである。しかしながら、魔女の意思の強さは、どんな厳重な設備にも勝るかもしれない。

治療に期待しない

カーンバーグは、サディスティックな養育者に育てられたボーダーラインへの治療が成功する見こみはほとんどないと考えている。実際、魔女タイプのボーダーラインは精神医療の専門家に鼻もひっかけない。他人への信頼が欠如しており、相手の言動を攻撃的に曲解する魔女タイプを救うことはほとんど不可能だ。他人を挑発することに長けているため、生きるか死ぬかの戦いが簡単に起きてしまう。魔女タイプはしばしば、だれにも自分を助けさせないまま、自らを傷つけてしまう。

ジョーン・クロフォードは死の床につきながらも、友人や家族の見舞いを拒絶した。死ぬ前の一年間、彼女は日に日にやせていき、もはや、自力での入浴もかなわなくなっていた。しかし、それでも、彼女は医療措置を拒んだ。彼女の死をみとったのは、金で雇われた女性ただ一人だった。のちに、クリスティーナが知った、母親の最後はこんなふうだったという。

「その女性は、もはやできることはなにもないと悟ると、母のために祈りはじめた。最初は心のなかで祈っていたが、最後のときがいかに間近に迫っているかを悟るにつれて、自然と、声が洩れた。やがて、母が祈りの声を聞きつけ、顔を上げた。『ちくしょう……神の助けなんか、祈るんじゃないよ！』それが、母の口から出た最後の言葉だった。数分後、母は死んだ」

魔女タイプのボーダーラインがコントロールを譲りわたすことは、けっしてないのかもしれない。

魔女タイプの母親のモットー「人生は戦争だ」

魔女は子ども時代の経験によって、人生は生き延びるための闘いだと学んでいる。そして、子どもたちにも、自分の知る人生――憎しみと、戦いと、殺しのために生きる強制収容所での人生――に備えさせる。魔女の子どもたちは、危険を怖れないこと、それどころか、危険を追い求めることを学ぶ可能性もある。魔女の子どもたちは、危険を怖れないこと、それどころか、危険を追い求めることを学ぶ可能性もある。また、他人をコントロールし、弱みを感じとり、それにつけこむことを楽しむかもしれない。そして、壊れ、愛することも、信頼することも、感じることもできない大人に成長する。魔女の子どもは、魂を殺された被害者なのだ。彼らが生きていることを実感できるのは、苦しんでいるとき、あるいは苦しみを与えているときだけなのかもしれない。

魔女タイプの母親が子どもに植えつけるメッセージ

「わたしにはおまえを殺すことができる」
「後悔させてやる」
「目にものを見せてやる」

「おまえは苦しんで当然の人間だ」
「おまえさえいなければ、もっといい暮らしができるのに」
「わたしの支配から逃げだすことはできない」
「おまえを支配するのは、親としての当然の権利だ」
「つけは払ってもらう」

魔女の子どもは、絶望的な環境で育つ。魔女のコントロールと支配への欲求は、子どもを激しい怒りと不安と自己嫌悪でいっぱいにする。魔女の言葉はときとしていやしく、心は石のように冷たい。わたしの患者エイミーは、神へのゆるぎない信仰をはぐくむことによって、子ども時代の恐怖を生き延びた。母親の虐待が原因で不治の心の障害を負いはしたが、現在の彼女は愛情深い妻であり母親であり、職場でも非常に重用されている。神への信仰と、自分は愛されているという信念が、母親の破壊的な攻撃から彼女の魂を救った。彼女が子ども時代に耐えたこと、彼女を救った強い心は、だれが聞いても、信じられないほどだ。

魔女の子どもは母親の面前では感じないこと・泣かないこと・笑わないこと・微笑まないこと・顔をしかめないことを学ぶことによって、子ども時代を生き延びる。魔女タイプの母親に育てられた人は、精神的な地獄を味わった人なのである。だれかが介入しなければ、子どもが生き延びることはかなわないかもしれない。

Ⅲ部　家族におよぼす影響

7章　迷える子どもたち――「完璧な」子どもと「くずの」子ども

「この、性悪め……まったく、なんてことだろう！　世界中から、すっかり身を隠させたと思っていたのに、おまえはわたしを裏切ったのだね！」

――『ラプンツェル』

［相談者レイチェル］両親の離婚後、ボーダーラインの母親から否定されつづけて育った。科学者として成功した今も、自分が無価値であると感じている。

「わたしの子ども時代の日記はいつでも決まって『楽しい一日だった。わたしは幸せ』ではじまります。自分が『ふり』をしていることにも気づかないまま、完全に本心を封印していたのです。わたしは誠実で、従順で、素直で、もの静かで、母親の愛情を勝ちとることを望む子どもでした。そして、母がわたしに欲求するとおりの子どもになりました。幸せ以外のすべてを備えた子どもに」

レイチェルは大手製薬会社につとめる、優秀な科学者だった。魅力的で、有能で、周囲の尊敬を得ている彼女は、頼もしく、誠実で、従順で、素直な女性だった。彼女は、幸せ以外のすべてを備えた大人だった。

一人娘だったレイチェルは、両親の離婚後、母親と祖父母と暮らしていた。母親は、レイチェルによれば、娘にほとんど目もくれず、気まぐれで、そうかと思うと「わがままだ」とか「性悪だ」といって責めたて、レイチェルがどんなに一生懸命いい子になろうとしても、母親のめがねにかなうことは、ついぞなかった。母親が優しいときには優しいときで、いつでも「急転換《ターン》」に備えて身をすくめていた。大人になってからもつけつづけていた日記に、レイチェルは痛ましい真実を記録していた。「ママの言葉は酸さながらに、わたしの魂を焼きこがし、黒くしなびた残骸にしてしまう。わたしにできるのは、ただ、顔をそむけることだけ。けれどそうすれば、母は大袈裟すぎるとか、思いすごしだとか言って責めるのだ。攻撃の矛先を向けられると、わたしはまるで、命のないただの抜け殻のように時空をふらふらとさまよう。わたしはもう、母の子ではなく、母はもう、わたしの母ではない。わたしはいつでも棄てられる、役たたずのモノにすぎない――一文の価値もない、ただのごみにしか」

レイチェルは他人が自分の「真相」に、つまり実は彼女が無価値であるということに気づくのを怖れていた。そして、彼女はこう思うことで、それに対抗した。「わたしは『十人並み』なんかじゃない。……ほかのだれよりも、努力しなければ」。彼女の魂を支える「わたしという梁《はり》」はもろく、そのため、彼女の自我はたやすく崩れてしまう。彼女は他人よりも秀でなければならないという強迫観念を抱いており、自分自身に非現実的な期待を課し、肩の力を抜くことができなかった。彼女は自分を、母親の目を通して――役にたちそこなえば、あっさり棄てさられるモノとして、見ていた。

レイチェルは子どものころからずっと、ある悪夢を繰りかえし見ていた。彼女は一人きりで地下室で遊んでいる。好きな音楽にのって、うっとりと踊っていると、低いうなり声が聞こえてきて、思わず窓を見る。すると、オオカミの鋭い黒い目が、彼女の目に突き刺さる。牙からはよだれがしたたりおちている。恐怖に凍りつき、叫ぶことも、あえぐことも、息をすることもできない。ようやく、母親が姿をあらわし、レイチェルはわなわなとオオカミを指さす。しかし、母が窓に目をやった瞬間、オオカミは姿を消している。「いったい、なんだっていうのよ?」。母はしかる。「なにもいないじゃないの!」

オオカミが空想の産物ではないことを知るレイチェルは、一人でとり残される恐怖に震え、母のあとをついて階段を上がっていく。一人になったら、オオカミは戻ってくるにちがいないのだ。もう少しで階段を上りきるというところで、レイチェルはちらりと窓を振りかえる。地面に低く身をかがめ、オオカミは怖ろしく光る目で、彼女の一挙一動を追っている。彼女の生命を脅かす存在が見えるのは彼女ただ一人なのだ。母親には、本当に、見えていないのである。

レイチェルの夢は薄気味悪いほど、七歳のシェリルが母親のダイアン・ダウンズに殺される寸前まで聞いていたというデュランの『ハングリー・ライク・ザ・ウルフ』を思わせる。子どもたちは、自分を精神的に食いものにする母親と暮らしているということを知る恐怖に耐えられない。そのため、夢のなかで、無意識的にその恐怖を経験する。レイチェルが見たオオカミは家の外にいたが、無論、真の危険は家のなかにあった。しかし、子どもは閉ざされた環境に――母親がいなければ生きていけない依存状態に――あるかぎり、危険を否定し、母親をかばう。レイチェルがようやく悪夢を見なくなったのは、彼女が大学の一年生になり、家からはるか五百マイルも離れたときだった。

レイチェルが子ども時代の夢を話題にしてから数週間後、わたしは彼女に、母親と目をあわせるのを避けるかと訊ねた。「そうですね。たぶん」と彼女は答えた。「単なる習慣ですけれど。考えてみたこともないわ……でも、母の目をじっと見つめるのがこわいのは、事実です」。最終的には、レイチェルのなかで、母への怖れと窓辺のオオカミとがつながった。目をあわせるのを避けるのは、襲いくるかもしれない攻撃に対する本能的な反応だったのである。

レイチェルは母親のことを「嘘のかたまり」と呼んだ。母親が優しいときはあやつられているような気がするのだという。母親はときによって、彼女を「完璧な」子どものように扱い「一文の価値もないくず」のように扱った。レイチェルは母親が優しいと猜疑心をもつようになった。「わたしに言えるのはただ、ときどき、母の声音に寒気を感じてしまうということ……まるで、はめられているような気がしてしまうということだけです。あの人は泣きながら電話をかけてきて、甘ったるい言葉を並べます。たとえば、『わたしはあなたを愛しているのよ。わかっているでしょう』などなど。すると、背筋がぞくっとする……ほら、まただって。だって、妻をぶちのめしたあとで、心底反省する暴力夫とまるっきりおなじなんですから。その言葉にじんとしていたら、死ぬのは時間の問題です。ああ、だけど、わたしの相手は、実の母親なのです！」

レイチェルが母親を、暴力を奮う夫にたとえたのは正鵠《せいこく》を射ている。妻を殴打する男性はボーダーラインであることが多く、典型的に、殴ったあとに極端な後悔の念をあらわす。ボーダーラインの母親はボーダーラインの男性に比べて肉体的な暴力に走る確率は低いが、精神的な虐待や言葉の暴力も、それに匹敵する荒廃を残すものだ。後悔・怒り・罪悪感という循環は、子どもたちを破壊的な渦へと引きずりこむ。

こうした子どもにとって、母親の精神的欲求に応えられるかどうかは、生死を分ける鍵である。そのため、彼らは「真の自己」を犠牲にすることを学ぶ。マスターソンは『青年期境界例の精神療法』で「真の自己」をこう定義している。「善も悪もあわせもち、現実に根ざした全き自己。創造的で、自発的で、自己主張をつうじて機能する……そのありようは自律的である」。しかしこの自律――自らによる方向決定と自己表現の自由は、ボーダーラインの親をもつ子どもたちにとってはもち得ないものなのだ。ボーダーラインの母親が自立を裏切りとみなし、自律を罰するかぎり、子どもはいつわりの自己を作りあげ、真の自己は、生きながら埋葬される。

レイチェルは、とるに足らない失敗に対しても、厳しい罰を待つのがくせになっていた。子どものころ、母親はただ、昼食を買うお金を忘れていったというだけで、厳しくしかりつけた。そうやって育った彼女は、ほんのわずかな失敗をするだけでも、自分が役たたずだと感じる完璧主義者だった。決断に際しても、人間関係についても、小さなものごとをくよくよと思いわずらう。なにもかもが完璧でなければ気がすまないのだ。当然の結果として、彼女はめったにリラックスしない。

ボーダーラインの親をもつ子どもは、レイチェルとおなじく、ことをなりゆきにまかせたり、のびのびとふるまったり、遊んだりする余裕をまったくもたないことがある。ウィニコットはこう書いている。「遊びほど普遍的で、健全さの証となるものはない。遊びは成長を、ひいては健康を促進する……遊びは、自然な行為なのである」。子どもたちは、楽しむことに困難を覚える、勤勉な労働者なのかもしれない。彼らは、どうやって肩の力を抜いたらよいのか、どうしたら揺ぎない自信がもてるのか、わからないのである。

言葉の裏を読み解く名人

ウェブスター辞典の定義によれば、子育て《マザリング》という行為は「いつくしむこと。または守ること」である。J・ミラーらが編纂した『ママがくれた奇跡——母の愛と勇気の実話集（仮題）』には、感動的なエピソードがおさめられている。「わたしの六歳のお誕生ケーキは、ママの花畑から摘んできた鮮やかなピンク色のバラで飾られていた。小作人の家に生まれたやせっぽちの小娘だったママは、今は、丈夫なガーデニング用の手袋をはめたレディーだ。ママはいつもたっぷり食事を作ってくれた。子どもたちの皿をいっぱいに満たし、ひもじさとはどんなものかなどと語って、しかりつけることは一度もなかった。お風呂は香りと泡でいっぱいで、わたしたちはママと、ママの妹が、石鹸をガソリンスタンドから盗んでこなければ、からだを洗うこともできなかったという昔話なんて聞かされたこともなかった……ママはわたしたちを、自らの過去に巣くう、本物の、そして架空の怪物から守ったのだ」

ボウルビィはこう理論づけている。「健全な精神のために不可欠だと考えられるのは、子どもが幼少期に、母親との温かく親密で継続的な関係を経験することである」。しかし、ボーダーラインの母親をもつ子どもが経験する「子育て《マザリング》」は、質的に、この定義とはことなる（母親の声に「寒気を覚える」子どもが少数派であることは幸いだ）。

ボーダーラインの母親をもつと、子どもは、精神的なメッセージに含まれる裏の意味を読み解く達人になる。そして、大人になってからも、まずは他人の行動の裏にひそむ動機を探ることが習い性になってしまう。ある人物はそのことをこう説明した。「子どものころ、いろいろなことに、表と裏がありました。だから大人になった今でも、たとえものごとがうまくいっていても、いつもそれを疑ってしまうのです」。こうした人たちは、自分の気持ちを表現することに困難を覚える場合があり、正直すぎれば他人に足をすくわれるのではないかと不安を抱いている。常に地に足がついておらず、他人の言葉の真意に疑いをもってしまう。子どものころ、たった今まで「たしかな真実だったこと」が、次の瞬間には崩れさるという経験をしているために、〈妥当性の確認〉を――他人に現実感の裏づけを求めてしまう。

ゴールマンは、情動の脳《エモーショナル・ブレイン》が、生存を脅かす対象に意識を集中させる機能をこう解説している。「瞬間的な判断――たとえば『食うか、食われるか』といったような決断を下すこと」。ボーダーラインの親をもつ子どもの頭には常に、研究者の言う「リスク評価」がある。つまり、そのときどきの母親の精神状態を見抜くことだ。それは、息をするのとおなじ、無意識的で意思と関係のないプロセスである。彼らは自分たちがそうしていることに気づいてもいない。否認の分厚い壁が、子どもたちにとって、あまりにもおそろしく直面できないものを見ずにすむように、目隠しをしているのである。

分裂

ボーダーラインの親は、「オール・オア・ナッシング」という思考パターンによって、子どものイメージの分裂を招く。レイチェルの場合は一人っ子だったために、母親は交互に、彼女を「完璧」とみなしたり「くず」とみなしたりした。小児発達の研究者であり、子どもと母親、父親、その他の保護者との関わりあいについて多数の著作をもつT・ブラゼルトンは、「親というものはすべからく、無意識的に、子どもに肯定的・否定的な特性を投影する」と主張している。赤ん坊が生まれた瞬間からもっている個性が、無意識的に、両親が過去に出会った人を連想させるためだ。「おとぎ話に出てくるよい妖精や不吉な魔女のように、これらの亡霊は子どもに好意的、あるいは悪意的な呪文をかける力をもっている」。ブラゼルトンによれば、通常は、その子どもがもつ「真の自己」が、両親をこれらの投影から引き離し、「亡霊は子ども部屋の壁裏へと追い払われる」。しかし、ボーダーラインの母親の場合は、この投影があまりにも鮮明で強烈であるため、ある瞬間は「完璧」だと思った子どもを次の瞬間には「くず」だと思うかもしれない。ボーダーラインの母親をもつある娘は、十一歳のころ書いた詩に、自分の子ども時代の精神状況を託した。

風

いつも変化して
どちらへ行くのか、見当もつかない。
こうかもしれない、と思っても

気まぐれに、向きをかえてしまう。
荒々しくて、いじわるで
なのにときには、優しくそよぎ、姿をかくす。
ときには内に力を秘め
ときにはすべてを吐きだす。
暑い夏の日を涼ませ
冬の雨を凍らせる。

とはいえ、ラインハンはボーダーラインを奇異の目で見るのはまちがいだと考えている。「そもそも、蔑視感情は、わたしたちが、ある個々人を、自分とはちがうと切り離すことによって生まれる。もしかしたら、差別するために、蔑視する場合もあるかもしれない。しかし、ひとたび、（わたしたち自身のそれをふくめて）常人の行動に影響をおよぼす行動原理と、ボーダーラインの行動に影響をおよぼす原理とがなんらかかわりないということに目を向ければ、わたしたちはより思いやりを呼びおこしやすくなり、彼らがかける迷惑に対しても情けぶかく応えることができるだろう」

普通を求めて

しかし、だからといって、ボーダーラインの親をもつ子どもたちに、彼らの経験が正常だと思いこませるのも、やはり、まちがっている。ボーダーラインは、本人も、自分たちが人とちがうことを感じているし、その苦しみを認めてもらう資格がある。彼らの不安・怒り・嫉妬・恨みなどの感情の強烈さは、まったく普通ではない。それを普通であるかのように決めつけるのは、子どもたちばかりではなく、当人の経験を軽んじることでもあるのだ。現実に根ざした〈妥当性の確認〉が行われることが、どうしても必要なのである。

自らもボーダーラインであり、かつてボーダーラインの母親の娘でもあったある患者は、セラピストに、普通の人たちは日々をどう整理しているのかと訊ねたという。母親がほとんど一貫性というものをもたなかったために、その患者は、時間の区切りをつけるすべを学ばずじまいだった。彼女の回想によれば、子どものころ、友達のお母さんたちは毎晩おなじ時刻に、夕食に子どもたちを呼んでいたが、彼女は、自分にいつ食事が与えられるのか、いや、そもそもありつけるのかどうかすら、まったくわからなかったという。食事の用意を整え、テーブルに並べることは、彼女の母親の手には余ることだった。何年ものあいだ、患者は牛乳というのみものが人に好まれる理由がまったく理解できなかった。それというのも、母親が食卓に出す牛乳は、しばしば痛んでいたり、室温に放置されたものだったりしたためだった。痛んだ牛乳と冷たく風味がよい牛乳とのちがいを発見するのは、わくわくする経験だった。人生はよいものになりえる。時間はきちんと区切ることができる。目標は達成できる。ただし、ボーダーラインの母と娘は、なにが普通でなにが普通でないかを理解するために、助けを必要とする。

子どもにわかるのは、自分の経験したことだけだ。よそのお母さんたちはほんのささいなことに突然感情を爆発させたりはしないということに、慢性的に気持ちが乱れていたり、鬱状態にあったり、不安に満ちていたり、うちのめされてはいないということに、子どもたちは気づかないかもしれない。子どもは、自分自身の経験しかもたず、それを基準として、世の中や自分を判断するしかないからだ。

ボーダーラインの母親の、子どもに対するイメージが分裂する傾向は、子どもの自分に対する印象をゆがめてしまう。子どもは、親が自分を見るように、自分を見るのである。

ある子どもが「完璧」とされ、別の子どもが「くず」とされる理由は、母親がその子になにを見ているかという、投影の質による。男の子に「くず」の烙印を捺す母親は、男性から性的虐待を受けた経験をもち、無意識的に、男性への憎悪を息子に投影する場合がある。複数の娘をもつボーダーラインの母親が、長女を夫の愛情をめぐるライバルだとみなすこともある。また、子どものある特定の性質が、意識下で母親に、自分の憎んでいる部分や愛している部分を連想させる場合もある。なにがこの投影の源なのかは、個々の母親によってちがう。しかし、セラピーを受けないかぎり、この投影の源が理解されることはけっしてないかもしれない。わざと、ある子どもを別の子どもよりも愛する親は、いないのである。

「完璧な」子ども

［相談者ジョアンナ］ボーダーラインの母親に、「完璧な」子どもとして育てられる。セラピーを受けて三年、ようやく本当の自分が見えてきた。

わたしには、母がなぜ姉にそうまでつらくあたるのか、さっぱりわかりませんでした。母はしょっちゅう、姉を生まれついての性悪なんだと決めつけて……二人の喧嘩は、それは壮絶でした。わたしは臆病にも、隅に身をひそめてその場をしのぎ、あとから、こっそりと姉をなぐさめようとしました。自分がそういうしうちをまぬがれていることが、とてもずるいような気がして、うしろめたく、気がめいりました。姉はなにも悪いことをしていないのです。姉には、母にあんな目にあわされるいわれはありませんでした。そしてわたしにも、母に特別扱いをしてもらう理由はなかったのです。わたしはよい子などではなかったのですから！　わたしはただ、おびえていました」

セラピーをはじめて三年が経ち、ジョアンナはようやく、母親に対する本当の気持ちを覆い隠してきた、秘密と不安のとばりを上げた。セラピストと患者という安全な関係のなかで、彼女はさながら今しも咲こうとする花のように、自分を開放した。最近みまわれた重大な事件によって、彼女は新しい視点を得た。過去の自分の境遇、そして、これからの自分が進むべき方向が、はっきりと見えたのである。「洗濯ものを片づけていたときのことです。いつもよりも、鼓動が速くなっていることに気がつきました。わたしはベッドに腰を下ろし、昼食を抜いたせいよと思いました。でも、数分後、めまいがし、からだに力が入らなくて、こわくなりました。『パニックにおちいってはだめ。なんでもないわ……すぐによくなるわよ』と自分に言い聞かせました。手は衣類をたたみつづけていましたが、意識は鼓動に集中していました。ふらふらして、まるで、頭とからだがばらばらになっているようです。腕と指がちくちくと痛みました。まだ、たったの四十歳だというのに。心臓発作を起こすような歳ではないのに」

ジョアンナは救急車を呼んだ。到着した救急医療士はソファーにへたりこんでいる彼女を発見し、脈をとり、血中酸素濃度を調べ、即座に過呼吸の診断を下した。浅く短い呼吸によって血中の酸素が飽和状態になり、速い鼓動、めまい、手や腕のちくちくとした痛みが引き起こされたのである。この、命の不安を覚えた事件を引き起こした原因はなんだったのか、ジョアンナはセラピーをつうじて理解することができた。

ジョアンナは四十歳の誕生日を迎えたばかりだった。バースデイ・ケーキに置かれたおもちゃの墓石はもちろん、周囲のユーモアだったのだが、実際、彼女は中年の域に入ったことを祝う気持ちにはなれなかった。ではなぜ、四十歳の誕生日が不安を誘発したのか。ジョアンナは、「もしかしたら、わたしは実は一度として、自分自身の人生を生きてこなかった。時間だけがむなしくすぎていくと悟って、パニックを起こしたのかもしれない」と語った。その後の治療で、彼女の母親に対する怒りと恨みが、しだいに表面化していった。

ジョアンナは完璧な妻であり、母親だった。反抗したことも、口答えしたことも、本当の自分を強く押しだしたことも、一度もなかった。実際、パニックの発作を起こしたときも、彼女は従順に――洗濯物をたたんでしまうという行為さながらに――不安をおしころしていたのだ。しかし、炭酸飲料のボトルを乱暴にふれば、やがて中身が噴きだすように、ついに本当の気持ちが爆発したのだった。

「完璧な」子どもの特徴
・ボーダーラインにならない

「完璧な」子どもは、母親の、理想化された人格だけが投影されるため、境界性人格障害を発達させることはほとんどない。だが、母親の「完璧な」子どもと融合したいという欲求が、深刻な心理的な葛藤を引きおこすことはまぬがれない。おそらく「完璧な」子どもが経験するもっとも破滅的な心理的葛藤は「自分がにせものだ」と——自分のことを優れているとか有能だと思う人は、誤解をしているのだと、感じることだろう。

「完璧な」子どもは、「親にされた子ども」——親の親代わりとなって面倒をみるよう、しつけられた子どもである。だいたいにおいて、従順で忠実であり、家庭内で幼いセラピストのような役割を果たしている。ボーダーラインの母親は精神的な救済と保護を求めて「完璧な」子どもに特権を与える。秘密をあかされ、パートナーの身代わりをさせられ、まだ子どもなのに大人扱いをされた子どもは、周囲を欺いているという詐欺師的な心理におちいる。その基盤にあるのは、しょせん、大人ぶっているだけで、本当の自分は無能なのだという深層心理である。どんな偉業を成しとげても「完璧な」子どもは成功を自分自身の努力ではなく、幸運や運命のおかげだと考えるため、まったく満足感を得られない。

ボーダーラインの母親は無意識のうちに、この「完璧な」子どもとの融合を請い求めている。この子どもをつうじて代償的に生き、その達成をつうじて、周囲の妥当性の確認を求めるのだ。子ども本人は自立を求めているのに、その気持ちを認識することはなく、精神的に「完璧な」子どもと融合する。子どもは、食い尽くされ、抜け殻になったような気持ちのまま取り残されるが、それでもなお、母親を裏切ることを怖れ、結局は自分自身を裏切ってしまう。「完璧な」子どもにとって、親密さを要求する母親を拒絶することは、あまりにも気まずく、あまりにも罪悪感を覚える行為なのかもしれない。

ディー・ベッカーは『暴力から逃れるための15章』で、「仲間意識の押しつけ」を、詐欺師や犯罪者が用いるもっとも洗練された操作の一つだと述べた。「連帯関係の強制は、効果的に、本来ならまだ熟していない信頼を無理に確立する。なぜなら、『わたしたちは一蓮托生だ』という相手の姿勢を拒絶するには、自分が無礼なような気持ちを味あわずにはいられないからである」

「あなたは本当にわたしにそっくり」「あなたみたいにママのことを理解してくれる人はいないわ」「頼れるのはあなただけよ」「あなたがいなかったら、わたしの人生に生きる価値はないわ」。これらの言葉をちらつかせ、ボーダーラインの母親は無意識的に「完璧な」子どもに仲間意識を押しつける。

しかし、母親の「完璧な」子どもと一つになりたいという欲求は、反対に、罪悪感にさいなまれた子どもを遠ざけるかもしれない。母親にとって「完璧な子ども」とは、理想化された自分の一部なのであり、その愛情は、子どもではなく、自分の欲求本意でしかない。たとえば、自分が寒いと思えば、子どもが暑がっていようが寒がっていようがおかまいなしに、子どもにセーターを着せる。子どもがセーターは要らない、と言えば、母親は自分が拒絶されたと感じ、子どもを叱責する。

ディー・ベッカーは、信頼関係を築こうとする人はだれであっても、相手をくつろがせるよう努力しなければならないと指摘している。親代わりにされた子どもは直感的に、自分に課せられた役割が不当なものだと知り、母親の幸福が自分一人の肩にかかっていることを知って恐怖に身をすくめる。子どもを、母親の人生の責任を負わせるような無理な立場に置くようなことは、けっしてあってはならないのである。

・不安と憂鬱と罪悪感をかかえている

「完璧な」子どもは自分の本当の気持ちに気づいていながら、それを抑制しているため、憂鬱と不安に悩みがちである。常に他人の精神状態に頭を悩ませているために、なかなか喜びを噛みしめることができず、非常に鋭敏な洞察力を備えているいっぽうで、自分自身の感情への洞察を欠き、そのため、漠然とした憂鬱にも気づいていない場合がある。

「完璧な」子どもは、自分の喜びに罪悪感を覚えてしまうことがある。長期の休みや祝日やパーティーのような楽しいはずのことに、激しい苦痛がともなうのだ。母親が理想化したイメージを身の程知らずだと感じており、楽しい生活を送る資格はないと感じてしまうこともある。ただでさえ身に余るものを与えられているのに、それ以上を得る資格はないと感じるのだ。こうした子どもは強迫的に、本当は自分自身が必要としているものを他人に与えてしまうかもしれない。

一説によると、ボーダーラインの母親をもつ非ボーダーラインの娘は、母親を喜ばせられないことを非常に苦にする。そのため、強迫的に母親の是認を求める行為におよび、精神をすり減らしてしまいがちだ。また、多くの「完璧な」子どもに鬱・不安・罪悪感が見られ、他人の面倒をみる責任に圧倒されているうえに、自分を省みる資格などないと感じている。本心や欲求を表現することに困難を感じ、認められたり、注目されることに極度の気づまりを感じる。

「完璧な」子どもは「くず」の子どもとおなじようにセラピーを必要としているが、彼らが治療を求める可能性は低い。ボーダーラインの母親をもつ非ボーダーラインの娘は、正常な感情とより原始的な感情との区別がつきにくく、感情と行動を混同しがちだという。彼女たちは母親のようになるのを怖れ、強い感情の表出を、ボーダーラインの行動と混同してしまう。そのため、感情表現を抑制し、穏やかで落ちついたふりを装うかもしれない。こうして内面化された不安や罪悪感や憂鬱は、だれの目にも触れず、治療を施されることもなく放置されてしまう可能性がある。

・専門的な職業で成功する傾向が強い

「完璧な」子どもは成功した大人になるが、必ずしも幸せとはかぎらない。正しいことをしなければという先入観が、本来の、創造的な自分を抑圧してしまう場合がある。彼らはひどい上司や、不愉快な職場環境や、不幸な結婚に耐え忍んでしまいがちだが、これは、自分自身の幸福よりも他人の期待に応えることを重視するためだ。そのため、名誉や富や成功をほしいままにしながら、ほとんど楽しみを得られないということになる。

「完璧な」子どもは大人の人間関係においても、親代わりの役割を担いつづけ、誠実に、背負いきれないほどの責任を果たそうとする傾向がある。他人を失望させることを怖れるため、能力を超えた責任を負い、精神的なゆとりを失ってしまう。彼らにはとにかく、ノーということができないのである。些細な失敗によって自尊心に破滅的な打撃を受け、内面化された不安が妨げとなって自分の成功を楽しむことができない。彼らの精神的エネルギーの多くは、自我の基盤を打ち砕きかねない失敗を避けることに注ぎこまれている。

「完璧な」子どもは、些細な失敗によって「死んでしまいたい」と思い、自我が打ち砕かれたような気持ちになることはあるが、自殺願望を実行に移すことはない。むしろ、「完璧な」子どものパニックの発作を誘引するのは、成功なのである。成功すればするほど、彼らの不安は募っていく。彼らは満足や心の平穏を得ることはほとんどない。「くずの」子どもが犠牲になっていると考える場合はなおさらである。

ボーダーラインの母親が「完璧な」子どもに植え付けるメッセージ

「わたしを幸せにできるのはあなただけ」
「あなたがいなかったら、生きている甲斐がないわ」
「わたしを見棄てないでおくれ」
「あなたは特別な子だ」
「わたしの幸福はあなたにかかっている」
「わたしの人生の責任はあなたにある」

他のきょうだいへの罪悪感

「くずの」子どもが拒絶されることに恐怖心を抱いているのに対し、「完璧な」子どもは成功することに恐怖心を抱いている。「完璧な」子どもは「くずの」子どもが経験しなければならなかった虐待を免れているがゆえに、成功によって、誇りと喜びではなく、恥辱と罪悪感が誘引される。「くず」

とされたきょうだいへの虐待を目のあたりにしてきた「完璧な」子どもが、死ぬほどの罪悪感にさいなまれる場合もある。次に紹介するジョアンナの日記の抜粋は、彼女の苦悶の深さをあらわしている。

「タイム誌の今月号で、胃がむかつくような記事を読んだ。『戦争の傷跡』と題したその記事には、シエラ・レオネの反乱組織に両腕を切り落とされた十三歳の少女の写真が掲載されていた。家族は彼女の不運に涙を流し、彼女がまにあわせの義手で食事ができるように、介助をしている。少女のこんな発言が引用されていた。『どうしてあの人たちがわたしにこんなことをしたのか、さっぱりわかりません』と。わたしはこの少女に手紙が書きたくなった。それでもあなたは幸せだ、と。だって、まだ魂を失ったわけではないのだから。そして、あなたには、愛してくれる家族がいるのだから、と。

彼女はわたしに、姉を思いださせたのだ。ただし、姉は彼女のような支えや優しさには恵まれなかった。姉もまた、アメリカの郊外の、閉ざされたドアの内部で吹き荒れた、家庭内戦争によって魂を不具にされた犠牲者だった。わたしには、なぜ母が、見る影もなくなるほど、姉の魂を切り刻んだのか、さっぱりわからない。母は子どもの一部を、二度ととり返しのつかないほどに、だめにしてしまったのだ。あれから四十年経った今、姉はまだ生きることに四苦八苦している。だって、人間の魂を補う装具はないのだから。

けれどだれも気づかない。腕を失ったわけではないから。この種の戦争の物語は、だれ一人読みたがらない。今この瞬間にも、アメリカ全土の閉ざされたドアの向こうで吹きあれる戦争で、どれほど多くの子どもたちが不具にされているかということに、だれも気づかない。そしてだれも、魂を失った人々を助けるすべを知らない」

歴戦の戦士は、生き残った者の罪悪感が、自分に生きる資格があるという感情すら奪いかねないことを知っている。「完璧な」子どもは「くずの」きょうだいが経験した虐待を免れたことによって重い罪悪感を抱き、そのあまりに、強迫的に他人の面倒をみたり、苦難や病気や不正や虐待の犠牲者を救う使命感を抱くようになる。彼らには、きょうだいがめちゃくちゃにされる過程を目撃したことで、自分がどれほど大きな傷を負っているかを自覚していない。「完璧な」子どもはボーダーラインになることはないが、彼らの心には、銃弾の破片を浴びた無数の穴が開いている。彼らは理由もわからないまま、悲しみや罪悪感を覚える。

ゆっくりと、時間をかけて、ジョアンナは自分自身も犠牲者だったことに目を向けていった。自分が、母親のためにどれほど多くを犠牲にしてきたか、それに対する秘めた怒り。姉を救えなかったことに対する、深い悲しみ。彼女は半生を、母親の下士官として仕えてきたのだった。しかし、今、戦争は、終わった。

もしも「完璧な」子どもの自我をレントゲンにかけることが可能だとしたら、そこに映るのは、無数のひびが入ったもろいガラス細工かもしれない。外面的にはなんの傷も負っていないように見えるが、ひびのはいった魂をもつ子どもは、もろい自我をかかえて生きている。内面的な自分が外面的な自分と交戦状態にあるのだ。

「完璧な」子どもは、あまりにも深く、あまりにも古くて見つけることのできない苦痛の源を表現することもできないまま、暗黙のうちに苦しむ。しかし、傷ついた魂を完全に元どおりにすることはできなくても、魂がこれ以上傷つかないように守るすべを学ぶことはできる。拒絶・抑圧・昇華などのかたくななよろいは、自らの苦痛の認知を遠ざける。「完璧な」子どもは「くずの」子どもにひけをとらないほどセラピーを必要としているのにもかかわらず、治療を求める可能性は低い。しかし、内面の戦争を終結させ、人生を楽しむための扉を開く鍵は、精神分析的なセラピーなのである。

「くずの」子ども

[相談者カトリーナ] ボーダーラインの母親からの攻撃に苦しみ、自傷行為を繰りかえしている。

「ときどき、本当に混乱します。なにを責めたらいいのか、わからないのです。あなたなら、どうしますか? 時刻は午前二時。外に腰を下ろして、タバコを吸っている自分が、安穏としているアメリカ人たちを、自分のけがれや闇のすべてで毒してやりたいと、心から願っているとしたら? テレビを奪いとり、かわりに狂気や疑念や不安を与えてやりたい。ときどき、憎まれ、怖れられる神になりたいと思います……このうえもなく醜い山の頂に君臨する……神に。この茶番を……資本主義的でくだらないお祭り騒ぎを見下ろして、笑いのめしてやりたいのです。わたしはこの世に降り立ちたくなどなかった……世俗にまみれたくなどなかった」

カトリーナは自分の人生と自分自身を憎んでいた。真夜中、わけもわからないまま、両手の指に血がたぎり、怒りの感情が「武器をとり、だれかを一撃して命を奪え」と要求する。彼女は、自分はもう、母親の悪意に満ちた言葉の攻撃に対する免疫ができているものと思っていた。彼女は、容赦なく彼女をいたぶる母親との同居によって怒りでいっぱいになったカトリーナがそれを実感することができるのは、一人きりになる夜だけだったのだ。彼女が記録していた夢は、自殺と他殺を交互に繰りかえしていた。

子どもであれ大人であれ、精神をふみにじられる状態が長期化すると、致命的な結果になりかねない。母親との口論のあと、カトリーナは部屋に引きこもった。そして、部屋で、かみそりの刃で自らを傷つけ、感情を文字にする。カトリーナの日記は文字どおり、血塗られていた。

「くずの」子どもの特徴

・自分自身がボーダーラインになる可能性がある

ボーダーラインの母親に育てられた「くずの」子どもが、自分自身もボーダーラインの母親となるのは時間の問題だろう。ボーダーラインの母親の否定的な投影は「くずの」子どもの自己像を嫌悪に染める。母親に悪のイメージを与えられた子どもには、二つの選択しか考えられない。つまり（一）自分が悪であると信じる、あるいは（二）よくなろうともがきながら自滅する、のいずれかだ。母親のイメージは変えようがない。どんなに必死になろうとも「くずの」子どもに勝ち目はないのだ。

他人の介入がなければ「くずの」子どもが境界性人格障害をはぐくむことは避けがたい。よくあるケースでは、こうした子どもは早いうちに、薬やアルコールに手を出す。学校の成績は、彼らの否定的な自己像と、無能感を反映する。反社会的な行為や盗み、薬物の乱用、相手かまわずの性行為、家出などの目に余る反抗は、その子どもが「くず」であるという母親の確信を強める。マスターソンは、「両親はきまって、思春期の子どもは悪い仲間にそそのかされて道を踏み外したのであり、家庭内の不和がきっかけではないと主張する」と説明している。ボーダーラインの母親は子どもの行為に自分が一役買っているということを、猛然と否定する。彼女には、本当に、見えていないのである。

・苦痛の認知不能症になる

「くずの」子どもは苦痛の認知不能症――つまり、苦痛に対する反応を欠く場合がある。ある研究※によると、虐待を受けた子どもの七十五パーセントが、抜毛癖（強制的に髪の毛を抜くこと）・非行・爪かみ・激しく体を動かし頭を揺り動かす・消化できないものを食べる・硬いものをのみこむ・薬物を摂取するなどの自滅的な傾向を示すが、虐待のない環境に移された子どもはこうした行為がやみ、苦痛に対する正常な反応がよみがえった［親から精神的・肉体的虐待を受け、心身に発達障害がみられる「愛情遮断性小人症」についてのジョン・マネーによる研究］。

苦痛を正しく認知することができないこの性質のために、「くずの」子どもは罰に無頓着であるように見え、母親の怒りをあおってしまう。苦痛の認知不能は、陶酔感を誘引し、麻酔効果をもたらす脳内のアヘン様物質（オピオイド）が放出される結果として起こる。この物質がもたらす効果は、首根っこをつかまれて運ばれるときの、ぐんなりとした子猫の、ぼうっとした目つきを思わせる。ただし、被虐待児の自滅的な行為の正体が、虐待が日常化した環境に適応するための反応であり、理性を麻痺させる麻酔物質の放出に関係しているのかどうかを判別するためには、さらに多くの調査が求められる。

・不運であると思う

カトリーナは「一家の癌」を自称していた。マスターソンは、ボーダーラインの母親をもつ子どもの一部が「産みの母親を喜ばせる唯一の方法は、自分を殺すことだ」と感じていたと報告している。「くずの」子どもは、自分が異端であり、敗残者の人生を運命づけられており、この地上の汚点であると感じる。彼らの隅々まで浸透している無能感は、絵・文章・行動のすべてにあらわれる。複数のセラピストが、ボーダーラインの患者の作品に共通して描かれる黒い穴は、虚無や孤独などの精神的な深淵の象徴だと理論づけている。成人したボーダーラインの患者の何人かは、新しい恋愛関係のはじまりなど、希望を抱く際には必ず、黒い星のイメージが浮かぶと報告している。こうした患者の説明によれば、この黒い星は、希望をもつむなしさの象徴なのだという。

「くずの」子どもは自分の内面にも、世のなかにも、未来にも「くず」しか見ることができない。自分たちがよいものを、よい人々を、よいときをだめにしてしまうにちがいないと確信している。星に願いを託しても、見えるのは闇だけだ。「くずの」子どもの目には、希望は映らない。

ボーダーラインの母親が「くずの」子どもに植えつけるメッセージ

「おまえはなにもかもだめにしてしまう」
「おまえさえいなければ、もっとよい暮らしができるのに」
「わたしが不幸なのは、おまえのせいだ」
「おまえを見ているとうんざりする」

「おまえはおかしい」「おまえはうちの恥さらしだ」

「くずの」子どものすべての悲劇的な側面のうちでも、おそらくもっとも悲痛なのは、彼らがやむことなく、母親を喜ばせたいと願いつづけることだろう。ボウルビィは子どもの性質を、たとえ愛着の対象（＝母親）が怖れを誘引したとしても「脅威あるいは敵意を感じさせる人物から逃げるかわりに、すがりがちである」と説明している。かくして「くずの」子どもは母親を慕いつづけ、結果的に自分に見切りをつけてしまう。残念なことに彼らは、愛されていると感じることまでもあきらめてしまっているのである。

「くずの」子どもの自我をレントゲンにかけたら、そこに映るのは、ゆっくりと肥大し、やがて魂を食い尽くす腫瘍かもしれない。「くずの」子どもたちは自分を――とくに、自分の内面を見つめることを怖れている。彼らは自分の内面の闇を、生気を失って黒ずんだなにかを、腐って悪臭を放つなにかを感じている。それがなんであろうと、自らのコントロールがおよばないものを感じてしまうのが怖ろしすぎて、直視することができない。おそらく、セラピーの門をたたく「くずの」子どもは、よほど大きな勇気をもっているにちがいない。彼らは、自らのしおれた魂を見つめなおし、もう一度、温かい受容と理解の光に包んでよみがえらせてやりたいという強い意思をもっているのだ。

「失われた」子ども

「生きていても、あの子がセラピーに来ることはありえなかったでしょう。自分の人生に、それほどの価値があるとは思わなかったでしょうから。ボブはだれからも好かれました。なにしろ、なんでも、惜しみなく分け与えてしまうのです。それが、あの子の問題でした。おたがいティーンエイジャーだったころは、しょっちゅう、本気で腹を立てていたものですよ。本当はすごく優秀なのに、ちっとも、身を入れようとはしない。あの子がしたがるのは、友達とつるんで出かけることと、バスケットボールだけでした。麻薬におぼれて死ぬよりずっと前に、とっくに、自分に見切りをつけてしまっていたのです」

メアリーが治療にやってきたのは、弟の死後まもなくのことだった。彼女の悲しみには、道半ばで断ちきられた弟の人生への、生きられなかった人生への怒りが混じっていた。

「失われた」子どもには、だれの手も届かない。さながら浜にうちあげられた、あるいは波間にさらわれた貝殻のようなものだ。そして、彼の存在は永遠に失われた。

ボーダーラインの母親の、混沌としたメッセージを浴びながら生き延びるには、浮き沈みの激しい感情の波を乗りこなす能力が必要だ。「失われた」子どもは、波に身を任せることで――自らのコントロールを放棄することで――命を保つ。彼らは自分という存在に混乱し、権威を象徴する人物からの支配を拒否する。仕事を維持したり、約束を遂行したり、責任を負うことがなかなかできない。もしかしたら、麻薬やアルコールにおぼれるのは、感覚を麻痺させて、心と頭を切り離すためなのかもしれない。彼らは気持ちのうえでは、ピーターパンのように母親をもたず、けっして大人にならない。

「失われた」子どもは愛着に強い抵抗を示す。ものをもつことにせよ、人と関係をもつことにせよ、生きていくために必要だとは感じない。彼らがどれほど気さくで楽しく、愛想がよくても、頼りがいがあり一貫していても、信頼できることはなかなかない。彼らは、どんなものであれ、責任をともなう約束を避ける。

「失われた」子どもは、気安い態度の下で、無意味で空虚に感じられる人生を斜めに見ている。一見屈託がないが、幸せではない。彼らは社会の淵で生き、自分だけのルールにのっとって行動する。彼らが路上生活に――ホームレスに行きつくのはたやすい。家族は何年間も音信不通になるかもしれず、しばしば、こんなふうに言うかもしれない。「どこにいるのやら。もう、消息がわからなくなってしまいました」。自尊心のかけらもなく、自分の存在に意味があるという意識もなく「失われた」子どもはほとんど、だれの目にもとまらないまま、うわべだけの人間関係を繰りかえす。

ボーダーラインの子どもが健全で自立した大人になるためには、なんらかの方法で、自分の経験を理解することが必要だ。しかし、幼年期の経験を言葉で表現するのは難しい。なぜなら、情動の記憶というものは「精神状態の、言葉にならない大ざっぱなスケッチとして扁桃体に保管されるから」だ。生まれながらの聾唖《ろうあ》や盲の子どもとおなじように、ボーダーラインの子どもは自らの精神状態を整理するすべをもたない。自分が他人とちがうことを、ほかの子どもたちは音と光の世界に生まれでてくるのだということを、自覚していない。感情面に調和がないために、人生そのものがナンセンスであるかのような、投げやりな感覚が生まれる。

セラピーは、ボーダーラインの子どもが感情を整理し、表現するのを助け、自分の存在に意義を見いだす手助けをする。担当するセラピストはアン・サリヴァンの気持ちを味わうかもしれない。彼女は、ヘレン・ケラーに忍耐強く、指文字でコミュニケーションするすべを教えたが、その前段階として、まずは言葉の意味を教えなければならなかった。「水」という語の意味を理解するまで、ヘレン・ケラーは、自分がどんな世界を経験しているかを表現する言葉をもたなかったのである。彼女は有名な自伝でこう説明している。「羅針盤も、測鉛線［海深を測る道具］ももたないわたしには、港がどのくらい近いのかを知るすべがまったくありませんでした。『光を！　光をください！』。それが、わたしの魂の、声にならない叫びでした」。ボーダーラインの子どもたちは、それぞれの暗闇のなかで、光を探し求めている。ボストンの慈善家サミュエル・グリドリー・ハウ博士は、目も見えず、耳も聞こえないある婦人への援助を、こんな言葉で嘆願した。「この人の魂を光に照らすために、わたしたちにできることはなにもないのでしょうか？　たしかに、機を逸してはいるが、もしかしたら、まだ、まにあうかもしれません。もしもこの女性が、土砂崩れで生き埋めになっているのだとしたら、近所近隣の人々はこぞって、彼女を助けに走るでしょう……助かるみこみが少なくても、本当に、なきに等しくても、彼女を救うために、必死で土砂をかきわけるはずなのです。そこで考えていただきたい。魂が、肉体よりもおとる存在だなどということが、いったい、あるでしょうか？」

マスターソンの、ボーダーラインの青年やその母親の治療に関する言葉は、ハウ博士の言葉をそのままなぞっている。「彼らのセラピーは困難で時間を食ううえに……障害だらけだ。しかし、断じて不可能ではない。誠意をもって続行すれば、努力は十二分に報われる。そして、もがき苦しみながら、奪われ、見棄てられた人々を救い、すがりつく救命具を、そしてやがては彼らを導く光の灯を、与えることができる」。生き埋めにされているような気持ちを味わうのは、ボーダーラインの母親やその子どもたちにとっては普通のことだ。助けの手が差しのべられなければ、彼らは救われない。

もしも一石を投じることができる者がいるとしたら、それは、父親だ。かつてフロイトは言った。「わたしには、子ども時代に、父親の庇護以上に必要なものなど考えもつかない」。父親の人格構造によって、母子間の病的な精神の力学は一層強められるか、あるいは、健全なつりあいが保たれるかもしれない。それを左右するのは、父親が、自分自身の子ども時代に、どれほど健全な愛情を体験したかということである。

8章　あてにならない父親たち

「いけないよ、おまえ」ときこりは言った。「無茶だ。わが子を森に置き去りにするなんて、そんなむたいなことはできないよ」

——『ヘンゼルとグレーテル』

一九九九年九月、アーカンソー州のリトルロックで、ある夫婦が二人の子どもたちを荒野に置き去りにして死なせた。一歳半の息子の骨が発見されたとき、父親は警察に「池の近くにも子どもを棄てた」と供述した。警察はその近辺で、もう一人の、二歳半になる子どもの遺体を捜索した。検察官、フレッチャー・ロング・ジュニアは両親の動機をこう説明した。「彼らは、二人の子どもを厄介払いしたかったのです」（一九九九年九月九日刊　インディアナポリス・スター紙より）

おとぎ話の登場人物たちは、信じられないほどそっくり現実をうつしとっているものだ。児童虐待の研究者ジョン・マネーは、児童虐待やネグレクトにおいて、片方の親にもう片方の親が共謀・加担する現象をこう説明している。「共有した不条理が実体化する現象で、いわゆる、フランス語名で知られる精神病『二人精神病《フォリ・ア・ドゥー》』〔共有精神病性障害〕である。これは、親の一方が根強い不条理な思いこみや妄想を抱いており、もう一方がそれに同化することをいう」

子ども時代に人間性を剥奪された親はしばしば、わが子に対する共感に欠ける。こうした親はたがいの異常な行為を強化しあい、抑圧された自己嫌悪を子どもに移しかえる。ただし、あきらかにいえることは、ボーダーラインの母親とその夫のほとんどが子どもを殺したりはしないということだ。子どもを犠牲にする度合いは、両親の、意識下の軋轢による。

父親も、母親とおなじように、抑圧された子ども時代の経験に根ざす無意識の精神力学を再現する。ボーダーラインの母親とその子どものあいだにくりひろげられるドラマにおいて、父親は、子どもの行く末を占う、決定的な役割を演ずる。

ボーダーラインはどのようなパートナーを選ぶのか

ラッカーは「境界性人格障害をもつ女性（ボーダーライン）は、自己愛性人格障害をもつ男性（ナルシスト）と結婚する傾向がある」と説明している。ナルシストは特別視されることを必要とし、他者の賞賛を求める。こうした男性は搾取的で、自己中心的で、魅力的で、カリスマ的で、支配的で、気ままである。自分の真価が認められていない、あるいは自分は望まれていないと感じると、内にこもる傾向がある。自らに他人を必要とすることを許せず、そのため、結果的に、周囲はおとしめられたような気持ちを味わう。こうして、他人にたやすくいやしめられるボーダーラインの妻と、他人をいやしめがちなナルシストの夫とのあいだに、軋轢が生まれる。

しかし、ボーダーラインの女性がすべてナルシストの男性と結婚すると決めつけるのは、正当ではないし、正確でもない。メアリー・トッド・リンカーンは夫をシェイクスピアのリチャードⅡ世にたとえているが、リンカーン大統領に、自己愛性人格障害の兆候は見られない。おそらく、ホワイトハウスに住むという野望が、メアリーを「王者になる将来性を秘めた男性」であるリンカーンに惹きつけたのだろう。つまり、ボーダーラインと結婚する男性がすべてナルシストというわけではないのである。

一般論というものは、あくまで一般論として——すなわち、経験をはかる指標となるべき、非特異的で、全体的なパターンとして理解しなければならない。実際には、ボーダーラインと結婚する男性の多様なタイプに共通する特性は、母と子の病的な精神力学を増幅させる傾向があるということだ。マスターソンは、ボーダーラインの母子を扱った著作のなかで、こう述べている。「(こうした) 父親はたいていの場合、受動的で、妻に支配されながら、一方で妻と大きな距離を置く」。マスターソンの考えでは、ボーダーラインの女性の多くは、対等なパートナーとなるべき男性よりも、自分の面倒を引き受けてくれる男性を結婚相手に選ぶという。

父親たちの四つのタイプ——カエル王子・狩人・王・漁師

ボーダーラインの母親をもつ子どもの経験を理解するうえでは、両親の関係を理解することが必須である。

「みなしごタイプ」は、自分が救うことができ、いつか自分を救ってくれるかもしれない「カエル王子」と結婚する傾向がある。結婚式の当日、おずおずとしたみなしごは、こんなふうに思うかもしれない。「そうよ、いつか、彼だってかわるかもしれないわ」。みなしごタイプはカエル王子の無力さに共鳴し、本来自分自身が必要としているものを、彼に与えられるかもしれないという夢を見る。しかし、残念ながら、彼女の夢が現実となることはめったにない。カエルは、カエルであることを楽しんでいるかもしれないからだ。

「かごの鳥タイプ」は、彼女に同情し、守ってくれる「狩人」を求める。かごの鳥タイプのボーダーラインは狩人の勇気をうらやみ、心を安らがせてくれる彼の存在を、絶望的なまでに必要とする。「女王タイプ」は、卓越した個性と富と権力によって注目を集める「王」を求める。このため、ほかの三タイプに比べて、ナルシストと結婚する傾向がより強い。

「魔女タイプ」は、自分が支配し、コントロールできる「漁師」を求める。魔女が選ぶのは、彼女の勇気をたたえ、彼女の命ずるままに意思を棄て、言いなりになるパートナーなのである。

ここで注意しなければならないのは、カエル王子・狩人・王者・漁師というのは、単に傾向を割りだすのに役立つ一般論であって、個人の理解に直結するわけではないということだ。まったくおなじ経験をもつ人間は二人としていない。個々人がいかに欲求を満たし、いかにそれを表現するかには、無限の多様性があるのである。

カエル王子タイプ——無力な父親

「ところが、床に落ちたとたん、カエルは、もう、カエルではなくなっていました。美しい目にほほえみをたたえた、王子さまに変わっていたのです……」

——『カエルの王さま』

［相談者ダニエル］みなしごタイプの母とカエル王子タイプの父をもつ。幼いころから両親を頼ることができなかった。

「わたしの父は、本当にたくさんの意味で、期待はずれの人でした。性格は、つかみどころがなくて、言ってみれば、ミルクでふやかした生ぬるいトーストみたいな感じ。母が、父のなにに惹かれたのか、わたしにはさっぱりわかりません。一度、母に訊いたことがあるんです。どうして、父と別れないのかって。母は言いました。『パパは、本当は、あんな人じゃないのよ……ママは、あなたの知らないパパを知っているの……』。母はずっと、父がなにかにかわるのを待ちつづけました。でもそれも、父のギャンブルと浮気が発覚するまでのこと。父は、母を棄てて別の女性に乗り換えたんです。母には借金だけを残してね」

こう語ったわたしの患者、ダニエルは三人きょうだいの長女だった。「完璧な」子どもで、彼女はその役割を、恨みにも、ありがたくも、思っていた。両親のどちらよりも精神的に成熟していたし、彼女には、子どもでいられる時間はなかった。十八歳でダニエルを産んだ母親は、母というよりは姉のようだった。

みなしごタイプはカエル王子を探し求める。自分と同類の負け犬でありながら、いつか白馬の王子さまに変わるという期待を託せる相手だ。いつか王子さまが、自分をみじめな境遇から救いだしてくれると夢を見るが、カエルは必然的に、彼女を失望させる。カエル王子タイプの父親には、揺るぎない精神的なサポートを与えることはできないし、結局、子どもたちは精神的にネグレクトされる。

カエル王子タイプの父親は千差万別である。内向的で鬱々とした男性もいれば、暴力的で虐待に走る男性もいる。共通する第一の特徴は、他者の同情を喚起することだ。理由は、肉体的な魅力のなさや、人にうとまれる性質まで、さまざまである。みなしごタイプはカエルを気の毒に思い、その頼りなさに惹かれる。しかし、彼に与えたいと願うものは、その実、自分自身が必要としているものであるために、最後には利用されたという気持ちが残ることもある。また、カエルが王子さまに変身しないと、みなしごタイプは失望に直面することになるが、それでも、自分自身に対してはよい感情をもちつづけることができる。非難の矛先は、自分を利用し、どれだけ尽くしても恩知らずなパートナーだからだ。ダニエルの父親は、虐待もしなかったし、暴力的でもなかった。ただ単純に、気持ちが家族から離れていた。ダニエルは父親を、そこにいるだけの物体――感覚のないただのモノと称した。このほかに、カエル王子タイプの父親は、アルコール依存・薬物濫用・妻の虐待・児童虐待におちいるケースもある。とにかく、ダニエルの両親が離婚したとき、母親はまたしても、犠牲者になってしまったのだった。

カエル王子タイプの父親の特徴

「王女のお父さまのおめがねにもかない、めでたく、お姫さまの花むこになることになりました。王子はお姫さまに、悪い魔女に魔法をかけられていたことや、王子をこの呪いから救うことができるのはお姫さましかいなかったと話し、あしたはいっしょに王子さまの王国に行こうと言いました」

——『カエルの王さま』

・負け犬であると感じさせる

ドイツの民話「カエルの王さま」はこんな書きだしではじまる。「むかしむかし、まだ人の願いがかなったころ、あるところに、一人の王さまがおりました……」。このとおり、カエル王子とみなしごは、まだ「人の願いがかなう」共通のファンタジーの世界に生きている。カエル王子がみなしごに惹かれるのは、「救われたい」という共有する願いのためだ。一般的な大人であれば、現実の世界において、パートナーの一方が、もう一方にとっての究極の与え手に、救い主に——彼らを悩ます不安からの救済者になるわけにはいかないということを、また、失ったもの、奪われたもののすべての埋めあわせをするわけにはいかないということを知っている。現実の世界では、人は、願うだけではすまされない。行動しなければならないのだ。

ダニエルの父親はギャンブルという手段で、自分だけの秘密のファンタジーの世界を作りだした。この世界では、彼は力を感じた。無敵とすら思えた。一山当てるという夢は、未払いの請求書と取立て屋からの電話が自尊心を脅かす現実の直視を遠ざけてくれた。恨みがましい妻と感謝の念をもたない子どもたちは彼の憂鬱を悪化させ、彼を、さらにおとぎの国へと追いたてていった。しかしやがて、ダニエルの母親が、夫がギャンブルにふけっているという真相に気づき、現実が鉄槌をふるう日がきた。まもなく、父親は母親のもとを去り、借金を肩がわりしてくれる別の女性を見つけた。結局、カエルはカエルのままだったのである。

みなしごタイプがカエル王子と結婚するのは、けっして愛ゆえではなく、ただ、愛と同情心を混同し、彼の求めるものと自分が求めているものとの区別がつかないだけだ。そのため、みなしごタイプは彼の無力さに共鳴し、行動のマイナス面を見すごしてしまう。しかし結局、カエル王子の低い自尊心のつけは、子どもが支払うはめにおちいってしまう。子どもにとって、親は尊敬できる存在でなければならないが、カエル王子にその要素は皆無に等しい。家庭内において、精神的な意味での存在感がきわめて希薄なため、たとえいなくなっても、ほとんど気がつきもしなければさびしく思うこともないという可能性もある。

・精神的に抑圧されていて、麻薬やアルコールで感情を麻痺させることがある

カエル王子タイプは、えてして、彼を別ものに変えようとする、魔女の呪文にかけられていると感じている。子どものころ、精神的・肉体的な虐待を受けた経験をもつ者が多く、一般的な特徴として、低い自尊心・できそこないだという気持ち・慢性的な憂鬱・嗜癖《しへき》への耽溺などが挙げられる。このうち、苦しさを麻薬やアルコールで麻痺させる傾向は、妻や子どもとの親密な関係を阻む大きな障害となりうる。

ダニエルはどんなことであれ、父親を頼るのを避けていた。学校への迎え一つをとっても、いつあらわれるともしれない父親を待っているよりも歩いて帰るほうがましだった。父親がのべつまくなしに酔いつぶれているのが恥ずかしくて、友達を家に招いたことは一度もない。ついに両親が離婚したときは、ほっとした。

カエル王子タイプの父親は幼年期の記憶をもたないことが多い。苦痛に満ちた境遇は抑圧され、さらに記憶の誘引を招く感情は、若年のころから麻薬やアルコールに耽溺してきたことによって、封印されている。

ダニエルが覚えているかぎり、父親が自分の子ども時代の逸話に触れたのは、たった一度、夕食の席での短い一言だけだった。弟が「このおかずは好きじゃない」と言ったとき、父親はまったく感情をみせずに、つぶやいた。「おれも昔、そう言ったことがあるよ。親父に殺されかけたものさ」

・境界性人格障害を負う

カエル王子はみなしごの「生きるのはつらすぎる」という信念を共有する場合がある。このような無力感と不当に苦しんでいるという気持ちは、結婚生活に明るい展望をもたらすとはいえず、家族が悲劇的な顛末を迎える場合もある。みなしごタイプの母親をもつある患者が、グループセラピーで、「母親の、自殺するという脅し文句を聞くのにもううんざりしてしまった。いっそ、本当に死んでくれたほうがましだ」と発言したことがある。母親が選んだ伴侶である父親はカエル王子タイプで、すでに、一年前に自殺を遂げていた。生前、両親は心中の約束を交わしていたのだが、母親の心には死への願望と生への未練が同居しており、夫に殉じることができなかったのだ。そして、思春期の娘は、自殺未遂の常習者である母親と暮らすよりは、死んだ母親のほうがましだと感じていた。

このように、カエル王子タイプの父親は、妻や子どもを虐待したり、自殺の衝動に流されて行動する傾向がある。ボーダーラインの症候は多岐にわたるため、ボーダーラインの妻とその夫の組合せをすべて特定するのは困難だ。ただし、彼らの人生が混迷を極めることはたしかで、子どもがどのくらい危険にさらされるかは、両親の症状の程度に左右される。

残念ながら、カエル王子タイプの男性は不誠実な夫になりがちだ。次から次へと女性関係を求めることで、だれからも棄てられてひとりぼっちになる怖れを避け、対処しようとするためだ。また、衝動を抑える力が弱いために、不貞・薬物やアルコールの濫用・ギャンブルへの傾倒・過剰反応・殺人・自殺などの自己破壊的な行動に走りやすい。

三人のわが子を銃で撃ったダイアン・ダウンズの別れた夫であり、子どもたちの父親だったスティーヴ・ダウンズは、カエル王子タイプの可能性がある。彼はアルコールにおぼれ、浮気をし、幼い子どもの面倒をみるよりも友達と飲み歩くほうを好んだという。長女であるクリスティーがまだ幼いころ、娘を一人残して出かけてしまったこともあった。クリスティーが撃たれたあとですら、裁判所命令に背いて、ダイアンと二人きりですごさせたこともあった。

子どもたちが、「いつか、本来の王子の姿に戻る」という、カエル王子に対する母親の期待を共有する見込みは薄い。子どもの目に映るのは、ただのカエルである。カエル王子は、みなしごタイプのボーダーラインとおなじく、子ども時代に精神的な欲求がかなえられなかったせいで、わが子の精神的な欲求を理解することがまったくできない。習ったこともない言葉とおなじで、カエル王子タイプの父親には、他人と心の交流を交わすすべが、まったくわからないのだ。そして、子どもたちは、いやおうもなく、怒りと怖れと孤独を感じさせられる。

狩人タイプ――家庭よりも仕事をとる父親

「ねえ、狩人さん、お願いだからわたしを殺さないで……」。そういう白雪姫のあまりの美しさに、狩人はかわいそうになり……
――『白雪姫と七人の小人』

［相談者エミリー］ふだんは優しい父親が、母親の虐待から守ってくれなかったことに納得できずにいる。

「父は優しくて道義をわきまえた男性でした。父が、自分から母との離婚を決意することは、まず、ありえなかったでしょうね。なにしろ信仰に反する行いですから。父は母を気の毒に思っていました。でも、母が荒れ狂うとき、父は母を心から締めだしました。そっと腕をとり『ジーン、落ち着きなさい』と声をかけて、ガレージに行ってしまうんです。母は父を挑発するのですが、父が声を荒げたことは一度もありませんでした。父のふるまいはまるで、母の声が耳に届いていないかのようでした。残念なのは、父がどうやら、自分が我慢できるのだから、子どもたちだってそうするべきだと思っていたことです。だって、子どもにとっては事情がちがいます。父とちがって、わたしたちにはどこにも、逃げ場がなかったのですから」

わたしのセラピーを受けはじめたとき、エミリーは二十八歳だった。子どものころ、母親は鬱病で入退院を繰りかえし、父親が働いているあいだの弟妹の世話は彼女に託された。明るく意思の強い女性であるエミリーは、他人への頼りかたがわからないことを自認している。子ども時代をつうじて、かごの鳥タイプの母親に頼られる側だったためだ。

かごの鳥は根っこの部分に、怖れと不安を抱いているために、安心と安全をもたらしてくれるパートナーに惹かれる。そんなかごの鳥にとって狩人は理想の相手だ。理想を求めてやまないかごの鳥タイプは、強い信念をもち、忠実な、信義に厚いパートナーへの強い憧れをはぐくむ。ウルフは理想渇望型人格について、こう語っている。「理想を求めてやまない人は、尊敬できる『分身』を見つけだし、その相手に受け入れられていると感じられないかぎり、自分の価値を実感することができない」。かごの鳥タイプが狩人――彼女を危険から守り、絶望的なまでに必要としている安定を与えてくれる男性――と結婚しやすいのはこのためだが、しかし、このカップルのあいだに生まれた子どもは、えてして、母親からも父親からも裏切られたと感じる。かごの鳥が虐待的で、狩人が介入を怠った場合はとくにそうだ。

　エミリーの父親は家族を養うために、二つの仕事をかけもちしていた。まるで殉教者のようで、愚痴をこぼすことはまずなかった。幼いころ、エミリーはそんな父親を崇拝していた。父親の、勤労を善とする考え・自己犠牲的な行い・同情心を熱心にみならった。しかし成長するにつれて幻滅を感じるようになり、父親はどうして母親の虐待から自分たちきょうだいを守ろうとしないのかと、疑問を抱くようになった。

　グリム童話の「白雪姫」では、狩人が白雪姫を殺さなかったのは、良心が許さなかったからだということになっている。狩人は「白雪姫を自分の手にかけずにすんだので、胸のつかえが下りたような気がしました」ともある。かごの鳥タイプのボーダーラインと結婚する狩人は、自らの良心というルールに縛られており、そのため、忠誠と貞節という正道を踏みはずすことはない。感情を抑圧し、否認するため、自分の幸福を重要視しない。己の良心にのっとって義務を果たし、行動が己の主義にどの程度合致しているかという基準で、自分の価値をはかる。

狩人は、職業のうえでいかに成功しようとも、つつましい姿勢を崩さない。追従や名声を求めることはなく、功績は他人に譲り、自分は縁の下の存在でいることを好む。そして、この性質のためにかごの鳥の「身をひそめていたい」という欲求に居心地のよさを感じる。彼の人格の根底にあるのは罪悪感だ。狩人は子どものころ、罪悪感を覚え、自分が無価値だと感じていたため、他人の愛情に感謝の念を抱く。子どものころに余計なお荷物であるかのように感じていた名残りで、だれかの重荷になることを怖れている。

狩人タイプの父親の特徴

・思いやりがある・忠実・主義を貫く・穏やか・働き者

狩人は、かごの鳥の、庇護を必要としているところに惹かれる。他者に対する彼の同情心は、もしかしたら、同情心に満ちた養育者に救われた彼自身の幼少期の経験に由来するのかもしれない。

エミリーの父親は心優しい男性で、妻のことをかわいそうに思っていた。孤児院に入れられていた六歳のころ、叔父と叔母に救いだされて養子になった経歴のもちぬしで、孤独や恐怖に身をすくめているのがどんなものかを、よく知っていたのだ。むずがる赤ん坊をおくるみにくるんでなだめるように、狩人タイプは精神的な盾となってかごの鳥を世間から庇護する。

狩人タイプは、役たたずだという挫折感を、熱心な働きや、傑出した成果、献身や信頼性で埋めあわせる。彼の穏やかさは、かごの鳥タイプの感情とつりあいをとる。また、自分自身の傷つきやすさをかたくなに拒むいっぽうで、かごの鳥タイプが庇護を必要としていることに同情し、感情移入する。

・不安を避けるために、家族と距離を置く

狩人タイプは受動性を特徴とするが、その原因は「回避」と「否認」という自衛メカニズムにある。たとえば、軋轢を目の当たりにしたとき、狩人タイプは、怒りや激情をかみしめるよりも、妻や子どもと距離を置く。夫として、父親としての忠誠心の板ばさみにされたとき、「否認」は自尊心を無傷に保つ効果をもたらすのだ。

しかしエミリーは、父親が「お母さんはどこもおかしくなんかないよ」と言うたびに、気持ちのうえで見棄てられたと感じていた。

狩人タイプは、気持ちを遠ざけ、物理的に距離を置くことによって、かごの鳥タイプの不安を自分のものとしてとりこんでしまうことを避ける。エミリーの父親は、仕事とさまざまなボランティア活動にあけくれて、家を離れてすごす時間が非常に長かった。家にいるときでも、離れのガレージ内の作業場に引きこもり、深夜まで働いていた。エミリーは、父親が延々とつづく母親の攻撃的な言葉から避難する場所を必要としていることを、理解していた。

・義務・名誉・つとめから自尊心を得る

狩人の自我は、強い労働倫理・誠実さ・忠誠心・宗教的な教義などの厳格な行動規範という枷《かせ》をはめられている。先の見通しがあきらかで、夫としての役割と、父親としての役割が衝突しないとき、もっとも落ち着きを感じる。他人は、職場での傑出した成功や献身や誠実さを賞賛する。かごの鳥が偏執的な見棄てられ不安を抱いていても、狩人タイプがパートナーを見棄てることなどありえないように思われるため、周囲から気持ちを十分に理解してもらえる見こみは薄い。

エミリーの父親は教会の長老で、大きな尊敬を集めていた。さまざまな団体から、たびたび代表者の座に推されていたが、父親が、その役割に付随する権力と注目、あるいは追従を受け入れる器だと自覚することはなかった。賞賛を受ければうけるほど仕事に精を出し、エミリーは、くつろいでいる父親の姿を見ることはほとんどなかった。

このように、狩人タイプは周囲から大きな尊敬を受けるため、子どもたちは自分自身の判断よりも、父親の判断を信頼してしまう。

狩人は子どもたちに、かごの鳥タイプの虐待的な行為に耐えるよう、それとなく促す。しかし、己の義務を果たし、足を踏ん張り、トラブルを起こすなという狩人タイプの父親からのメッセージは、子どもたちを脅かすかもしれない。彼らには、子どもたちの感じかたを認めてやることができず、痛みを過小評価してしまう。否認と回避・行動規範への固執・子どもの感情の否認によって子どもを犠牲にしながら、狩人タイプはかろうじて、かごの鳥タイプのボーダーラインとの結びつきを維持するのかもしれない。

王タイプ——自己中心的なナルシストの父親

王は、女王の腕に手をかけ、おずおずと言いました。「ねえ、おまえ。見てのとおり、この娘はまだほんの子どもなんだよ！」

——『不思議の国のアリス』

［相談者ケイティー］女王タイプの母を怖れ、父にすがりたいと願いつづけたが、結局、父親が愛し

ているのは自分だけだと気づいた。

「小さいとき、わたしは夜、ベッドに横になったまま寝つけず、父親恋しさに涙を流したものでした。だって、安心できるのは父と一緒にいるときだけだというのに、それがごくたまのことでしたから。父は一度家を出ると、何週間も帰ってこないのです。よそのお父さんは毎日帰ってくるのだとはじめて気づいたときのことは、はっきりと覚えていますよ」

ケイティーの父親は、度重なる出張から帰ってくるたびに、娘に贅沢なおみやげをいくつも買ってきた。ケイティーは父親の関心に飢えてはいたが、母親の嫉妬を感じてもいた。母親は、ケイティーと父親の愛情表現を目にすると、すぐにかっとなった。ある日など、ケイティーが学校から帰ってみると、お気に入りの人形が壊れていた。母親ははずみだと言いはったが、ケイティーは信じなかった。父親がそれをくれたときの、母親の不穏な表情を覚えていたからだ。

ケイティーの父親にとって、「注目」と「追従」は生きがいだった。贅を尽くした家の、鏡板張りの書斎には、地域から贈られたさまざまな賞がガラスケースに入れられ、ずらりと並べられていた。父親は万人を支配していた――ケイティーの母親を除いては。父親の、妻に対する卑屈な態度は、ケイティーを困惑させた。本当は、母親の虐待から、守ってほしかったのだ。

マスターソンはこう語っている。「これらのケースにおいて、父親が、母親からなんら文句をつけられずに、非常に長い時間、家を離れてすごしているということは注目に値する。頻繁な不在のみならず、たまに帰ってきたときの妻や娘との関係が、さらに、母子間の排他的な関係を強化するのである」

女王タイプのボーダーラインは虚無と賞賛への飽くなき欲求をかかえているために、もっとも自己愛の強い王と結婚しやすい。自分の姿を他人に鏡映しにし、確認することを求めてやまない女王の人格（鏡映渇望型人格）が、他人の羨望と賞賛を浴び、世間の注目を集めるパートナーを求めさせるのだ。しかし、外から見ていかに立派な両親であろうとも、王と女王のあいだに生まれた子どもは、気持ちのうえで、母親からも父親からも見棄てられたように感じる。王《ナルシスト》が愛しているのはしょせん、自分だけなのだ。

ラッカーは、こう提唱している。「ボーダーラインの破壊性は、騒動を起こし、罰することにある。いっぽう、ナルシストの破壊性は、自分のことしか考えていないことにある」。王と女王の関係は激情的で、子どもたちは家庭内のいさかいから逃れるために、麻薬やアルコールにのめりこむ場合がある。このタイプの夫婦が離婚にいたると、親権争いが何年間もつづきかねない。ラッカーはこう述べている。「裁判所での親権争いにおいて、ナルシストが親権を手放そうとしないのは、誇大で現実離れした権利意識のためだが、ボーダーラインの場合は養育費にしがみついている結果かもしれない。また、相手にしかえしをするため、あるいは、思い知らせるために、公正な財産分与や子どもとの面会に応じない場合もある。利己的な性質をもつため、ボーダーラインは（世間向けの顔で）、完璧な親や被害者、自分こそ傷ついている側なのだという仮面をかぶり、他人をあざむく」

女王タイプのボーダーラインも、王タイプのナルシストも、ともに、自分たちを罪のない犠牲者だと思っている。しかしもちろん、真の犠牲者はその子どもたちだ。

王タイプの父親の精神面において、空想《ファンタジー》は重要な役割を演じている。ラッカーはナルシストは

「現実離れした権利意識……壮大な将来性という妄想の世界」を作りあげると示唆している。ナルシストはこの空想によって、失望や葛藤のさなかにあっても、女王タイプの理想どおりの幻想をつむぎだすが、いっぽうの女王タイプはオール・オア・ナッシング的な思考をもつため、失望に直面すると、完全に幻滅し、うちのめされ、絶望してしまう。このため、女王を失望させた罪悪感に苦しむ王は、さらに、要求を満たそうと必死になる。

ケイティーにとって、母親の法外な要求もさることながら、父親がそれに唯々《いい》諾々《だくだく》と応じることが、信じられない驚きだった。あるときなど、父親がセカンドハウスを購入し、すぐに売り払ったことがあったが、その理由はただ、母親がその家に夢中になり、そして、飽きたからだった。父親は自分に、妻のさまざまな気まぐれを思いのままに満たしてやれる力があることを楽しんでいるように見えた。しかし、ケイティーの目には、両親の関係はうわべだけのにせものと映った。王と女王はともに、幸福という幻想を作りあげる。王は王国を支配し、女王は家族を支配する。そして、トランプの手札を切り混ぜているうちに、子どもたちは、見失われる。

王タイプの父親の特徴

・特別待遇を受ける権利があると思っている

王は自意識過剰で、特別待遇を受ける権利があると思っている。自分の業績を誇張し、他人より優れていると思われるためならば、あくどい嘘もつく。自分よりも成功していたり、魅力的だと思った相手には、強烈な嫉妬心を抱く。

ケイティーには、レストランや空港で、サービスが期待にそぐわなかったときの父親のふるまいについて、たくさんの恥ずかしい思い出がある。そういうときの父親は無慈悲で、やかまし屋で、相手を威嚇するような態度をとった。たとえば、サービスに時間がかかると、その分、値引きするのが当然だと考える。父親は支配人に苦情をいい、返金を要求し、どんな些細な不都合についてでも訴訟を起こすと脅しつけ、「わたしの経営する企業は一千万ドル規模だがね、こんなやりかたをしようものなら、まず、倒産はまぬがれまいよ!」と決めつけた。そういう場面でケイティーの母親は、夫の、自分たちが不当な扱いを受けたという思いこみに加担した。

王タイプの誇大な態度は、依存することを怖れる反動だ。王タイプは、究極の与え手と思われることに生きがいを感じる。そして、多くを与えすぎ、多くを期待しすぎ、いざ失敗に直面したときは他人を非難するなどの過剰反応に走る場合がある。他人に感謝されないと、自分が卑小でつまらない存在であると感じ、内にこもるか、激しい怒りを爆発させる。ありあまるほど与えることで、本人は拒絶されたという感情から守られるが、相手には必要とされていないという感情を残してしまう。

・たえまない注目と賞賛を求める

誇大な態度とは裏腹に、王タイプの自尊心はもろい。このため、自分の価値を感じるために、たえまない関心と賞賛を求める。今現在の自分の達成度が、常に頭を離れず、次々と、より高い目標を達成することに生きがいを感じる。

ケイティーの父親の頭は常に、自分の容姿、自分の財産、そしてなにより、自分の会社がウォールストリートでどれほど好調な値動きを見せているかということで占められていた。家では仕事の不満をこぼしたが、他人には、ひっきりなしに、会社の成功を吹聴した。

ところが、ラッカーの分析によれば、王タイプは他者からの〈妥当性の確認〉を受ければ受けるほど、不安を増大させていく。内面的な自尊心が欠落しているために、外面的な〈妥当性の確認〉も、ひとときの安らぎを与えるにすぎない。

ケイティーの父親は、自分自身の価値をはかるために、日ごと、いや、ときには時間ごとに、ウォールストリートからの報告書に目をとおした。父親の自尊心はまずなによりも、会社の業績にかかっていた。市場で株価が下がると、父親は絶望に追いやられた。このように、外部からの力が自分たちの安全を脅かすとき、女王は、王が誇大な自我をとりもどす手助けをする。たとえば、父親の仕事がつまづくと、ケイティーの母親はこんな言葉で励ましていた。「今に見ていろっていうのよ！」

・傷つくと内にこもる

王タイプは失望したり批判に傷つくと、内にこもりがちである。批判に攻撃で応える女王タイプとはことなり、王タイプは引きこもることで激情を表現することが多い。たとえば、王はこんなふうに、冷静に言いはなつ。「ぼくにはこんな扱いをうけるいわれはない！」「ぼくにはきみも、きみとの関係も必要ない！」。王が尊大な雰囲気を漂わせ、傲然と自分の殻にこもったあと、とり残された女王は見棄てられ、いやしめられた気持ちを味わい、復讐の念を抱く。「目にものを見せてやる」という女王の考えは、悪意に満ちた、復讐心の誇示につながりかねない。

十分予想できることではあるが、王タイプが引きこもった場合、軋轢は激化する。

ケイティーは、父親がベッドルームに閉じこもったときに何度となく繰りひろげられた両親の口論を回想した。「わたしから逃げようったって、そうはいかないわよ!」。母親はこうわめきながら、父親のあとを追いかけたという。

女王タイプは、無視されることに耐えられない。そして、可能なかぎり、どんな手を使ってでも夫の反応を引きだそうとする。

王タイプが引きこもる状況はもうひとつある。母親と子どもが対立した場合だ。この場合には、子どもが、精神的に見棄てられたような気持ちでとり残される。ラッカーの説明によれば、ナルシストの引きこもりは「とくに子どもに、無価値感と困惑という、根ぶかい感情を植えつける可能性がある」。ケイティーは父親に、自分の本当の気持ちをうちあけるのを怖れていた。あまりにも頻繁に姿を消してしまう父親の、愛情までも失う危険を犯すわけにはいかなかった。子どもたちは、問題の存在を認めることが王を傷つけ、彼の自尊心をおとしめることに、直感的に気づいている。

王タイプのナルシストと女王タイプのボーダーラインは、他者の目に映る自分の姿を確認したいという飽くなき欲望を抱いており、揺るぎないとはいえないながらも、たがいを理想化しあう関係にある。しかし、子どもたちは、両親が自分たちの自尊心を膨れあがらせるために作りあげた鏡の王国で迷子になってしまうかもしれない。残念なことに、王国が大きくなればなるほど、子どもたちの自意識は小さくなっていくのである。

漁師タイプ——妻にあやつられ、いいなりになる父親

「おらが女房のイルゼビルは、おいらのいうこと、聞きはせぬ」
——『漁師とおかみさんの話』

［相談者ベッキー］魔女タイプと漁師タイプの両親をもつ。母親におびえ、父親を軽蔑しながら育った結果、ボーダーラインになってしまった。

「わたしの父は、完全に母の言いなりでした。家族はみんな、母におびえていました。あの状況を変えられるとしたら、それは父しかいなかったんです。わたしは、父のことなど、これっぽっちも尊敬していません。だって、わたしたち子どもを、気の狂った女のもとに置きざりにしたんですよ。当時、わたしは実質的には、おなじ通りに住んでいた友人の家に居候していました。ある晩、母が飲んだくれたあげくに、友人の家にどなりこんできました。わたしを家に帰せと要求してね。わたしはただ階段の上で立ちすくみ、友人の両親が玄関を開けました。そして、娘さんはいない、と母に言ってくれました。あの人たちは、わたしを守ってくれたのです……それは、父が、けっして、一度として、してくれなかったことでした」

ベッキーの母親は魔女タイプで、漁師タイプの男性と結婚した。

グリム童話の『漁師とおかみさんの話』は、自分のもっているものにけっして満足できない人間性を描いた物語だ。ある日、漁師はヒラメを釣りあげるが、本当は魔法をかけられた王子なのだとうちあけられ、逃がしてやる。家に帰ってこの話をすると、おかみさんは、どうしてなにも願いごとをしなかったのかと夫をなじり、こじんまりした家をもらってこいと命じる。ところが、ひとたび願いが

かなえられるとおかみさんの願いはエスカレートし、夫を何度も海に出向かせて、ヒラメによりよい、大きなものを願わせる。漁師は妻にさからえず、しぶしぶながら、出かけていく。家の次は城、城の次は王さま、王さまの次は法王——そしてついに、神にしろと要求したとたん、すべては消えうせる。この、古典的なおとぎ話には、魔女タイプのボーダーラインの、権力と支配に対する飽くなき欲望がよく捉えられている。

漁師とその妻のように、魔女タイプのボーダーラインと夫は、まるで、愛し合う関係というよりは敵《かたき》同士であるかのように、ひっきりなしに口げんかをする。カプランによれば、「喧嘩を好むタイプの人間は、激しい感情を同時に爆発させることで、自分の憎しみの程度を試す。彼らの視線は、実は相手を素どおりしている。目を怒らせて、彼らは同時にわめき、悪口雑言で相手の罵声をかきけそうとする」という。

ベッキーの家庭では、虐待と騒乱が日常的だった。彼女は、両親からは望めない、愛情や憩いや安心感を与えてくれた親代わりを見つけることによって、子ども時代を生き抜いた。もしも、よその家庭に避難所を見いだすことができなかったら、彼女もまた、魔女タイプに成長していたかもしれない。彼女には、どうして父親が母親と別れないのか、まったく理解できなかった。

魔女タイプの女性と結婚する男性は、母親がいないか、非常にサディスティックで支配的な母親に育てられたかである場合が一般的だ。彼らには、妻の常軌を逸したふるまいの比較対象となる、健全な母親との関係を経験したことがない。自分が厳しいしつけを受けて育った場合、しつけは子どものためであり、まったく害にならないとかたく信じている。こうした男性は、自分自身が子どものころいかに傷ついていたかを自覚できていないために、子どもがいかに傷ついているかも、目に入らない。漁師たちは、母親のすることにまちがいはないと考えている。

漁師タイプは妻を怖れているために、妻の懲罰《ちょうばつ》や虐待から子どもを守ることができない。意思を妻に譲りわたし、彼女の手先に成り下がってしまっているからだ。魔女タイプと結婚する男性は二人精神病《フォリ・ア・ドゥー》にはまりこみ、子どもに対する、魔女タイプのゆがんだイメージを強化してしまう。

ベッキーは明るく、機知に富んだ若い女性だったが、ボーダーラインだった。自分が母親のようになるのではないかという恐怖から、子どもを望んでもいなかった。父親のことは、完全な意気地なしだと思っており、子どもだった自分を母親にいけにえとしてささげ、めちゃくちゃにさせたと感じていた。カレッジを卒業後、ベッキーは一度も、両親と連絡をとっていなかった。

愛情深い母親に育てられた男性ならば、けっして、魔女との結婚を選択することはない。魔女と結婚する男性は、身体的な欠陥などの境遇に足をとられる場合もあるが、たいていは、自らの精神面での無知に束縛されている。彼らは、健全な愛情というものをまったく知らずに生きてきた。魔女が漁師に与えるもの――それは、彼に欠けている強さという幻想と自意識なのである。漁師は、魔女の攻撃性を勇気ととりちがえ、自分の身におよぶ危険のみならず、子どもたちに迫るもっと大きな危険までも、見すごしにしてしまう。

漁師タイプの父親の特徴

そこで、漁師は出かけましたが、おかみさんが王さまなどになりたがることに、すっかり動転していました。「こんなの、てんで、まちがってる。どう考えても、まっとうじゃない」。漁師は思いました。本当は、行きたくもありませんでしたが、それでもやっぱり、出かけていきました。

――『漁師とおかみさんの話』

・意思を魔女に譲りわたしてしまう

魔女は、自分が支配できる相手を求める。彼女が惹かれるのは、受身で、従順で、傷つきやすく、意思の弱い人間だ。魔女は、支配される怖れから力をもつ男性を嫌悪し、恐怖によって支配できる従順な夫を選ぶ。魔女を捕らえたはずの漁師は、気がつけば、自分自身が恐怖という網に捕らわれている。漁師はなにごとにも自信がないため、自分や子どもたちを守るために立ちあがることができない。

ベッキーの父親は不平不満でいっぱいだったが、一度として、自分の感情を直接、相手にぶつけることはできなかった。妻に容赦なくあざけられながら、こっそりと皮肉をつぶやくのがせいぜいだった。ベッキーの母親は、父親のことをまるで召使のように扱い、大声で用事を言いつけ、指図を下し、人前で侮辱した。

漁師は恨みつらみを表現することはあるが、その方法は、親の言いつけにしかたなく従いながら、なおもぐずぐずする子どもとおなじで、しょせん消極的な反抗でしかない。また、漁師は子どもに対する魔女のゆがんだイメージを強化してしまうため、無意識のうちに「くずの」子どもに対する怒りと拒絶を増幅させ、「完璧な」子どもへの偏愛を強めてしまう。「くずの」子どもをあざけり、罰し、屈辱を与える魔女の尻馬に乗る場合もあるが、母子の衝突が激化すると、きまって、さっさと退散してしまう。

・自尊心が乏しいか、まったくない

漁師の自尊心の低さは、彼が自己主張をし、子どもを守ることができない一因である。彼は自分のことを、無力で無価値だと思っており、魔女のことを自分よりも偉いと思っている。魔女の、激情を表現し相手を威嚇する能力をうらやみ、他人をサディスティックに支配する彼女をつうじて、満足感を得る。

漁師は妻を怖れながら生きているが、同時に、彼女のいない人生を怖れてもいる。魔女は、彼女がいなくては右も左もわからない漁師の精神的な欲求を満たしているのだ。漁師は責任を魔女に譲りわたし、無実の苦しみに耐える犠牲者であるという自己像にすがりつく。妻の悪意の、盲目の共犯者でありながら、善良な人間で、従順で妻の役に立つ夫であるという役割を自信の支えにしている。

ベッキーは、子どものころ、自分がしょっちゅう父親に反抗していたことを認めている。ベッキーの目に映る父親には自尊心のかけらもなく、当然の結果として、彼女も父親をまったく尊敬していなかった。賞賛できるような資質はかけらも見つからず、ベッキーは父親を「意気地なし」とか「負け犬」と呼んでいた。ベッキーと父親はたがいにいらだち、たがいをいやしめていたが、一つ、共通点があった。つまり、魔女を怖れていたことである。

・虐待から子どもを守ることができない

マスターソンは、ボーダーラインの妻をもつ夫は、「なんらかの、深刻な人格上の病理をかかえているか、さらには精神分裂症を患っている可能性がある。鍵となる特徴は、子どもにとって手の届かない存在であることだ……子どもの、自我を獲得する力や、現実の統率を支えてやることができない」と説明している。

ベッキーの父親は、彼女を「厄介もの」呼ばわりし、母親の激情をかきたてると彼女を非難した。特別に激しい口論の最中に、母親がベッキーに平手うちを食らわせたことがあった。ベッキーが身を守ろうと手をあげたのを殴りかかってくるものと思いこみ、母親は彼女の喉元をつかんだ。こうして、暴力がエスカレートし、父親は警察を呼んだ——娘を逮捕させるために。漁師は自我を欠いているために、妻の病理にも、自分自身の病理にも気がつかない。

傷ついた記憶を抑圧した男たち

むかしむかし、カエル王子や狩人や王や漁師は、苦しみをかかえて、一人とり残された子どもだった。彼らを救いにあらわれ、悲しみを和らげ、心の隙間を埋め、恐怖をしずめてくれる人はいなかった。アリス・ミラーは、『禁じられた知——精神分析と子どもの真実』で、こう警告している。「子どもは、自分一人の力で葛藤を整理し、心を落ち着けることはできません。そのため結局は、『トラウマになる』経験を意識下に追い払うよりほかないのです。恐怖・孤独・裏切られた愛される期待・無力感・恥辱感・罪悪感が引き起こす苦しみに耐えることは、とうていできないのですから。そのうえ、大人は奇妙なほどになにも言ってはくれず、実際にやっていることと、口にする道徳規範や、やってはいけないはずのことの矛盾が、子どもの心に耐えがたい混乱を生みだします。こうした混乱も、抑圧という手段で追い払うしかありません」

一部の父親たちが、ボーダーラインの母子間の病的な精神力学に介入することができない理由は、自分自身が子どものころ、いかに傷ついていたかという記憶を抑圧したことにある。あてにならないカエル王子は、なによりもまず、自分自身が生き残ることを考えており、精神的に子どもを見棄てる。謙虚な狩人は、結婚に対する己の誓いを守り抜くために、かごの鳥の不条理な行動を否定し、見ぬふりをする。傲慢な王は、気まぐれな女王の手に子どもたちを残したまま、王国の城壁内に退却してしまう。漁師は魔女の網に捕らわれており、子ども同然に無力である。セラピーを受けないかぎり、こうした父親たちが、自分たちがいかに傷ついているかを直視し、傷を癒し、子どもたちを守ることは、けっしてできないだろう。こうしたおとぎの国の父親たちは、現実の辺境でよろめく子どもたちを、置き去りにする。子どもがボーダーラインになるのを防ぐことができるのは、子どもの認識と感情を追認し、子どもの言葉を信じる父親だけなのである。

Ⅳ部　母親を愛するために

9章　みなしごタイプの母親をもつ娘たちへ
――救おうとしてはいけない

働きどおしのシンデレラは夜になると、もう、くたくたです。けれど、ゆっくり休めるベッドもなく、シンデレラはしかたなく、暖炉の横の、灰にまみれて横になるのでした。

――『シンデレラ』

［相談者ミシェル］マーケティングディレクターとして働く四十歳の女性。みなしごタイプの母親との関係を再構築するために、あらたなステップを実践しはじめた。

「母は鬱になると、何日間でも、ベッドにこもります。わたしは、母を一人残して家を離れるのがこわくて、ときには、ただ、母が自殺しないかを見はっているためだけに学校を休んだりしました。母はよく、他人に自慢していました。赤ちゃんのとき、わたしは、母が泣くといつでも、ぴたっと泣きやんだ、と。どうやら、わたしが、言葉を話すより先に、自分の感情を抑圧することを学んだのはあきらかなようです。でも、最近まで、いかに母のために自分を犠牲にしてきたかなど、頭に浮かびもしませんでした」

ミシェルは四十歳の、日に十三時間も働くマーケティングディレクターで、鬱々とした思いと恨みがましい気持ちをもてあましたすえに、セラピーにやってきた。彼女の母親は公営住宅に暮らし、わずかな生活保護を頼りに細々と暮らしていた。ミシェルは吐きだすように、こう言った。「わたしは生まれてからずっと、母の面倒をみてきました……でも、もう、自分がおぼれてしまいそうなんです」

ミシェルは、母親ともっと健全な関係を築くために、助けが必要なことを自覚していた。「完璧な」子どもである彼女は、母親の幸せに莫大な責任を感じていたが、同時に、母親に頼られることに息がつまりそうになっていた。彼女は、自分自身の人生を楽しむために、母親とのあいだに一線を引くための処方箋を、手引きを求めていた。

痛々しいまでに自立した娘たち

みなしごタイプの母親をもつ子どもの多くがそうであるように、ミシェルも、セラピストに依存してしまうことを怖れていた。助けを受け入れるよりも自分自身を頼みにするほうが安心できるため、自分で読める手引書を希望していた。子どものころに、他人を頼ると高くつくと気づいた名残りなのだろう、しきりにセラピーの費用のことを心配していた。ミシェルのような患者はセラピーの効果そのものはあがるのだが、長期的な治療に腰を据えてとりくまない可能性がある。他人を必要としないのが習い性となり、他人に頼ることと、弱さを同視しているためだ。彼らは一見強くて痛々しいまでに自立しているが、それは、自分の脆《もろ》さから身を守るためのよろいでしかない。「3章　みなしごタイプ」で紹介したシャーロット・デュポンの長女アンナは、ミシェルとおなじタイプで、強く、かたい意思をもち、信じがたいほど自分だけを頼りにしていた。みなしごタイプの母親をもつ子どもは典型的に、自分の欲求を満たしてくれる人などいないと信じる大人になり、そのために、だれにもその余地すら与えないのかもしれない。

しかも、彼らは幼いころから、感情も、行動も、大人びている。アンナ・デュポンは、慢性的な鬱状態におちいっている母親をよそに、母親の代役をつとめ、両親の死後も、自分たちきょうだいは一緒に暮らすとかたくなに主張した。父親の葬儀が済んでまもなく、親戚は、孤児となった子どもたちの身のふりかたを話しあうために集まった。しかし、そんな大人たちを尻目に、子どもたちはこっそり額を寄せあつめ、ぜったいに離ればなれにはならないと誓いあった。十五歳のマーガレットと十三歳のアルフレッドは「もしも無理やり引き離されそうになったら自分たちで身を守ろう」と言うアンナに同調した。伯父の一人が、きょうだいが四家庭に別れて暮らすことになったと告げに来たとき、それを迎えたのは、ショットガンを握り締めたアルフレッドと、手斧を手にしたアンナ、延べ棒をふりまわすマーガレットだった。さらに下の弟二人も、弓に矢をつがえ、銃をかまえていた。伯父が、アンナが生まれ育った家で、弟妹を育てることを許すのに、それ以上の説得は必要なかった。みなしごタイプの子どもたちは、母親がいないような気持ちに慣れ、あまりにも幼くして、自力で生きていくことを学ぶ。

ラインハンはこんな嘆きをもらしている。「ボーダーラインの人生は本質的に、危険に向かう傾向にあり、そのため、用意された行動療法計画を順当に進めることは難しい――いや、実質上、不可能ともいえる」。無理からぬことではあるが、みなしごタイプの母親の子どもたちは精神治療の専門家にしばしば幻滅を感じる。子どものころ、母親が精神病の治療を受けていた場合、どうしてそれがまったく効を奏さなかったのかと問いかけることも多い。

ボーダーラインを治療するのは、きわめて難しい。治療をうまくやり遂げるのは、その分野の最適任者にとってすら、難業である。当然のことながら、ボーダーラインの子どもに、母親の行動を監督するよう期待するべきではない。

ミシェルはたえまなく、母親をたびかさなる危険から救いつづけてきた。止められる寸前だった光熱費を支払い、母親の車を修理し、酩酊して負った怪我の見舞いに車を飛ばしてきた。しかし、そうやって、さんざん尽くしてきたあげくにたどりついたのは、「なにも、なんの役にもたたなかった」という結論だった。ミシェルは大人になったが、母親は子どものまま。あいかわらず、鬱や摂食障害やアルコール依存症や偏頭痛を患っている。ミシェルがセラピーに重い腰をあげたのは、自分自身が、限界にぶつかったからだった。自分が変わらなくてはならない。

みなしごタイプの混沌とした人生は、子どもを経済的にも、精神的にも疲弊させる。子どもたちは大人になってからも、自分で規範を築きあげないかぎり、自分自身の人生をコントロールすることはできない。みなしごタイプの母親を愛するということは、必ずしも、面倒をみなくてはならないということではないのだ。それは、思いやりをもつことなのである。子どもは、いくつになっても、母親の人生の特徴である混乱を防ぐ力をもてはしない。みなしごタイプの母親を愛するためには、母親が生きる――そして死ぬ――責任を、母親自身に返してやらなければならない。そうしてはじめて、子どもたちは自らの人生を生きる自由を手にすることができる。

親がいなくては生きていけない幼い子どもは、選択の余地なく、自分自身の感情を抑圧してでも両親を守る。こうした子どもは、大人になってからも、もはやその必要はないというのに、何年間にもわたって、抑圧された罪悪感や不安や激しい怒りをかかえたまま生きつづける。これらの感情が障壁となり、身体的な疾患を起こしたり、精神的な苦痛をもてあますまで、意識的に省みることはない。慢性的な肉体の痛みをかかえて生きる人とおなじように、精神的な痛みをかかえて生きる人も、いつしか、それが自然に、昔からずっとあったかのように、感じるようになる。正常な感覚をもはや忘れているからだ。

否定的な見かたに巻き込まれないために

大人になった子どもは、子ども時代にはなかった、みなしごタイプの母親と、現実に根ざした関係をはぐくむ力と自由をもっている。しかし、身についた習慣から抜け出すためには、意識を高めること・繰りかえすこと・根気をもつことが必要だ。みなしごタイプの母親をもつ子どもは、有能で成功した大人であるはずの自分が、いかにたやすく母親に自信を揺さぶられるかということに、しばしば驚愕する。ある患者は、母親に、子ども時代病気がちだったことで「心配で死にそうだった」と言われたことについて、こう語った。「わたしに、病気になったことに——基本的に、生きているということに——罪悪感を覚えさせるのは、世界中で母しかいません」

もしかしたら、みなしごタイプの母親は、子どもたちの力や成功に、無意識に脅威を感じるのかもしれない。他人に、誇らしげに子どもの成功を語ることはあっても、面と向かっては褒められない場合もある。それどころか、成功した子どもをけなしたり、おとしめることで、まるでなにか悪いことをしたような気持ちにさせてしまう。こうして子どもは、成功するのはまちがいであるかのように感じ、楽しむことができない。

みなしごタイプは無意識的に、「生きることは辛すぎる」というものの見かたを共有しやすい「くずの」子どもと自分を重ねあわせる。「くずの」子どもは、母親から受けとった否定的な自意識を身につけ、結果的に、母親と「くずの」子どもが結託して、「完璧な」子どもと対立する場合もある。もっとも、ボーダーラインの母親は、自分の子どもたちに対するイメージが、めまぐるしくかわるため、その時その場合に応じて、ちがう子どもをおとしめて、ちがう同盟関係を結ぶ。最後には、子どもたちが精神的に疲れはて、交互に母親と、あるいはおたがいと、距離を置くようになることもある。

自分を救うための8つのアドバイス

Q1．「たえず、問題がもちあがるのです」
――A．「母親の問題は子どもの責任ではありません。一貫した態度で対処しましょう」

みなしごタイプの母親は、繰りかえし危険に遭い、しきりに泣き言をいい、医学的な緊急事態にみまわれ、頻繁に事故を起こし、財政難におちいる。それらの事態は子どもたちの心に不安をかきたてる。「完璧な」子どもはさまざまな苦境から母親を救わなければならないという強迫観念を抱き、「くずの」子どもはそれに比べると、知らぬふりを決めこむ可能性が高い。

みなしごタイプの予測のできなさに対して、子どもが一般的に示しがちなのは、逃避・切りすて・

皮肉・あざけり・投げやりなどの非建設的な反応だが、母親にとっても子どもにとっても、より助けになるのは、建設的で、励みにも、支えにもなる言葉、たとえば「ママなら、きっと解決策を思いつくわ」だとか、「力になれなくてもうしわけないけれど、ママなら、自分で対処できるから大丈夫よ」なのだ。みなしごタイプは遠まわしだったりあいまいな言葉や態度をすぐに曲解するため、子どもたちは、自分の気持ちや必要性を、率直に表現する必要がある。みなしごを救おうとする行為は、結局、自分は無能だという彼女の認識を強めてしまうため、不健全な精神依存を永続させてしまう。

ただし、この気持ちや必要性を伝える方法に関しては、それぞれが工夫する必要がある。ある子どもにとってうまくいく方法が、ほかの子どもにとってもうまくいくとはかぎらないためだ。ただ言えるのは、たとえ母親の行動に予測がつかなくても、子どもたちはそれに、予測しうる一貫した態度で応じることができるということだ。みなしごタイプを無能だと思うのはあやまりである。いかに重大な危険にみまわれようとも、子どもたちはみなしごタイプの母親に、「ママは自力で解決できるし、そうしなければならない」というメッセージを送らなければならない。

ミシェルの母親は、経済的不安と身体の不調と寂しさについて、しじゅうこぼしていた。ミシェルは母親が実際に必要としているのはなにかを訊ね、母親が自分になにを期待しているのかをあきらかにすることで、ぐちに対処することを学んだ。たとえば、こんなふうに言うのだ。「ママ、わたしに、お金を貸してほしいの?」とか「わたしに、話し相手になってほしいの?」というように。そして、それに対する母親の返事しだいで、ミシェルは母親の期待に応えられるかどうかを説明した。

みなしごタイプの母親は、子どもが母親を救うために、本来自分が必要としているものを犠牲にしていることに気づいていない。子どもはこう訊ねることで、この必然性に焦点を当てることができる。「本当に、わたしにそうしてほしいの？」とか、「ママを医者に連れて行くためには、仕事を一日休まなくちゃいけないんだけど。そうしてほしい？」とか、「夫とすごすのをやめて、ママと余暇をすごしてほしいという意味？」など。みなしごタイプの母親は、子どもの欲求に適切に応えるすべを知らない。健全な子育てがどういうものかを身をもって知らないために、子どもがなにを必要としているのかを――たとえそれが与えられないものであっても――いちいち伝える必要がある。望ましい反応を引きだす最善の方法は、メッセージを、明確に、はっきりと伝えることだ。大人になった子どもたちは、みなしごタイプの母親に対して、一貫して、単刀直入でいなければならない。

Q2．「母はいつも大げさなのです」

――A．「一呼吸置いて、詳しく訊ねてください」

みなしごタイプは、他人の同情をかきたてようとするために、話を誇張したり、ゆがめたり、脚色する場合がある。子どもたちは、同情や憐憫に駆られてすぐに話に乗る前に、歪曲の可能性がないかを考えてみる必要がある。必要なのは、「嘘をついた」と責めるのではなく、詳細を訊ね、状況の深刻さをはかることだ。みなしごタイプの感情は真剣に受けとめるべきだが、事態に対する彼女の見かたには、疑問をさしはさむ必要があるし、話に一貫性がない場合や、矛盾がある場合には、必ず、指摘するべきだ。

たとえば、ミシェルはこんなふうに言うすべを学んだ。「ママは、すごく気が動転しているみたい。先週は、車の修理代は二百五十ドルだったと言っていたじゃない？　なのに、今は、五百ドルかかったって言っているわよ」。みなしごタイプは、ときに、自分の欲求を率直に表現することができないため、大人になった子どもはそれにかわって、直接的に、なにを期待しているのか、明確にしなければならない。ミシェルの母親の場合、お金を借りる必要があったのだが、それを正当化しなければならないと感じ、車の修理代を脚色したのだった。ミシェルは単刀直入に、こう言った。「なにか必要なときは、ただ、頼んでくれればいいのよ、ママ。はっきりうちあけてもらえないほうが、いやなの」

Q3．「母は都合のいいことしか覚えていません」
――A．「自分の記憶を信じてください」

どのタイプのボーダーラインにも共通することだが、みなしごタイプも、以前の精神的な状態を記憶にとどめることがなかなかできない。精神的に傷ついた経験を覚えていないことが多く、激情やパニックの爆発を否定するかもしれない。子どもたちは経験したことについて母親の〈妥当性の確認〉を得ることができず、自分自身の認識に疑問を抱くかもしれない。

ここで必要なのは、わたしの記憶こそ正しいと争うのではなく、自分自身の経験を信頼することだ。人はいくつになっても、精神的な経験の妥当性を母親に確認してもらえないと、きわめて不安になる。しかし、大人であれば、その気持ちを表現しても大丈夫だと思えるかもしれない。

ミシェルは母親にこう言った。「一九七五年のクリスマスの記憶をママと分かちあうことができないのは、本当につらいわ。わたしの子ども時代のなかで、一番つらい思い出の一つだから。

でも、かりにママの記憶がわたしとちがっているとしても、わたしを信じてくれると知っておきたいのよ」

子どもたちは、感情を表現する安全な方法を見つけださなければならない。子どもはみな、年齢に関係なく、自らの自衛本能を信頼する必要がある。

Ｑ４・「母はわたしに罪悪感を覚えさせます」
――Ａ・「不当な罪悪感を感じる必要はありません」

みなしごタイプの母親が子どもに感じさせる罪悪感には二種類ある。一つは「くずの」子どもが母親につけこむことによって呼びさまされる、正当な罪悪感。もう一つは、「完璧な」子どもが母親の投影によって抱く、不当な罪悪感だ。

みなしごタイプは、子どもに甘すぎるために、つけこむすきを与えがちだ。自分から財布が空になるまで金を与えておきながら、わたしのために一銭も残しておいてくれなかったとこぼすこともあるし、規律を守らせないくせに、子どもたちが言うことを聞かないと嘆いたりする。しかし、このように、母親が自らつけこむ隙を与えるとはいえ、つけこんだ子どものほうが罪悪感を覚えるのも、場合によっては正当なことといえる。とくに「くずの」子どもは、母親の無力に乗じ、自己中心的で搾取的になることがある。

一方、「完璧な」子どもは母親に投影された罪悪感を味わい、みなしご特有の無価値感を自分のものにする可能性がある。「完璧な」子どもは母親につけこむことはないが、罪悪感・不安・フラストレーション・心配などによって、人生の楽しみを奪われる。みなしごタイプの母親が生みだす不安は、子どもたちが母親を頼っていいのかどうかが、まったくわからないことに起因している。また、「怒り」も罪悪感の源となりうるが、それは、怒りが本来あるまじき衝動や、破壊的な空想をかきたてるためだ。

ミシェルが母親に対する怒りを克服するまでには、多くの支えを必要とした。高校生のころ、ミシェルは、母親が迎えに来るのをしょっちゅう忘れるために、だれもいない校舎で何時間も待ちぼうけをくわされた。そして、ようやくやってきた母親を、衝動的にこうなじった。「あなたって、どういう母親なの?」。しかし、ミシェルは信頼できる母親を必要としたにすぎない。母親が頼もしい存在であることを期待するのは、子どもの当然の権利だ。そのことに罪悪感を覚えさせられるなどということは本来、あってはならないことだ。

大人になった子どもは、罪悪感を覚えることなく、失望から身を守る必要がある。成人してからのミシェルはどんなことであれ、めったに母親を頼るということはなかった。完全に距離を置くことを望んでいたが、ときには、母親が支えになってくれるのに気づくこともあった。ミシェルは、ほかの選択肢が閉ざされている場合にかぎって、母親に助けを求めることを学んだ。

Q5・「子どものことなど二の次なのです」

――A・「冷静に自分の気持ちを伝え、妥当性の確認を求めましょう」

子どもたちは、みなしごタイプの母親の、土壇場で計画を変えたり、より大切な社交イベントに参加するために約束を破ったり、わが子と一緒にいるよりも、他人と一緒にいるほうを好む傾向を恨みに思うかもしれない。

ミシェルの母親はあるとき、別れた恋人が週末に町に来ると知ると、娘とすごすはずだった休暇の計画をとりやめた。ミシェルは、母親が、自分のことだけを見つめてくれたことなどほとんどなかったとこぼし、母親の頭はいつも、男性との関係でいっぱいのようだったと語った。

子どもたちは、しばしば、みなしごタイプの母親を「嘘つき」呼ばわりするが、これは、みなしごが約束を貫くことがなく、日ごろあてにならないことによる。彼らは、母親の実態が、冷淡で、頼りにならず、人をだます人間だと信じているかもしれない。しかし、その真相はといえば、みなしごタイプの母親には、現実感がないのだ。たえまなく他者からの〈妥当性の確認〉を求めている彼女は、自分こそ、わが子を認めてやることを怠っていると気づいていないのである。

母親に旅行をキャンセルされたあと、ミシェルは母親に、自分が傷ついたことを伝え、まるで棄てられたような気がしたと説明した。「もう二度と、ママを旅行に誘ったりなんかしないから」などという、激しい脅し文句は避け、かわりに友人を誘うつもりだと伝えた。ミシェルの母親は、娘が傷ついていることを知って驚き、恋人に嫉妬をするなんてと非難した。それに対し、ミシェルは反駁《はんばく》するのではなく、もう一度、自分が傷ついたことを述べ、こう言った。「わたしはただ、ママに、わたしの気持ちを理解してもらいたいだけよ」

子どもは、最終的に母親が受け入れるか受け入れないかにかかわらず、自分の感情の正当性を認めてもらう必要を説明するすべを学ぶことができる。みなしごタイプの母親は、自分がわが子をないがしろにしていることに、気づいていないのである。

Q6・「すごく楽しいときもあるのですが。場合によっては、たまらないお荷物なんです」

――A．「我慢できないことは、できないと伝えましょう」

みなしごタイプの母親は、多くの魅力的な資質をもっている。よい母親・楽しい母親・愛情深い母親・おもしろい母親。これらはすべて、みなしごタイプの一面であり、子どもにとっては喜びでも、楽しみでもある。こうした母親の楽しい側面は、子どもたちが、怒りや恨みとの折りあいをつけることを困難にする。しかし、大人になった子どもは、母親の不快で危険な一面には目を向けず、よい面だけを見つめることができる。ここで、目を向けないというのは、見すごしにするという意味ではない。不適切だったり、不快だったりする行動はけっして見すごしにするべきではない。

みなしごタイプと健全な関係を維持するためには、受け入れがたい行為を指摘することが不可欠だ。ある子どもにとっては不快なことも、別の子どもにとっては許容範囲にあるかもしれない。ある子どもにとって危険と感じられることが、ほかの子どもにとっては脅威と映らないかもしれない。子どもたちは個々の許容レベル、つまり、その人独自の限界という一線を超える行動を指摘しなければならない。

ミシェルの場合、母親からからだの不調を聞かされるのに耐えられなかった。彼女は、自分にとってはそれが不快なのだということを、はっきりと、こう伝えた。「ママがこれ以上話題を変えないのなら、電話を切るわ。わたしが、ママの健康に関する愚痴を聞くのに耐えられないのは、知っているでしょう」。もしも、ミシェルが母親の耐えがたい行動に立ちむかわなければ、母親が、ミシェルの欲求により適切に応えるチャンスを得ることはなかっただろう。

Q７．「なに一つ、うまくいかないのです」

――A．「母親のネガティブな自意識から離れ、肯定的なイメージをもつようにします」

子どもたちは、いかなる意味においても、母親とのより肯定的な関係を期待し、築きあげる権利をもっている。みなしごタイプは、自分や自分の人生に対して陰鬱《いんうつ》な先入観をもっているため、ものの受けとめかたに否定的な影がさしてしまう。このため子どもたちは、「人生は厳しすぎ、ものごとはけっしてうまくいかず、そして、投げだすことは踏みとどまることよりも簡単なのだ」と信じるように、たやすく誘導されてしまう。大人になったとはいえ、子どもに、母親を元気づけ、自尊心を築いてやり、自殺を食いとめる責任はない。しかし、子どもは、自分自身の幸福のために、否定的なものの見かたから距離を置き、自分たち、母親、そして人生全般に対して、より肯定的なイメージを維持しなければならない。

ミシェルの母親はいつでも、娘に最新の悪いニュースを知らせてきた。電話のたびに、会話は、母親の問題に集中する。やがて、そういった電話を自分がいかに怖れているかに気がつくと、ミシェルは母親に新しいルールを伝えた。一つ悪いニュースを伝えるごとに、一つ、よいニュースを聞かせること。ときには、母親は声をあげて笑い、二人のどちらにとっても、会話が明るくなった。

Q8．「母を救おうと手を尽くしても、うまくいったためしがありません」

――A．「あなたの心の安らぎを、第一に考えてください」

大人になった子どもたちは、みなしごタイプの衝動的な行動がどんなふうに自分たちの幸福を危険にさらすか、意識する必要がある。子どもたちにとって、第一の責任は、自分の面倒をみることだ。

いつなんどきでも、安全が最優先される。皮肉にも、みなしごタイプを救おうとする試みは、破滅的な反応を引き起こしてしまう可能性があるのだ。精神的に異常な反応を起こしている渦中のみなしごタイプは偏執的になっており、わが子をも脅威とみなしかねない。適切な薬物療法を行い、内面に踏みこむためには、信頼できる専門家の助力が不可欠だ。とはいえ、みなしごタイプが、どんな干渉も受けつけない可能性もある。

みなしごタイプがもっとも異常な精神不安におちいりやすいのは、見棄てられに直面したときだ。子どもたちも、大人になるころには、見棄てられと絶望や衝動的な行為との相関関係を、だいたい、把握しているだろう。ただし、彼らが気づいていないかもしれないのは、自分たちにそうしたできごとを防ぐのはほとんど不可能だということだ。

ブラゼルトンは『新生児からはじまる人間関係』で、母親が勝手に憂鬱におちいり、内にこもった場合でも、幼児や子どもは無力感を感じると説明している。みなしごタイプの母親は、無力感を投影することによって、人生は耐えがたい試練だという感情的なメッセージを子どもたちに伝える。しかし、子どもが無力なのは、みなしごの人生における危機を防ぐことができないという意味においてのみなのである。

ミシェルは自分の人生における耐えがたい試練とは、母親を救おうとすることだと気づいた。母親と自分を切り離すまでは、自分自身の人生を生きることができなかった。彼女が繰りかえし見ていたある夢は、彼女の葛藤の本質をよくとらえていた。家族の乗った船が転覆する。彼女は荒れ狂う海に投げだされ、水中でもがきながら、水面を目指す。そのとき、足をつかむ手に海中に引きずりこまれ、絶望的なまでに酸素を求めてパニックにおちいる。しかし、ミシェルはその手を蹴りおとしたいという衝動をこらえる。それが、母親の手だと気づいたからだ。母親に引きずりこまれるような気持ちに疲れ、ミシェルは危うく、おぼれる寸前だった。

みなしごタイプの母親をもつ子どもの多くは、大人になってから、これと同様の夢や気持ちを報告する。彼らは、一九六八年に発表された、水難救助におけるアメリカ赤十字のアドバイスを心に留めておくとよいかもしれない。「人間が、極度の疲労や水没状態に屈することなく、水中にとどまることのできる時間にかぎりがあることは、よく知られている……中略……水泳の歴史において、不必要な犠牲が払われた逸話は多い。それは同時に、英雄的精神が無に帰した歴史でもある……中略……初級者はもちろんのこと、きわめて熟練した泳ぎ手であってすら、自らの救命能力が、善意に釣りあうものではなかったことに気づき、おぼれる者を命からがらもぎ離すか、共におぼれるかのいずれかである場合がほとんどなのである」

人は限界に達するとき、こんな思いにかられる。「もうもちこたえられない。わたしには、生きる権利がある」。母親の行動に耐えられなくなったこと。それが、ミシェルにとって、自分の行動を改める転機だった。

ミシェルは母親との葛藤によって、心身の健康を危うく失いかけた。慢性的な鬱と不安のほかに、大腸炎まで繰りかえしていた。みなしごタイプには自分の運命を決する権利があり、子どもたちにも生きる権利がある。次の赤十字からの忠告は、肉体的な生存のみならず、精神的な生存にもあてはまる。「今も昔も、溺死の、主な三つの原因は、危機が迫る状態を把握しそこなったこと……危険な状況から脱することができなかったこと、そして、おぼれている人に手を貸したり、救命する安全な方法という知識が欠如していたことである」

みなしごタイプの母親とその子どもたちは、比喩ではなく現実に、生き残るための闘いをくりひろげている。ボーダーラインの母親をもつ子どもたちは、母親から自立しそこなった場合、精神的な意味で、将来に命をつなぐことはできない。

みなしごタイプの母親を愛するための3つのステップ

母親を救うのではなく、愛するためには、三つのステップが欠かせない。つまり、（一）**自立を確立する**、（二）**規範をつくる**、（三）**結果を明確にする**、である。

［ステップ1］自立を確立する

・コントロールされないために

みなしごタイプの習慣化した無価値感と無力感は子どもにとって脅威となる。子どもたちは、幸福を脅かしかねない危険な状態を自覚しなければならない。みなしごタイプの衝動性と乏しい判断力は、ギャンブル・浪費・飲酒運転・健康への無配慮・家計の管理不足などの行動に顕著にあらわれる。母親の自己破滅的な行為は、子どもの経済的、精神的、肉体的な健康をも危険にさらす。成人した子どもは、もはや母親に依存してはいないが、母親のために自分の欲求を犠牲にする長年の傾向は、何年間も尾を引く場合がある。

みなしごタイプは、もっとも愛着を感じる対象との分離に際して、非常に大きな不安を覚え、すがりついたり、探し求めたり、激怒するなどの行動を示す。しかし子どもが、母親が自傷行為に及んだり、自殺をはかったり、事故に遭ったり、ためにならない行動に出るのではないかという懸念に屈すれば、結局、母親の破壊的な行動を強化してしまうにすぎない。みなしごタイプを母親にもつ子どもは、大人になったら、懸念や罪悪感に、精神をコントロールされないよう、自分自身を守らなければならない。実際、コントロールされなければ、それだけ、母子関係は意義深いものになりえるのだ。健全な人間関係は選択するものであって、はまりこむものではない。

ウィニコットは「わたしは、こうである」という主張は、個々人の成長において、決定的な段階を象徴すると説く。「こうした主張によって、個々人は姿かたちではなく、生命を手に入れる……しかし、人が『わたしは、こうである』という段階に到達するためには、保護的な環境が存在しなければならない」と。つまり、パートナーや配偶者、友人、セラピストの援護があったほうが、自立の確立は容易になる。だれであれ、みなしごタイプの母親から自立しようとするとき子どもが経験する不安の強さを、過小評価するべきではない。

・自分の主張をゆずらない

ミシェルは自分の欲求を充足させる罪悪感と自立の不安に苦しんだ。母親と離れていると、まるで新生児を一人で家に置きざりにしているかのように、リラックスできない。休暇をとる前には、発作的なパニックにみまわれ、罪悪感と、母親の心配で、気の休まる間がなかった。子どものころから、積極的になにかのイベントに関わろうとするたびに、母親への心配で水をさされた。高校時代、デートから帰ってみると、しばしば、母親は意識を失って床に倒れていた。安心して母親を一人で残していけることはまったくなかった。

ミシェルは、母親と悪いニュースを共有しているかぎりは、二人の関係はうまくいくように思えた。人生が過酷なものであるかぎりは、母親とのつながりを維持できる。ミシェルの成功や人生を楽しむ能力は、母親を脅かし、見棄てられの象徴になってしまうのだ。「休暇に出かけるとき、パーティーに出向くとき、友達をもてなすとき、わたしは罪悪感を抱きます。楽しいことをすると常に、なにか悪いことをしているような気分になるのです」。しかし、最後には、彼女は母親にはっきりとこう言えるようになった。「ママは母親、わたしは子どもなのよ。わたしが幸運に恵まれているときは、わたしのために、喜んでほしいの」

ミシェルは次の休暇の計画を立て、母親になにを望んでいるかを説明した。「ママを残していくのがこわいのよ。わたしが休暇に出かけると、必ず、なにか悪いことが起きるようだから。この前は、車の事故に遭ったでしょう。わたしは、その場にいられなかったことで、罪悪感を感じたわ。今回、わたしのいないあいだに事故に遭ったり具合が悪くなったら、わたしのかわりに、友達に電話をしてちょうだい。その場にいないわたしには、ママを助けるための手は打てないんだもの。旅行に行くときに、ママに電話番号を伝えていくのは、もうよすわ」

ミシェルの母親は、この提案を聞いてうろたえ、腹を立て、ミシェルが町を離れているときにかぎって、事故や病気にみまわれるパターンを認めようとしなかった。母親はこういきりたった。

「あらそう！　あなたがわたしのことを、そうまで迷惑に思っていたなんて、思いもしなかったわ！　もう、二度とわたしの心配はしていただかなくてけっこうよ！　こんりんざい、あなたを悩ませるようなことはしませんから！」。母親は、その後三週間、電話をかけてもこず、ミシェルがかけても頑として返してこなかった。ミシェルは母親が自傷行為におよんでいるのかもしれないと、罪悪感にもがいたが、自分はなにも悪いことをしていないとわかってもいた。ミシェルは子どものころ、自分が一度も自分自身の欲求を表現できなかった理由を理解した。彼女は静かに、しかし断固として譲らず、休暇中の連絡先を母親に伝えなかった。

健全な母親は、子どもの幸福を望む。しかし、「見棄てられること」への恐怖にがんじがらめになっているみなしごタイプの母親に、独立した大人同士としての新たな母子関係を喜んでもらうことは期待できない。彼女たちは、子どもの心に自分が不幸を生みだしていることを理解していないのだ。ただ、意外なことに、子どもが自分自身の欲求を大切にし、それを中核に据えて母子関係を築いたほうが、むしろ、母親の見棄てられ不安を呼び覚まさないものなのである。

・母親を憐れんではいけない

みなしごの自滅的な行為に対して、考えられるかぎり最悪の反応は、憐れむことである。痛みを認め、自分以外の人間の感情に共感したり感情移入することと、憐れむことは別物だ。憐憫《れんびん》は、無力感を正当化する。みなしごタイプがもっとも必要としているのは、希望を抱く能力をとりもどすことなのに、憐れみは、微妙な軽視や優越感を相手に伝える。つまり、相手を見下すことになるのだ。アドラー心理学を継承・発展させたアルフレッド・アドラーの高弟であるドライカースの、親と子の研究をまとめた育児書『勇気づけて躾ける』にはこうある。「起きてしまった、ある『ものごと』を気の毒に思うのは、共感である。それが起こった『相手』を気の毒に思うのは、憐憫である」

失望と逆境はだれの人生にもつきものだ。逆境にあっても苦しみに耐え、肯定的な人生観を手放さない能力が、心の健康には欠かせない。みなしごタイプの無力の訴えに対して、共感と励ましで応えるのは、憐憫と救出行為で応えるよりもはるかに健全だ。共感は、こんな言葉で表現することができる。「さぞ、傷ついたでしょうね。こんなことが起きてしまったのは、残念だわ。わたしはどうしたら、このつらい時期を乗り越えるお手伝いができるかしら」。共感は、その状況に対処する相手の能力への信頼を伝える。いっぽう、憐憫を表現するのはこんな言葉だ。「かわいそうに。残念だったわね」。憐憫が相手をおとしめるのは、そこに、相手が弱いというふくみがあるからだ。それは、こう言っているも同然なのだ。「わたしはあなたよりもはるかに恵まれているわ。だから、一段下がって、助けてあげなくてはね」

ミシェルの弟は無職で、アルコール中毒で、母親を利用していた。車を借りてもガソリン代を払わず、金を借りても返さない。ミシェルは母親が弟のいいなりなことを腹立たしく思っており、母親への週ごとの仕送りのうち、半分は弟の手にわたっているのではないかと疑っていた。そこで、母親のことを気の毒に思うのをやめ、言った。

「わたしは、ママがジョンにあげるためのお金をわたすつもりはないわ。これからは、買いもののレシートをわたしにちょうだい。それをもとに、二人で予算を立てましょう。ママにいくら必要なのか、正確に知っておく必要があるの。これからは、前の週のレシートをわたしてもらえないかぎり仕送りはできないわ」

ミシェルの母親は軽々しく、こう答えた。「そもそも、お金をちょうだいなんて、頼んだ覚えはないわ！」。ミシェルは穏やかに答えた。「ママに援助をするのは望むところなのだけれど。もしもわたしの援助がほしくないというのなら、ママの決断に従うわ」。この話しあいのあと、ミシェルの母親は二ヶ月間、彼女と話すのを拒んだ。ミシェルは心のなかでは、自分の態度が不公正ではなかったことを知っており、罪悪感を覚えることを拒絶した。母親が、いつかは自分から話してくることは、まるでなにもなかったようにふるまうだろうということはわかっていた。それでも、母親がミシェルの経済的な援助を受けないという決断について、釈明する余地は残しておいた。ゆっくりと、時間をかけて、ミシェルは母親に、自分が本気だということを、そして、自分を憐憫や罪悪感であやつることはできないのだと、教えていった。

［ステップ2］規範をつくる
・自らの意思で方向決定する

規範、すなわち、ものごとの骨組みは、建物のみならず、人間関係の強さ・弾力性・耐久性をも決定する。ボーダーラインの母親は内面的な規範をもたないために、安定した人間関係を——たとえ相手が自分自身の子どもであっても——維持することができない。みなしごタイプのいい加減で甘い育てかたは、子どもに安定性を与えることができない。そのため、大人になった子どもたちは、ともすると、限界・結果・境界を定めるのに、助けを必要とするかもしれない。規範を欠く人間関係は、結局、だめになってしまうのだ。規範は、安定性と安全を備えるものなのである。

ミシェルの母親は、しばしば深夜に、酩酊して電話をかけてきた。昔の話をのべつまくなしにしゃべり、翌日にはすっかり忘れているというありさまだった。深夜の電話はミシェルを悩ませ、翌日に重い疲れを残した。しかも、母親の自己破壊的な行為を助長するものでもある。ミシェルはこう説明して、母親とのあいだに規範を築いた。「ママ、わたしは夜、とても疲れていて、電話でおしゃべりをする気分にはなれないの。それに、酔っ払っているときに話をしたくもないわ。だから、これからは夜十時以降の電話には出ない。酔っぱらって電話をかけてきたら、わたしはその場で電話を切る。覚えてもいない会話は、する意味がないものね」

ミシェルの計画でもっとも重要なのは、母親になにを言うかではなかった。むしろ、自分の計画を貫きとおすことができるかだった。ボーダーラインの母親は、ほかのだれともおなじように、一貫性・おなじ経験・予測性に対して、順当な反応を示す。ミシェルは夜十時以降の電話には出なかった。発信者電話番号通知サービスに加入して、かけてくる相手をふるいにかけ、母親が酔っているときは通話を拒んだ。六週間もしないうちに、母親は深夜の電話をやめ、酔っているときは電話をかけてこなくなった。

ミシェルは母親との関係の骨組みを、当初は母親の敵意に遭いながらも、自分自身の欲求に沿って築きあげた。自分を折ることなく、母親への愛情にも、気持ちにも、変わりはないのだと伝えた。大切なのは、母親からなにかを奪ったり、いらだたせたり、罰することではなく、たがいを理解しあえるように成長することだからだ。

「わたしは、こうする」という宣言は、意思と自らによる方向決定と自主性をあらわすと同時に、自立を確立する「わたしは、こうだ」という発言を強化する。こういった発言は現実に根ざすものでなければならず、そうでないかぎり、信頼性も意義も失われてしまう。言行不一致は、矛盾であり、信頼を損なうからだ。「わたしは、こうする」という発言は、けっして脅しとして使われるべきではなく、不適切な行動に対する、理にかなった、当然の結果を伝えるものでなければならない。

・**規範を作るための線引き**

みなしごタイプの収拾のつかない人生は、規範を作り、限界を定めないかぎり、子どもを巻きこむ。ボーダーラインの母親とより健全な関係を築くには、母と子を自主性という安全な岸辺へと導く、心の地図――すなわち境界を定めることが必要なのである。

子どもたちは、母親と自分を分かつ線を引かなくてはならない。自分の許容範囲を超えることを許せば、みなしごタイプの病的な依存性に加担し、再生してしまう結果につながる。みなしごタイプが子どもに依存すればするほど、自分自身を救うすべを学ぶ可能性は低くなる。子どもが、おぼれかけている母親を救うために水中に飛びこまなければならないなど、まちがっている。母親自身が、泳ぎを覚えなければならないのだ。

アメリカ赤十字の一九六八年の手引には、ある初老の紳士が、おぼれかけた男性の命を救ったエピソードが紹介されている。紳士は、ステッキを手に散歩をしている途中、岸辺にたたずんでいるときに、水中でもがいている人物を見た。そのとき彼は、水中に飛びこむのではなく、近くの桟橋からステッキをさしだし、しがみついた男性を岸辺に引き寄せることで、命を救った。

もしも、みなしごタイプの母親が、さしのべた手につかまることを拒んだとしても、それは、子どもの責任ではない。みなしごタイプに必要なのは、自分自身の強さを経験し、自分自身の能力への信頼を獲得し、自力で助かるために必要なだけの介助を得るチャンスなのだ。決定的な瞬間に手を差しのべること。命を救うのに必要なのは、それだけなのである。

[ステップ3] 結果を明確にする

・論理的かつ当然の結果

みなしごタイプは、拒絶や批判に極端に敏感であり、罰を待ちうけてしまう。みなしごタイプを相手にする場合には「論理的かつ当然の結果」の方法論を用いるのが、感情的な解釈の余地がないという意味で有用だ。これはドライカースが発展させた躾《しつ》けのアプローチで、子どもを罰し、けなし、権威をふりかざす子育てのマイナスの効果を認識した親たちのための、健全で尊敬を築くテクニックだ。この概念は現代の親たちに広く受け入れられてきたし、すべての人間関係に応用できる。

「当然の結果」とは、たとえば、雨のなかに立っていて濡れる、食べないでおなかがすく、ガソリンを入れないでガス欠になるというように、自然科学界の摂理の帰結として起こる現象をいう。みなしごタイプは「当然の結果」を、不運の証拠だと考え、そうなってしまったことに、自分はまったく関与していなかったかのように嘆く。「ガス欠で、雨のなかを傘ももたずに、三マイルも歩かなくちゃならなかったのよ。わたしときたら、なに一つうまくいかないんだから」。条件反射が身についてしまっている子どもはこんなふうに言うだろう。「まあ、ひどい。気の毒だったわね。まったく、ついていないわ」。しかし、正しい知識を備えた子どもであれば、こう答えるはずだ。「災難だったわね。でも、これで、次からは家を出る前に、必ずガスメーターをチェックするようになるわよ。わたしは、ガソリンが四分の一を切っているときは、ぜったいに遠出はしないのよ」。「当然の結果」と「不運」を区別することは、大人になった子どもが母親に罪悪感や憐憫で対応する悪循環を断ち切る助けとなる。当然の結果を指摘することは、「これは、だれにでも起こること。ママだって、経験から学ぶことができる」というメッセージを伝える。

「論理的な結末」とは、たとえば、仕事に行かなくてくびになるとか、公共料金を払わないで水道やガスを止められるとか、勉強しなくて落第するというように、この社会の現実的な結果として生ずるものを言う。「論理的な結末」はみなしごタイプに、より責任ある決断をくだすことができるというメッセージをふくみ、服従を強要したり威圧したりせずに、成熟した行動を促すことができる。

たとえば、ミシェルの母親は家族で食事をする機会に、しょっちゅう遅れてきた。家族は母親の到着を待たなければならないことを迷惑に思っていたが、ミシェルは、母親の気を害してはいけないと、なにも言わなかった。しかしやがて、母親がいつ到着しようと、家族が時間どおりに食事をするのが、論理的な結末だと決めた。

ただし、「論理的かつ当然の結果」といえども、いざこざが減ることを保障するわけではない。子どもが、「どうしてそうなったのか」をどんなに丁寧に説明しても、みなしごタイプの母親は、拒絶され、罰せられたと感じるかもしれないからだ。しかし、子どもは、母親の行動には責任がない。「論理的かつ当然の結果」とは、ただ、不適切な行動に対する、適切な反応の指針となるものなのである。

自殺を防ぐ手立て

自殺を遂げる人は一般に、セラピストにも、だれにも、その計画をあかしたりはしない。子どもに

「自殺したい」と言う親は通常、自分が気にかけられ、惜しまれる存在であるという再確認を求めているのだ。逆説的ではあるが、これは、見棄てられるを阻止しようとする試みである場合が多い。このような発言は、たとえ大人であっても、子どもの心に強い不安を呼び覚まし、けっして、無視することができないからである。そうした場合に、助けにならない反応と、助けになる反応とを以下に列挙してみた。

〈助けにならない反応〉

一．救おうとする。「まあ、お願いだからそんなことを言わないで。どんなことでもしてあげるから」

二．脅す、あるいはそうした態度を無視する。「もうそのせりふにはほとほとうんざりしたわ」

三．母親の感情を真剣に受けとめない。「あら、そう。もう百万回も聞いたわよ」

〈助けになる反応〉

一．自殺めいた行動があったら、どんな小さなことでも、警察を呼ぶ。

二．自殺をほのめかす発言があったら、母親のセラピストに連絡をする。

三．以下のように、思いやりがあり適切な反応で、誠実に対応する。「ママが自殺したいなんて話を聞くと、わたしは動揺してしまうの。こわいし、腹が立つわ。ママのセラピストに連絡するわね。ほかに、ママのためにしてあげられることはなにもないもの。わたしは子どもなのよ。

愛しているし、気にかけてもいるけれど、ママが自殺をするかしないかの責任なんて負いたくない。そんなの、不公平だわ」

子どものなかには、みなしごタイプの母親の存在にいらだち、危機感を覚えて、完全に接触を絶つことを選ぶものもいる。こうした状況に、手前勝手な判断を下す権利はだれにもない。人はだれしも、男女を問わず、自分自身の人生を守る権利があるのだ。ときには、母と子のどちらにとっても、完全に縁を切るのが、一番ためになる場合もある。救われたいと思っていない人物を救うことは、だれにもできないのである。

自分の人生を生きる

一九六一年、カール・ロジャースは心理学界に革命的な概念を導入した。彼の心理療法へのアプローチは、「個々人は成長し、成熟する能力をもつ」という信念に根ざしていた。彼が成長を生みだすために用いたのは、戦略やテクニックやトリックではなく、ありのままの彼自身だった。ロジャースは、ありのままの自分であることによってのみ、他人を助けることができると信じていた。彼はこう述べている。「おそらく、ほとんどの人が幼児の呼びかけに応じる理由の一つは、幼児が完全に純粋で、人格に矛盾がなく、調和していることだろう。幼児が愛情や怒りや満足や怖れを表現するとき、彼らが完全にその経験と一体化しているということを、わたしたちはまったく疑いもしないのである」。しかし、ミシェルのような子どもは幼児のころから、自らの内的な経験を隠したり、母親の欲求に応えたり、母親がわめいているときは黙っていたり、母親が悲しんでいるときには微笑んだりすることを学ぶ。

ロジャーズは、純粋な人間であるためには「調和」が不可欠だと協調している。調和とは、内的な精神的経験とそれに対する外的な行動が一致していることを意味する。わたしたちは、ときに腹立たしい部分を見せるとしても、真の、ありのままの人物を信頼する。それは、その人たちが、彼らの内心について、真実を語っているとわかっているためだ。

ただしロジャースは、ありのままの自分でありさえすれば、問題を解決できるというわけではないと警告している。だが、たとえ解決には至らないとしても、生身の自分であることは、人を解放し、新たな解決を探り、新たな視点を考えてみたり、よりすばらしい親密さを経験したり、人生をより深く味あわせてくれる。ウィニコットは「真の自己だけが創造的でありえ、真の自己だけが真実を感じることができる……いつわりの自己は……虚無に行きついてしまう」と考えていた。しかし、みなしごタイプの母親をもつ子どもは、強迫的な自己充足や、反対に、過剰な依存に根ざしたいつわりの自己を発達させてしまう場合がある。

ボーダーラインの母親をもつ子どもは、自分の真実の感情を隠し、欲求を遠まわしに表現するか、なにも欲求しないことを学ぶ。この学習が無意識的に行われるために、彼らは、自分たちの不調和には気づいていない。

彼らは真の自分を、最初は親から、やがては自分たち自身から隠しつづける。ある血気盛んな七歳の少年は、母親にこう宣言した。「ママは、ぼくがなにを考えているのか、知らないんだよ！　ぼくがどんな夢をもっているかも知らない！　だってぼくは、ママに知ってほしいことしか言わないんだから！」。自由な表現ができなければ、真実の自分は隠される。ロジャースはこう書いている。「わたしの行いが誠実であるか、綿密であるか、オープンであるか、健全であるか。あるいは、いつわりであり、秘密主義的であり、不健全であるか。それを知ることのできる人物は、たった一人しかいない。その人物とは、このわたしである」

みなしごタイプの母親をもつ子どもは、自分自身の経験を疑うことを学び、無用の絶望に沈んでいく怖れがある。母親のほうも、自分などいないほうが子どもは幸せになれると信じているかもしれない。こうした母親の絶望の深さは、まったく、背筋が凍るほどだ。手に余るほどの苦痛と、死への思いが彼女の人生を損なっている。当然のことながら、子どもたちは母親の感情を自分のものにする。彼らもおなじように、もしかしたら、母親がいないほうが幸せになれるのではないかと思うかもしれない。母親の苦痛は手に負えないと、もしかしたら、死は母親にとって唯一の平穏をもたらすものなのかもしれないと感じるかもしれない。これらの禁断の思いは子どもたちをおびえさせ、罪悪感と不安を増大させ、発作的なパニックを誘発しかねない。

子どもたちは人生を楽しむ自由を求めるが、そのために母親の人生を踏み台にすることは望まない。みなしごタイプの母親は、苦痛から解放されることを望み、子どもの気持ちを思いやることができないかもしれない。何度もの自殺未遂と入退院を繰りかえしているあるみなしごタイプのボーダーラインは、友人にこう語った。「わたしはね、とにかく、もう先には進めないって決めているの。明日、十二歳になる息子とランチをとることになっているわ。そのときのあの子が礼儀知らずな態度をとったら、もう、それ以上は耐えられない。わたしは、自殺するつもりよ」。相談を受けた友人が、その結果、子どもがどうなるかを考えてやらないのは不公平ではないかと示唆すると、みなしごはきょとんと彼女を見つめた。彼女には、自分以外の人間の苦痛を、まったく、理解できなかったのだ。

肉体を責めさいなむ苦痛は、人を自殺に駆り立てうる。精神的な苦痛も、また、しかりだ。大人になった子どもたちは、みなしごタイプの母親の人生を救おうとすることをあきらめ、自分自身の人生をほろぼしかねない怒りを棄てなければならない。みなしごタイプの子どもたちに、母親を救うことはほとんど不可能なのだ。彼らは、自分たちだけで、岸辺に泳ぎつかなければならないのである。

10章　かごの鳥タイプの母親をもつ娘たちへ
――恐怖をあおってはいけない

朝になると白雪姫は目をさまし、七人の小人を見るとびっくりしました。けれども、小人たちは優しく……。

――『白雪姫と七人の小人』

［相談者サンディ］恐怖をあおり、不安をかきたてるかごの鳥タイプの母親をもつ。鬱病を発症してセラピーを受けはじめた。母親と健全な関係をもつための努力を重ね、成功しつつある。

「わたしの母は、安全な、自分の殻にこもって生きています。まるで、湖の底にひそみ、水面《みなも》の魅力に背を向けている亀のよう。気の滅入る生きかたですよ。母はだれも信頼しないのです。たとえそれが、自分自身の家族であっても」

母親は、サンディがごく幼いころから彼女の自信をむしばみ、人生への好奇心をくじいた。

かごの鳥タイプは内的な平穏を欠くため、子どもをなだめ励ます堂々とした態度を見せることができず、子どもたちが外界を探検しようとする意欲をくじいてしまう場合がある。かごの鳥は子どもたちに、怒りっぽさ・声音・なにもかも投げだしてしまう性癖などをつうじて、不安を伝える。本人の意識としては子どもを守っているつもりでも、問題を解決する能力や明晰な思考や決断力は、怖れによって損なわれている。大恐慌時代、フランクリン・デラノ・ルーズヴェルト大統領はこう警告した。「わたしたちが怖れなければならないものはただ一つ。怖れ、そのものである」。これが名言であることは、かごの鳥タイプの行動を見ればあきらかだ。彼女の生存にとって、そして子どもたちの自信にとって、最大の脅威は、彼女の怖れなのである。

サンディは四十五歳のときに鬱の治療をはじめた。家族は、母親をのぞく全員が、鬱の治療を受けた経験があった。母親は、あまりにも疑い深く、セラピストに自分をさらけだすことができずに、わたしには助けなど必要ないと言いはっていた。このように、かごの鳥タイプのボーダーラインは、本人が精神科医やセラピストの目に触れることはほとんどないが、サンディのような次世代がその存在の多さを立証している。

「母は、最低でも日に二回か三回、祖母と話をしていました。親しい友人は皆無でしたし、人づきあいもほとんどありませんでしたね。思いかえしてみればあきらかに、母は祖母からまったく自立していませんでした」

サンディがセラピーを受けはじめると、母親は、「セラピーなどを受ければ人格が変わってしまう」と警告し「わたしがどんなひどい母親かを、しゃべっている」のかと訊ねた。サンディは穏やかに答えた。「もちろん、ママの話はするわ。でも、ママの思っているのとはちがうわよ」

ハロルド・ブラムは、幼児の発達についての論文でこう説明している。

「偏執的な性格のもちぬしは、ある特定の領域について、現実を曲解する傾向にある。外的・内的な危険があるという妄想につきまとわれており、敵意に満ちた脅威があるという非現実的な思いこみをいだき、ものごとを大げさに言いたてる。そのうえ、些細な失敗や損害に、過敏に反応する。愛情や将来の約束を信じることができず、人間関係に失望すると、そこに悪意や敵意があったものとみなす」

　サンディは子どものころ、母親の過保護に息がつまりそうだった。テレビ番組から友達づきあい、洋服にいたるまで母親が管理し、サンディが自分以外の人とつきあうと嫉妬をする。ブラムはこうも述べている。「こうした患者は、他人とのコミュニケーションにおいて、自分にも相手にも裏があり、秘密は盗まれ、裏切られるとかんぐるかもしれない。他人に侵害されたり、まきぞえをくうことへの偏執的な恐怖をいだきながら、逆説的に、見棄てられ、不実に拒絶されることを怖れ、そのために、親密になることも、距離を置くことも、受け入れることもできない。彼らにとっては、快適な距離や相手はありえず、もしも子どもが注視と管理のもとにない場合には必ず、行動や方向性について、嫉妬ぶくみの監視を受けることになる」

　母親との会話は、サンディの不安をふくらませ、ただでさえとぼしい自信をむしばんだ。

　かごの鳥タイプのボーダーラインは外傷後ストレス障害（ＰＴＳＤ）を負っており、制御できない恐怖が、ものの見かたを支配している場合がある。子どもたちには、母親が親密にしても距離を置いても、くつろげない理由が理解しがたいかもしれない。サンディは思考や感情をコントロールするのに助けを必要としていたが、これは、慢性的な不安を抱く母親と暮らしてきた結果だった。かごの鳥を母親にもつ子どもたちは、自分自身のものの見かたにもとづいて人間関係を構築するのに、手引きを必要とする。

自分を救うための10のアドバイス

Q1．「母は『日替わり恐怖クラブ』に所属しています」
――A．「恐怖に反応するのではなく、詳細を確かめてください」

かごの鳥の不安の本質と対象は、一瞬ごとにうつろうといっても過言ではない。なにか悪いことが起きるという先入観をもっているため、新しい経験を避けがちであり、悪いしらせを待ちかまえ、思いをめぐらせ、「未確認の悪いしらせ」を他人にもたらす。

サンディの母親はある朝、サンディの夫が通勤に使う二つ経路の一つで「おそろしい事故が起きた」と、電話をかけてきた。夫が事故に巻きこまれたかもしれないと考えるうちに、サンディの心臓はどきどきと高鳴りはじめた。母親に、事故が起きた正確な位置はと問いただすと、母親は息を切らして答えた。「あら、そんなの、聞かなかったわ。知らないわよ」。そのときになって、サンディはおなじみのパターンを認識した。完璧な妄想のしるし――まったく根拠のない恐怖だ、と。サンディは静かに言った。「ママ、ピートは二時間以上も前に家を出たのよ。今ごろはもう、無事に会社に着いているわ」

また、サンディの母親は郵便配達を毛嫌いしていたが、その理由は「届くものといえば、請求書か取立代理会社からの通知にきまっているから」だった。サンディは、うちの母は「日替わり恐怖クラブ」のメンバーだから、と冗談に紛らわし、母親の異常で強迫的な思考を無視しようと努力しつつも、動揺をもたらし、恐怖をあおり、不安をかきたてる母親の能力を恨んでいた。

かごの鳥タイプの母親をもつ子どもたちは母親の心の根底にある、「人生は危険すぎる」というメッセージを恨みに思うかもしれない。魔女タイプとはことなり、かごの鳥はわざと子どもをこわがらせているわけではない。かごの鳥タイプが子どもをコントロールするのは、彼らを守るためだ。しかし、不安は伝染しやすいものであるため、子どもたちは母親と一緒にいるときよりも、遠く離れているときのほうが、安心するかもしれない。このタイプの母親をもつ子どもは、大人になったら、反応を起こす前に、まず詳細を訊ねることによって、母親の恐怖をとりこまないように、自衛しなければならない。母親がもたらす、不完全であいまいで荒削りな情報にけっして踊らされることなく、自分自身のものの見かた・直感・判断を頼りにすることを学ばなければならない。

Q2．「母はわたしの自信をむしばみます」
――A．「悩みをうちあけるときは慎重に」

かごの鳥タイプの母親は子どもたちに、「この世は危険な場所である」と教える。これは、彼女にとっては実際にそうだからだ。残念ながら、かごの鳥の母親をもつ子どもたちは大人になったら、懸念を母親にうちあけることに慎重になる必要がある。母親の答えは、彼らの怖れを増幅させ、自信をむしばむ可能性が非常に高いからだ。

あるとき、サンディはついうっかりと、母親に、上司と衝突した話をしてしまった。母親はこの状況をこの世の終わりであるかのように思いこみ、一日に何度も電話をかけてきては、上司を毒づき、彼は「サンディに目をつけていた」のかもしれないから、近いうちにくびになるかもしれないとほのめかした。サンディはいつしか、くびになどならないと母親を安心させる立場に立たされて、ほんの小さな意見の食いちがいを母親にうちあけたことを後悔した。かごの鳥は些細なできごとをもこの世の終わりと思いこみ、大げさに言いたてる。

かごの鳥は、子どもの自信を精神的に支えたり、高めたりしてやることができない。なぜなら、彼女自身に自信がないからだ。悲しいかな、子どもたちは――配偶者もしばしば――あまりにも大げさな彼女の言動を相手にしなくなり、その結果、かごの鳥の孤独と偏執は深まっていくというのが現実である。だれかが、正当な不安と不合理な恐怖との区別に手を貸さないかぎり、かごの鳥のパニックはエスカレートしかねない。

サンディは言った。「ママ、そんなふうに、上司がわたしに目をつけていたなんて言われたって、わたしの気持ちはちっとも晴れないわ。むしろ、悪くなるくらい。上司とちょっとやりあっちゃったとママにうちあけたのは、気持ちがわかると言ってもらいたかったからなのよ。上司にたてついたくらいでくびになるなんて心配は、わたしはしていないのよ」。かごの鳥の子どもたちは、自分の恐怖と、母親の恐怖とを分離しなければならない。

Q3・「母は自分が言ったことを、あっさり否定します。まるで、わたしの頭がおかしいとでも言うように」

――A・「自分はまちがっていないと、自信をもってください」

かごの鳥タイプのボーダーラインは、自分がパニックによっていかに明晰な思考を妨げられているか、いかに考えをまとめ、活動の計画をたて、積極的に人生に関わっていくことを妨げられているかに気づいていない。彼女の人生は、おそろしい瞬間の連続だ。かごの鳥にとって肝心なのは現在のみであり、その精神的なエネルギーは危険を察知するという目的につぎこまれている。そのため、かごの鳥タイプは、偏執的な非難を浴びせたり、不適切な行動におよんでも、それを覚えていない場合がある。「あの店員がつり銭をごまかそうとした」と言ったのを覚えているかとかごの鳥に訊ねるのは、兵士に向かって、ある一発の銃弾をかわしたことを覚えているかと訊ねるようなものなのだ。かごの鳥は、つねに、生き残りをかけた戦いの渦中にあるのである。

サンディの母親は自分の不適切な行動を否定し、偏執的な非難を浴びせてくることはあっても、謝ることはけっしてなかった。サンディの弟を「財布を盗んだ」と非難したときも、あとでクローゼットにしまってあるのを見つけたのに、「そんなことを言ったおぼえはない」と否定した。財布が見つかるころには、もうすでに、頭のなかはどこかに置き忘れたクレジットカードのことでいっぱいになっていたのだ。

サンディの母親は自分の混乱した思考をサンディの身に移しかえ、よくこんなふうに言った。「あなたは、わたしの言葉をねじまげているんだわ！」。サンディはときおり、ユーモアに頼って、母親の混乱した思考に答えた。自分は、根本的に、善であるという信念にすがることで、母親の言葉を笑い飛ばすことができた。「世界中で、こんなにわたしを混乱させることができるのは、ママぐらいなものよ！」

Q4．「結局いつも、がっかりさせられるのです」

——A．「親密さの次には、拒絶がやってくるという覚悟が必要です」

サンディと母親には、大の読書好きという共通点がある。文学に対する共通の興味は、二人の数少ない温かい絆であり、親子にとって、この建設的な一面を育むことは大切だった。しかし、せっかくの楽しい交流も、しばしば、母親からの、思いがけない敵意に満ちた言葉でうちきられるのだった。

親密さは、かごの鳥を心細い気持ちにさせる。そのため、せっかく温かい交流をもっても、不意に自分の防御が甘くなっていることに気づいたかのように、相手をつきはなし、てのひらを返したような攻撃や偏執的な非難を浴びせることが多い。子どもたちは、建設的な交流がつかのまであることにたえず失望し、母親を信じることを許した自分を愚かしく思うかもしれない。しかし、かごの鳥に問いただせば、敵意などないと、猛然と否定するだろう。彼女は、こうした作用に自分が果たしている役割を意識していないのだ。子どもは、母親との交流を短くし、建設的な交流をもったら、その後は会話をうちきるという方法で、身を守ることができる。

Q5・「現実に起こったことをねじまげたり、ゆがめたりするのです」
――A・「落ち着いて、自分のものの見かたを保持しましょう」

かごの鳥はしばしば、無害な交流を、脅威や拒絶ととりちがえる。

たとえば、サンディの母親は買物の際、店員に身元の確認を求められただけで敵意をむきだしにした。母親にとって店員の要求は、単なる店の防犯上の方針ではすまない、プライバシーの侵害であり、不快に感じられたのだ。あとからサンディが、どうして店員にあんな乱暴な態度をとったのかと訊ねると、母親は、店員のほうが無礼な態度をとったからだと非難した。

また、サンディの夫が「わたしをどなりつけ」、どんなことを言われたのかは「もう一度口にするのもはばかられる」と言ったこともあった。サンディは、夫が母親に乱暴な態度をとったと聞いて驚き、夫になにがあったのか訊ねた。夫の説明によれば、母親は、三歳になる夫妻の子どもが帽子をかぶっていないことにいらだっていたのだという。「ぼくは、お義母さんにこう言っただけだよ。『ベティ、帽子のことをとやかく言うのは、いいかげんに、やめてくださいよ』ってね」。サンディの夫は、このできごとに対する義母のゆがんだ解釈にショックを受け、暴力的だというあてこすりに腹を立てた。

Q6・「人づきあいがまったくないのです」

――A・「一人でいるのは母親の選択であり、子どもの選択ではありません」

サンディは、何度か母親を旅行に誘ったり、何種類かの団体でボランティアをしたり、おなじ年頃の女性と知りあえるクラブに入ったりしてみるように薦めた。しかし、母親は団体行動への参加をにべもなく拒絶するし、怖気づいて旅行にも踏みきれない。母親を気の毒に思っていたサンディだったが、最後には、世間と触れあうよう薦めるのをあきらめた。母親は好きこのんで、ドアにも、窓にも鍵をかけた家に、一人こもっているのだから。

かごの鳥タイプを母親にもつ子どもは、母親の孤独を求める気持ちを尊重しなければならない。とはいえ、子どもたちまで母親と一緒にいる必要はない。子どもには、母親を楽しませ、殻から引っぱりだす義務はなく、世棄て人のままでいるという決意に責任をもつ必要もない。それどころか、母親を引っぱりだそうと説得を試みるほど、母親の恐怖や怒りが募る可能性もある。母親の環境を変えようという努力は、徒労に終わる確率が高い。

Q7・「なんでも、疑ってかかるのです」
——A・「陰謀説には、理性で応えてください」

サンディの母親は、犯罪や殺人や強盗やレイプという、日々のニュースをめぐる妄想にとりつかれていた。国際的なニュースには、CIAのエージェントばりの推理をもちこみ、さまざまな国からアメリカに加えられるかもしれない攻撃の、途方もない説を披露した。サンディの母親の生きかたは、まるで、だれも彼もが自分をつけねらっているかのようだった。

子どもたちは、母親の恐怖をばかにしたり、からかったり、激化させてはならない。母親の不安にのみこまれないよう守りをかため、状況を理性的に判断しなければならない。自分の人生を精一杯有意義に生きるためには、かごの鳥の、世のなかは危険なところだというものの見かたから、自分を解放しなければならないのだ。かごの鳥は恐怖にコントロールされている。しかし、子どもたちは、恐怖をコントロールすることを学ばなければならない。

大人になった子どもは、母親の「すべてに陰謀を見てしまう傾向」に理性で対応しなければならない。

たとえば、サンディの母親は、隣人が土地の境界線まぎわにフェンスを建てたとき、腹を立てて撤去を求め、彼女の地所を侵すつもりだと非難した。サンディは、フェンスが隣人の庭の四方を囲っており、あきらかに、母親に対する個人攻撃ではありえないことを指摘した。一応はおとなしくなったものの、母親はこう言った。「見ていてごらん。そのうちまた、なにかしかけてくるにきまっているから」

Q８．「食べるものも、食べかたも、普通ではないのです」
――A．「母親の食生活を受けつがず、自分の感覚を大切にしましょう」

ディナーやパーティなどといった社交的なイベントの準備をするのは、かごの鳥タイプのボーダーラインにとっては、あまりにも荷が重いのかもしれない。正しい調理法に従ったり、最初になにをするかを決めたり、テーブルをセットする本来の能力を「不安」が阻害することもある。食事の支度が、極度の重圧になりかねないのだ。

ある日曜日、サンディの一家は、母親に夕食に招かれた。しかし、夫と三人の子どもたちと一緒に家についてみると、驚いたことに、テーブルにはなにものっていなかった。冷蔵庫を調べてみると、デザートのゼリーの小さな皿と、干からびたチーズがいくつか、そして、食べ残しの肉が入っているきりだった。母親に、なにを出すつもりなのかと訊ねると、こんな答えが返ってきた。「あら。ゼリーだけで足りるかと思ったんだけど」

食べものは、からだにとりこまれ、食べた人の一部になる。そのため、かごの鳥タイプは、自分や他人に毒を盛ることを怖れる場合がある。サンディの母親はいつも肉を焼きすぎたが、それも、細菌を殺すにはそれしかないと信じているからだった。その結果、サンディは肉嫌いになり、家を離れてからは、ヴェジタリアンになった。

サンディが子どものころ、家での夕食は温かく、楽しい時間ではなかった。サンディの母親はしょっちゅう「ありあわせ」を夕食にすると言っていた。母親にとって、食事は食べものを消費する時間であり、心とからだの栄養をとる時間ではなかった。大人になってから、サンディは母親の料理を避けた。そして代わりに、母親を自宅に招待したり、外食を提案して、食事の支度という重圧から母親を解放した。

食べものは、多くのかごの鳥にとって、不安を調整する役割を果たす。彼女たちの食べものとのかかわりは、自尊心の浮き沈みを反映する。食べものは自己充足のために利用されるため、不安が高いレベルにあるときには、きまって大量に摂取するかごの鳥もいるかもしれない。また、かごの鳥は、自分の食べものに対する感じかたを家族にも投影する。

あるとき、サンディが期末試験に備えて詰めこみ勉強をしているとき、母親がクッキーの袋とケーキをもってきて、こうアドバイスをした。「とにかく、食べものを詰めこみつづけなさい。きっと、気分がよくなるから」

かごの鳥は、とくに一人きりでいるときは、自分を満たそうと必死で、無意識的に食べものを摂取することがある。しかし残念なことに、満ちるのは、罪悪感と羞恥心でしかない。

Q9・「突拍子もないことを怖がるのです」

——A・「具体的な対応策を示し、もし不安が現実化しても大丈夫だと説明します」

かごの鳥タイプの母親はさまざまな恐怖をかかえており、異常で強迫的な儀式をつくりあげる場合がある。

サンディの母親には、家を離れるまえに必ず行う儀式がたくさんあった。アイロン・ガス台・コーヒーメーカー・ドアの鍵を、何度も点検する。かごの鳥は、コントロールを失う恐怖をさまざまな器具に投影することがある。器具の過熱によって火事になるのを怖れたのである。

かごの鳥タイプのなかには、毒を盛られたり、強盗に遭ったり、攻撃を受けたり、襲われることを怖れるものもいる。ある患者の母親は、ドアを開けるのを怖れて、配達人に応じなかった。娘が母親の誕生日に送った花束が届いたかを確認するために電話をかけてみて、そのことがわかったのだ。かごの鳥タイプの多くは、日中はブラインドを閉じたままにし、夜間の外出や、人混みに出かけること、呼び鈴に応じること、電話に出ることを避ける。かごの鳥タイプは、恐怖という単純な理由のために、いくつもの人生のよいものを、見すごしているのである。しかし、子どもたちは、母親の恐怖をばかにすることなく、最小限に抑えるようにするべきだ。

サンディが実家を訪ねた帰り際、母親は必ず、心配だから無事に帰りついたら電話をしてくれと言ってきかなかった。しかし、そうすると言えば、結局、電話をするまでの時間、母親は恐怖にすくんでいなければならない。サンディは、なにかあったら必ず連絡が行くのだからと、説得した。どれほど安心させようとしたところで、結局、かごの鳥タイプの不安を軽くすることはできない。母親が家を離れることで気をもんでいたとき、サンディはこう元気づけた。「家が火事になったら、アパートに引っ越せるからいいじゃないの」「もしもわたしが事故に巻きこまれたら、警察がママに報せるわ」

不安が現実化したときの結果を指摘するのが、唯一の必要な対処法なのである。

Q10.「母といると、気が変になります」

――A.「自分の気持ちを優先し、母親と距離をおきましょう」

かごの鳥タイプの母親の不安は伝染する。

サンディの車に同乗しているとき、母親はひっきりなしに叫んでいた。「気をつけなさい――あの車は曲がるわよ！　ほら、気をつけて！　あの人、ブレーキを踏んでいるじゃないの！」。サンディはきまって動揺し、神経を逆なでされて、運転に集中できなくなってしまう。あるとき、サンディは車を路肩に寄せて、こう言った。「ママがそうやって神経を逆なですれば、事故に遭いやすくなるだけよ！　もう一言でも言ったら、引きかえして、家に連れて帰りますからね」

このように、かごの鳥タイプの母親本人には、子どもの自信を傷つけるつもりはないのだが、結果的に、子どもが親密な関係に耐えられなくなることがある。もしも子どもが、現実感や明晰な思考力を失いつつあると――十分な有能さを発揮できなくなっていると感じた場合、あらゆる意味で、母親と距離を置く権利がある。

子どもたちは、自分の直感と、感覚を信頼しなければならない。自分の恐怖と母親の恐怖とを分け、不合理な恐怖がもたらす結末を指摘しなければならない。個別の状況に対処するのではなく漠然とした恐怖に反応してしまえば、致命的な結果を招きかねない。

不安に不安で対応しない

子どもは、母親に依存しなければ生きていけないために、母親を守る。しかし、大人になれば、生きていけるかどうかは、自分自身を守る能力にかかってくる。かごの鳥の子どもたちも、大人になったら、ある状況の危険性を決定する場面において、自分自身の判断をたよりにしなければならない。母親の恐怖にやみくもに反応したり、完全に度外視したりするのではなく、母親の反応が適切であるかどうかを、あらためて考えてみるのだ。子どもによっては、かごの鳥タイプの強迫的な不安に、敵意や、腹立ちや、皮肉で対処するだろう。しかし、かごの鳥をおとしめる否定的な反応は、敵意を強め、恐怖の火に油を注いでしまう。

漠然とした恐怖に反応すれば、問題を複雑にしてしまう。恐怖をやわらげるためには、問題そのものに対処しなければならない。不安・恐怖・パニックに、死を招く危険がひそんでいることは、あまたの例が示している。防犯コンサルタントのディ・ベッカーは、サメに襲われた一人の男性の逸話を例にあげている。胸に食らいつかれ、海中に引きずりこまれたその男性は恐怖におののきながらも、確実にサメの拘束を解く方法を探り、親指を目につきたてた。サメはすぐさま、その強靭なあごから男性を解放した。置かれた状況を、恐怖に圧倒されてしまうのではなく、解決すべき問題ととらえることが、生死を分けるのである。

かごの鳥タイプの母親をもつ子どもは、自分たちの恐怖や不安の源を見極めなければならない。以下の三つのシンプルな質問に答えることが、冷静さを保つ助けになるだろう。

一．どうしてわたしは不安なのか。
二．なにが問題なのか。
三．どうしたら、問題を解決できるのか。

不安をコントロールするには、その源を認識し、適切に対処することが不可欠だ。看護主任として働くある患者は、次のような経験を語った。脳卒中で話ができないある年輩の患者が入院してきたときのこと。この患者は、病室のベッドでひっきりなしに金切り声やうめき声をあげ、看護士が来るまでやめなかった。当直の看護士は、過労と不安にさいなまれつつ、患者がわめくたびに対応し、できるかぎり頻繁に病室に駆けつけた。しかし、その看護士が部屋をあとにすると、とたんに、患者は声をはりあげる。次の晩は、別の看護士がその患者の看護にあたった。しかし、この看護士は患者の不安をとりこむことなく、落ち着いて、わめきつづける患者にこんな言葉をかけた。「ミセスX、わたしの目配りを求めていらっしゃるのは、わかります。でも、ほかにも、わたしを必要とする患者さんがいらっしゃるんです。泣いたりわめいたりなさっても、そのぶん、わたしが早く駆けつけられるわけではありませんよ。もう、わめくのはやめてください」。看護士が部屋を出て行くと、患者は金切り声をあげるのをやめ、我慢強く、自分の順番を待った。

不安に不安で対応すれば、結局、火に油を注ぐ結果になってしまう。不安を軽減するには、確固たる保証で応えなければならないのだ。大人になった子どもたちには、かごの鳥に対し、怒り・迷惑・いらだちを覚える権利がある。しかし同時に、彼らにはそうした自分の感情に、できるかぎり建設的に対処する責任もある。そうでなければ、いたずらに母親の行為を繰りかえし、悪循環を強める結果となるだろう。かごの鳥をおとしめ、あざけり、からかうことは、まったく建設的ではない。自分の根本的な善を意識しつづけるのは、他人をおとしめることなく、自分を確立する能力にかかっている。

かごの鳥タイプの母親を愛するための3つのステップ

[ステップ1] 自立を確立する

「母は、わたしをつうじて生きているのです。実際、わたしを頼り、どうするべきか指示してほしがりますよ。わたしは、母の面倒をみて、保護して、幸せにするようにつとめています。でも、もう、これ以上は無理なのです」

サンディが子どものころ、母親はこんなふうに言っていた。「あなたはわたしの命そのものよ。もしもあなたの身になにかが起こったら、わたしも絶対に、自殺するわ」。かごの鳥タイプの母親は、しばしば、「完璧な」子どもを、安全に人生をわたっていく命綱にする。母親は、サンディがいなくては生きていけないと言い、この母子の役割転換は、サンディが成長するにつれて強まっていった。

かごの鳥タイプの母親は、わが身の不幸をすべて「くずの」子どものせいにし、幸福をすべて「完璧な」子どものおかげと考えることがある。そして、子どもは、母親からの投影がプラスのものであろうとマイナスのものであろうと、自立にもがき苦しむ。

サンディの兄は「くずの」子どもの役割を与えられていた。兄は母親との接触を最小限にとどめ、短い会話しかかわさなかった。「くずの」子どもは大人になったとき、まだ母親が自信をむしばむようなら、母親との交流を限定しなければならない。自信はなだれのように崩れ、「くずの」子どもの虚をついて、冷たく暗い無価値感で埋めつくしてしまうかもしれない。ボーダーラインの母親に、たった一言の否定的な言葉をかけられただけで、すでにうちのめされている「くずの」子どもの自殺的な反応を引き起こしてしまう可能性もあるのだ。侮辱がやまない場合には、「くずの」子どもはかごの鳥タイプの母親との関係を、完全に絶つ必要に迫られるかもしれない。

・**自分のために行動する**

かごの鳥タイプの母親をもつ子どもが自己を確立するためには、母親のものの見かたから自分を解放し、もっとも自分のためになるように行動しなければならない。独自の自己愛論を展開し、病的自己愛やナルシストについて研究したハインツ・コフートは、「自己」を「自発性とものの見かたという、だれにも侵されない核心」であると表現している。自己を表現するには、自分自身のために行動する能力が要求されるのだ。

サンディの場合、兄が母親と距離を置く必要性を理解しながらも、自分は分離不安をいだいていた。そのことは、次の夢に現れていた。サンディは、幼い二人の子どもをつれ、年上の女性の手を引きながら、ぐらつく橋をわたっている。腐った板が、足を乗せた拍子に折れて、眼下の谷がちらりと目に入る。橋の中央にさしかかり、先に進もうが、引き返そうが、危険なことに気づく。

サンディの夢は母親にすがりつづける危険と、手を離す恐怖の両方を象徴していた。ウィニコットの薫陶を受けた精神分析医、マーガレット・リトルはこう述べている。「自分のアイデンティティを失うということ。漠然とした、同種の集団にのみこまれてしまうということ。底のない落とし穴に落ち、永遠にだれにも見つけてもらえないこと。これらの考えは非常におそろしく心をかきみだすものであり、だれしも避けるものである」。サンディにはもはや、母親の手を握りつづけることはできなかった。しかし、手を離すのも、危険に感じられる――まるで、手を離せば、サンディか母親のどちらかが、眼下の底知れない谷底に落ちてしまうかのように。

セラピーを受けはじめた当時、サンディは、母親を抜きにして休暇に出かけたことはなかった。はじめて自分と子どもたちだけの休暇をすごそうと決心したとき、サンディは母親にこう告げた。「ちょっと、子どもたちと水入らずの時間が必要なの。だから、旅行に行ってくるわね」。この、自己の確立への一歩を踏みだすのは、非常に難しかった。サンディの母親は見棄てられたように感じ、旅行に出ているあいだ、毎晩、電話をかけてほしいとすがった。サンディは優しく言った。「ママは、起こりもしないことを心配しすぎるんだもの。ママの恐怖が伝染して、わたし、もてあましてしまうの。だから、毎晩の電話はしたくないわ」。母親は身構え、敵意をいだいて、こう切り返した。「わたしはなんにもこわがってなどいないわ。恐怖がどんなものかなんて、なにも知りもしないくせに。いいかげん、大人になったらどうなの！」

サンディは、あまりにも率直に真実を語りすぎたために、母親の防御反応を引きだしてしまったのだ。そして、母親は自分自身が大人になりそこなったことをサンディの身に移しかえた。その言葉はサンディを侮辱し、彼女に、まさしく母親が受けたのとおなじ感情を――攻撃されたという気持ちを――残した。

ウィニコットはこう説明している。「人は大人になってからも、完全な成熟にむかって成長をつづける……」。そして、大人になるためには、本人が望もうが望むまいが、母親からの自立が必要なのである。

どんなアプローチも、成功を保証するわけではないが、かごの鳥タイプの母親から自立するもっとも建設的な方法は、単純に「わたしはこうだ」という言いかたをし、「ママが」という主語を避けることだ。共感することがいつもよい結果を生むとはかぎらないが、もしも、サンディがこんな言いかたをしていれば、もっと前向きな結果が得られたかもしれない。「ママ。ママにとってこれがつらいことなのはわかっているわ。でも、わたしは、疲れてしまって、気分転換が必要なの。少し、一人になることが必要なのよ。どうか、理解しようとしてみてちょうだい」

母親は、サンディが毎日電話をすることを期待したが、サンディは、自分自身の欲求に従った。母親と距離を置くことを必要としていた気持ちに従って、休暇から戻るまで電話をしなかったのだ。家に戻ったあと、サンディは母親との交流を以前より制限するようになった。

当時、母親との会話はひどく退屈に感じられた。母親の散漫な思考の道筋を追うこともせず、ときどき、「へえ」とか「あら、本当」などと生返事をする。会話が終わるころには、消耗しきった感じがした。やがて、サンディはところどころに「わたしはこうだ」という言葉をはさむことによって、電話での会話を短縮するようになった。母親から電話がかかってくると、サンディは穏やかに、けれども、きっぱりと言った。「わたし、今、やっていることがあるのよ。用件はなに?」。サンディは会話の方向を定め、母親を誘導し、思考が脱線したらピリオドを打った。

それでも、母親を話すとき、サンディは二度、三度と「わたしはこうだ」と繰りかえさなければならなかった。母親には、サンディがなにを着るべきか、どうやって髪をとかすべきか、はてはどうやって子どもを育てるべきかにいたるまで、口を出す習慣があったためだ。サンディは落ち着いて、しかしきっぱりと「自分にとってなにが一番いいのかは、自分で決められるわ」と答えた。母親の視点を変えることこそできなかったが、サンディは、母親に自分の視点を変えることは許さなかった。

かごの鳥タイプを母親にもつ子どもたちは、母親との仲を平穏に保つために、自分自身の信念を棄てる必要はない。自立を確立するためには、意見やものの見かたのちがいをしっかり保つことが必要なのだ。

サンディの母親はいつも、成功し権力をもつ人物を、邪悪で、自己中心的で、貪欲な人種だと決めこみ、こきおろしていた。母親がこうした人々について否定的な発言をするとき、サンディはこう答えた。「わたしは、成功するのはすごいことだと思うわ。なかには汚い人もいるかもしれないけれど、信頼にたる、勤勉な人だってたくさんいるんだから」。すると母親は口をつぐみ、サンディの意見について考えているようだった。

・母親と共に閉じこもらない

セラピーを受けはじめて数年が経ったある朝、サンディは着がえているときに、ふと、鏡に映った自分を見た。生まれてはじめて、自分を美しいと感じた。自分の容姿に、以前はまったく気づかなかった気品が、目には高まった自尊心を反映する輝きが見えた。自分自身であることや人生を楽しむことを危険視するかのように、母親の目をとおして自分を見、成功や、自分によい感情をもつことを怖れることが、もはやなくなっていた。サンディは、子どものころ、自分が成し遂げたことへの誇りを口にするたびに、きまって「いったい、なにさまのつもり？」と非難されたことを思いだした。しかしはじめて、彼女は自分自身の目をとおして自分を見、自分の声が言うのを聞いた。「わたしは、人のためになる、大切な素質をもっている。わたしはよい人間だし、自分のことをよく思う権利がある」

かごの鳥タイプの母親をもつ子どもたちが、母親の築いた砦《とりで》に閉じこもったまま、人生を送らなければならないなどというのはまちがっている。子どもたちは、自らの人生を生きる権利を犠牲にすることなく、母親が人生について自分自身の決断をくだすことを許さなければならないのである。

[ステップ2] 規範をつくる

「夫とわたしが最初の家を買ったとき、母は近所に家を買いたがりました。夫はかんかんになりましたね。一歩も譲らない構えで、論外だと断言しました。わたしはといえば母親に、夫が、ママがそんなに近くに住んでいると落ち着かないと言っていると伝えるのは簡単でしたが、わたし自身もそこに住んでほしくない、と言う勇気はありませんでした。ずっと以前から、もしもわたしが許せば、母はうちの家族と同居したいんだという気がしています」

サンディの自立する勇気が花開いたのは、母親の期待が不合理であり、しかも、彼女の命をおびやかしかねないものだと自覚したときだった。母親に、近所に家を買ってもらっては困ると告げると、母親は「みんな、わたしを厄介払いしたがるのよ」と泣き、サンディに抱きつこうとした。まるで、タコの脚に絡めとられたような嫌悪感と哀れみを同時に覚え、サンディは母親の腕をふりほどいて「やめて!」とわめきたい気持ちをこらえた。

・自分に必要なものと母親に必要なものを区別する

ボーダーラインの母親は始終、泣いたりすがったりするため、子どもたちがうんざりしてしまって、共感できなくなってしまう場合がある。泣くのは、愛着を保証し、他者からの世話を喚起する、もっとも幼稚で原始的なメカニズムだ。ジュディス・ネルソンは愛着と泣くことの関連についてこう述べている。「そこにどんな理由がひそんでいようとも、『泣くことの』目的は、保護者を物理的に間近に引き寄せることにある。目当ては、まず第一に保護、第二に食事を与えてもらったり、苦痛や不快な刺激をとり除いてもらうなどの面倒である。乳幼児が泣くのは、言語能力をもたない彼らの『ここに来て。あなたが必要だから』という言葉なのだ」。かごの鳥タイプの母親をもつ子どもは、あやつられているような不快感を覚えて、母親の涙を無視するかもしれない。しかし、かごの鳥タイプの苦痛は、生々しい現実である。

最終的に、サンディは自分自身が必要とするものと、母親が必要とするものを区別するすべを学んだ。サンディはこう説明した。「ママ、わたしはいつだって、緊急の場合にはママを助けてあげる。ママを見棄てたりはしないわ。ただ、そんなに近くに住むのは、落ち着かないの。わたし自身の生活が必要なのよ」。自分自身の欲求に重点を置くと、母親を慰めるのも、以前よりも簡単になった。

リトルは、こうした母親をもつ子どもは愛と憎しみの二重束縛にとらわれており、生物学的にはいやおうなく発達する一方で、ある存在の一部でありつづけなければならないという、両立不能な状況におかれていると説明している。リトルはこうも書いている。「依存状態のままでいるというのはすなわち、滅びを運命づけられているということだ」。サンディは、彼女が自我を確立すれば、母親を滅ぼしてしまうのではないかという恐怖にもがいていた。リトルも言う。「一人前になるということは……文字どおり母親をほろぼし、無限の喪失感と罪悪感を負うということなのである」

ボーダーラインは対象恒常性を欠くため、外的な要因に影響を受けない、不変かつ愛情深く、肯定的・保護的である内的な自己を獲得することができない。このため、自分を保つために、子どもに頼ろうとする。しかし、かごの鳥タイプを母親にもつ子どもは大人になったら、自分がどれだけ多くを与えるか、どれだけ精神的に耐えられるか、自分自身の生活のどれだけを犠牲にするかを、自分で、決めることができる。

[ステップ3] 結果を明確にする

「たぶん、どん底までたどりついたのは、五年前だったと思います……そのときのわたしは、あまりにも深い穴にはまってしまって、出口が目に入らなかった。そして、セラピーに来る決心をしたんです。今、わたしは、自分の人生が自分のものだということを実感しています。幸せであることに罪悪感をもつこともなく、母に対しては、できることをしています。自分に、人生を楽しむ資格があるということを知っているし、母のことを考えても、ただ、悲しくなるだけです。母が恐怖に包まれて一生を送ってきたのはわたしの落ち度ではないし、母を保護するのは、わたしのつとめではないのですから」

サンディは徐々に、母親の親代わりをやめていった。驚いたことに、サンディの母親はやがて、夫と死別した近所の女性とつきあうようになり、二人で、おたがいの面倒をみあうようになった。かごの鳥タイプのボーダーラインは理想化した相手から認められることを必要とするため、サンディの期待に応えることは、母親にとっては十分な動機となったのである。サンディは自分の許容範囲を明確にし、たえずものごとの因果関係を明確にし、母親の自立を促した。母親が難癖をつけだすと、サンディはおだやかに、けれどもきっぱりと言った。「否定的な言葉には、わたしは、耳を貸さないわよ。おたがいのためになるとは思えないから」。時間をかけて、サンディは母親との、より快適な関係を築いた。

サンディが望んでいたのは、自分自身の人生を犠牲にすることなく、母親とのよいつきあいを保つことだった。あまりにも近くに住むのは望まない。毎日話をするのは望まない。命にかかわる場合をのぞいて、からだの不調を聞かされるのは望まない。サンディはこれらの限界を母親に、はっきりと、穏やかにけれどもきっぱりと、明示した。いらだったり、迷惑だと感じることが起きたら、できるだけすぐに、そういう行為を指摘した。

サンディは、「当然の結果」と「論理的な結末」を用いて、母親の不適切な行為に対応した。時間がゆるすときは、手短に、母親に自分の暮らしぶりを伝えることもあった。しかし、母親が否定的な反応を示したときは、自分から距離を置き、会話をうちきった。マラソンランナーのように、精神的なエネルギーを保持し、ペースを守って、疲労困憊することを防ぐすべを学んだ。与えられるものを与え、『自分を守ること』に重点を置きつづけた。

幸福を楽しむために

かごの鳥タイプの母親は、悲劇的に孤独な人生を送る。大人になった子どもたちには、母親を喜ばせることも、保護することもできないし、母親をコントロールしようとするべきでもない。ボーダーラインの母親をもつ子どもたちは、ディ・ベッカーのアドバイスを心にとめておくべきだ。「不合理な要求への完全な服従などの無理難題を突きつけられたら、もはや、納得のいく解決を探すのは、やめるべきである。なぜなら、相手がけっして満足しないことはあきらかだからだ。たとえ、そもそもの問題に関する議論を煮つめても、なんの意味もない。それはさながら、いっぽうが百万ドルを望んで席に着いているのに、もういっぽうには五ドルしか、あるいは一ドルたりとも出す用意がないのとおなじなのだから。このような状況において、納得のいくことなど、あるはずがない」

子どもたちは、かごの鳥タイプの母親を守ろうと努力するあまりに、自分の人生や、精神状況や、健康や、幸せを犠牲にするわけにはいかない。子どもたちが与えられるのは、与えても大丈夫だと思える範囲にかぎられるし、人生を楽しむために、罪悪感から解放されなければならない。

普通の人には、ボーダーラインの母親をもつ子どもが、自立のプロセスにもがき苦しむ際に経験する強烈な不安は、想像もつかない。大人になった子どもたちは、母親にのみこまれて、焼きつくされるような不安や、まだ生きているのに存在を失うような恐怖を経験するのだ。母親が生きることを怖れている以上、子どもたちにできるのは、そのもとを立ち去ることだけなのである。

11章　女王タイプの母親をもつ娘たちへ
――奴隷になってはいけない

女王の言いぶんはこうでした。もし、すぐに、だれかがなにかをしなければ、そこにいるものの首をみんな切ってしまうのだ、と。
――『不思議の国のアリス』

〔相談者エレン〕不当な要求を強いる母親に、結婚生活をおびやかされている。セラピーによって女王タイプとのコミュニケーション方法を学び、行動に移しはじめた。

「母の思いどおりにならないことがあると、だれかの首がはねられることになるんです。母は負けずぎらいで、横暴で、欲張りで、嫉妬ぶかい人です。わたしの夫にもずいぶんひどい態度をとりますし、おかげでわたしの結婚生活には問題が生じています。わたしは、どうしたらいいのでしょう？　母親とは、離婚するわけにもいきませんからね」

エレンは、ロバート・トッド・リンカーンとおなじように、母親と夫に対する忠誠心の板ばさみになっていた。

『狂気の記録――メアリー・トッド・リンカーンの生涯（仮題）』には、こんな記述がある。「メアリーは息子の結婚を崩壊寸前まで追いこんだ」。実際、一八七一年、ロバートは、妻と母親の折りあいが原因で、約一年半の別居生活を送っている。

女王タイプのボーダーラインは、自分が子どもと配偶者とのあいだに生みだしている忠誠心の葛藤に気づいていないように見える。カプランはこうしたタイプの母親は、子どもを利用すると説明している。「（彼らは）さながら、母親の手先にすぎないかのように、情け容赦なく利用される。母親は彼らを、本人にとっての仮想敵をあやつり、破滅させるために利用する。母親は彼らを……プライドを満足させるために利用する。このような他人への支配欲は、はてしない虚無感の――常に安定した精神をもたないものの無言の恐怖の温床だ。彼女たちが、『非のうちどころのない』パートナーを疲れはてさせることは避けられない。彼らとてしょせん、ときにはいらだち、魔法の願いをかなえることはできない、ただの人間に――来るのも去るのも、思いのままにコントロールするわけにはいかない、一人の人間にすぎないのだから」

非難をうける子どもたち

エレンと夫は、エレンの母の不当な要求について、口論を繰りかえしていた。夫は「だれもたてつくことができないから」と、義母に「アン女王」というあだ名をたてまつっていた。エレンは母親の望みに応じようとつとめてはいたが、自分の結婚生活に起こされるトラブルを腹立たしく思っていた。母親と別れるよりは、夫と別れるほうがたやすいようにも思えた。

女王タイプの母親の要求は、大人になった子どもたちを極度の疲労に追いこみかねない。そのうえ、女王は子どもを、わがままで忠誠心がないとみなす。『精神障害ファイル』が発表される以前には、ロバートは多くの伝記作家たちから親不孝者・不実者・忠誠心がないなどのそしりを受けていた。エレンとおなじようにロバートは、大人としての人生に母親が執拗に介入してくることで、神経をすり減らしていた。

自分を救うための7つのアドバイス

Q1．「母は絶対に満足しないのです」
――A．「母親の生きかたを許容しつつ、あなたの人生を支配させないようにしましょう」

女王タイプの母親をもつ子どもたちは、母親の「注目と賞賛への飽くなき欲求」を満たすことはできない。母親が子どものころ受けなかったものの埋めあわせをすることはできないのだ。母親を喜ばせることも、コントロールすることも、変えることも、できない。しかし子どもたちは、自分たちの母親への対応を変えることはできる。子どもたちが自分自身の欲求よりも母親の欲求を優先すれば、自分のみならず、結婚生活までも犠牲にすることになる。

子どもたちは、直接の害をおよぼさないかぎり、女王が自分の人生を好きなように生きることを許容しなければならない。母親を思いどおりに動かそうなどとは、けっして、試みるべきではない。女王タイプのボーダーラインは、支配的な相手に脅威を感じることがある。たとえわが子といえども、母親をコントロールしようとすれば、脅威のレッテルは避けられない。彼女たちを意のままにしようとした結果、もたらされたあまたの悲惨な結果は、歴史が示しているし、心にしっかり刻むに値する教訓だ。メアリーが精神病院から退院したあと、ロバートはこんな手紙を書いている。「どんな手段であれ、母をコントロールするために、母の生活に立ち入ることは――ここで、きみにはっきり言っておくし、母にもそう書き送ってほしいのだが――もう、いかなる状況であっても、ぜったいにしない。もしもこの件で自分がどんな目に遭うのかが事前にわかっていたら、なにをどう考えたって、ぜったいに、足を踏み入れたりしなかっただろう……こんな余計な負担がなくても、普通の人生のトラブルや悩みだけでも手一杯なのだからね」。ロバートは――遅きに失したとはいえ――母親の不合理な行いやかんしゃく・報復の脅し・強迫的な浪費を、無視することを学んだ。女王タイプの母親をもつ子どもたちは、母親が自滅する権利を与えつつ、自分自身を守る権利を行使しなければならない。

社会に脅威を与えはしなかったものの、リンカーン夫人の強迫的な浪費癖はあきらかに常軌を逸していた。女王タイプの不合理な行動の「境界線ぎりぎり」という本質は、もっとも近い関係にある人に対して、もっとも大きな脅威となる。リンカーン夫人が妹に息子の暗殺を考えていると告げたとき、もしも、ロバートが幼い子どもだったとしたら、あきらかに緊急の介入が求められていただろう。実際には、リンカーン夫人の「息子を殺させる」という脅しは、ロバートが母親をコントロールしようとしたことが引き金だった。ロバートの失敗は、単にわが身を守るのではなく、母親をコントロールしようとしたことにあった。

女王タイプを母親にもつ子どもは、母親の期待が道理に合わなかったり不適切である場合、そのことを母親に告げなければならない。

エレンは、ロバートとおなじく、母親をコントロールしないことを学んだ。母親が自分に与えられる以上のものを要求してくると、エレンはただ、こう答えた。「ママ、わたしにとっては、夫が第一なの。ママに満足してもらいたいのはやまやまだけど、ママのために、夫とすごす時間を投げだすわけにはいかないわ」。母親は、自分の性質をエレンに投影し、皮肉な言葉を返してくる。「あなたって、自分さえよければそれでいいのね」。しかしエレンは、自分が心から母親の幸せを思っていることには自信があった。

女王タイプを母親にもつ子どもたちは、大人になったら、無理な期待を寄せてくる子どもを相手にするように、「ここまでなら与えられるという限界」を説明しなければならない。

他人に肯定的な感情を抱くためには、自分自身に肯定的な感情をもちつづけることが必要だ。子どもたちは挑発をはねつけることで、自尊心と尊厳を保つことができる。

Q2.「母は『ノー』という答えを受けつけません」
――A.「言葉だけではなく、行動で『ノー』と伝えてください」

女王タイプのボーダーラインは、厳しい要求を突きつけつづけることが、「他人の服従」という結果をもたらすことを学んでいる。ある女王タイプの母親は、「人をあやつる」自分の能力に誇りをもっていることを自認していた。精神的な操作は女王タイプの本職で、自尊心と安心感の源でもある。そのため、自分自身の幸福・精神的なエネルギー・場合によっては財産までも守る必要がある子どもたちにとっては、女王タイプに「ノー」と言うことがなにより大切である。

ここで、役にたつのは、ドライカースが提唱した、親に過度の注目を要求する子どもに「ノー」という方法だ。彼は親にこうアドバイスしている。「正当な注目と、過度の注目とを一目で見分けるのは難しいように思えるかもしれない。これを見抜く秘訣は、その状況が要求していることの、全体像を把握する能力にかかっている。家族の一人ひとりが、自分ではなく、状況を中心に考えることができてはじめて、家族の参加と協力が成りたつのである」

親の不合理な要求を満たす義務を感じるのは、子どもの不合理な要求を満たす義務を感じるのとおなじように有害である。彼らはもしかしたら、親不孝だと思われるのを心配するかもしれないが、第一に気にかけなければならないのは自分自身の欲求なのだ。ドライカースは、家族の全員が「他の人にどう思われるか」に振りまわされることなく、「特定の状況が求めていること」を重視することを奨励している。

ある女王タイプのボーダーラインを母親にもつ娘が、結婚すると宣言したときのことだ。母親は、まるで自分の結婚式であるかのように、思いどおりの式にしたいと言いはった。しかし、娘のほうは、大々的で豪華な結婚式を望む母親とは裏腹に、簡素な、身内だけの式を希望していた。娘が主張を譲らなかったため、女王タイプの母親は式への出席を拒み、親戚に、娘が「自分を人生から締めだした」とこぼした。

また別の母親の場合は、見棄てられるのを避けるために、仮病をつかって娘の罪悪感を引きだそうとするのが習慣化していた。この母親は糖尿病の持病があり、娘の結婚式の前夜に、糖尿病性の昏睡を起こして病院に搬送された。娘は罪悪感と心配でいっぱいになったが、式を延期しないことを決意した。のちに娘は、母親が式の前の週に、わざとインシュリンを摂取しなかったことを知った。いずれのケースも、女王タイプの母親をもつ娘たちは、悪いのは彼女たちではないかという、他人の中傷に直面するはめにおちいった。たとえば、こんな言葉だ。「実の母親が出席できないのに、よくも、式を遂行したものね」とか、「病院にいる母親を放ったらかして、予定どおりにハネムーンに出かけるなんて」など。健全な母親にとって、女王タイプのボーダーラインが行う操作は想像もつかないものであり、そのため、他人は利己的なのは母親ではなく子どものほうだと決めこんでしまう。

女王タイプの母親から自立しようとする試みは、場合によって、火山の大爆発を引き起こす。噴煙が立ちのぼり、赤い灼熱の溶岩が流れだすのを見れば、だれもが反応するものの、地下のどんな力がその大災害を引き起こしたのかを理解する人はほとんどいない。女王タイプの母親とその子どもたちは、さながら、断層線で触れあう地殻変動のプレートのようなものなのだ。かつては一つのまとまりだったが、今ではもう、激しいひずみや重圧を受けるとひとたまりもない繊細な断層によって分断されている。地震、あるいは火山の噴火という地表の現象は、実は、何年にもわたって積み重ねられてきた結果なのだ。こうした大災害を食いとめるすべはないのだが、子どもたちは自立を試みればそれと同時に、こうしたことが起きるということを予測することができる。災害を予測し、それに備える能力は、生死を分かつ重みをもつはずだ。

女王タイプの母親をもつ子どもは、母親に「ノー」と言えないかぎり、自分自身の人生をコントロールする希望はもてない。自分自身の利益を守る決断をくだすのか、それとも、母親にあやつられることを許した責任を受け入れるかのどちらかしかないのだ。自立は、大人になった子どもにとって激しい頭痛の種になるかもしれないが、自立に失敗すれば、あとは破滅するしかない。反対にいくら怒りを爆発させるとしても、子どもの自立によって、母親が破滅することはない。

Q3・「どんなことにも、見返りを要求されるのです」
——A・「条件つきの贈りものには用心が必要です」

エレンの母親は客あしらいがうまく、招かれた客たちは、みごとな食事とぜいたくな装飾を、絶賛したものだった。そんなとき、母の顔は誇らしげに輝くのだが、客が帰るとたんに、どんなに大変な思いをしたか、それなのに、周囲の感謝がいかに足りないかという文句がはじまる。母は、しぶりながらしか他人に与えることがなく、エレンは母からなにかをもらうとしばしば、借りをつくったような気持ちになった。

女王タイプがかかえている虚無感は、他人との交流に対する視点をゆがませる。どれほど感謝され、愛され、高い評価を受け、崇拝されても、女王は失望を感じる。女王タイプからの贈りものには、条件というひもがつき、そのひもは、彼女の自我に結びつけられている。女王が与えるのは、自分が必要とするもの、あるいはほしいものを手に入れるためなのだ。他人に自分の欲求を移しかえ、「自分がほしい贈りもの」がよろこばれないと驚く。

リンカーン夫人が孫娘のために買った豪華絢爛な洋服は、ロバートの妻を仰天させたが、夫人の手紙の抜粋からは、純粋に、贈りものが不適切であることをわかっていないことがうかがえる。「……ロバートからの手紙によると、あなたは赤ちゃんの服を見て、とんでもないと思ったそうだけれど——これ以上ない純粋な素材をつかっているし、ちょっと飾りがついているからといって、とっぴというわけじゃないでしょう……それから、居間が二部屋あるのか、窓が何枚あるのか、一度も教えてくれないのね。この手紙を受けとったら、その日のうちに、梳毛《すきげ》素材なんかじゃなく、シルクの刺繍の入ったカーテンを買いに行きなさい。カーペットの色に合わせてね。それに、ピアノカバー――、レースのカーテン――カーテンボックス、それ以外にもいろいろと必要でしょう。すべて、わたしのつけにしてちょうだいね。もちろん、急がなくてはいけないわよ――新年のお客様を迎えるのに、窓が裸では、困ってしまうでしょう」

リンカーン夫人の手紙は、とっくに成人した子どもに対しても、なにをし、どこに住み、どんな身なりをし、どう子育てをするか指図をする女王タイプの傾向をよく示している。女王タイプのボーダーラインは場合によって、異常なほど差しでがましく、自分の趣味・価値観・好みを子どもや配偶者に押しつける。ある患者は、仕事から帰ってみると、母親が勝手に家に入り、家具の模様がえをしていたと報告している。

女王タイプのボーダーラインの「過剰な贈りもの」と「与えることができない性質」という奇妙なとりあわせは、彼女自身の「甘やかされたい」という切望のあらわれだ。他人には、当の本人には見えないものが見えるだろう――女王タイプの注目への欲求は、ぞっとするほど途方もなく、哀れをそそるほど大きいということが。そばにいる人は、彼女に代わって、恥ずかしさを覚える。女王の行動は、認められ、注目され、支配することへの欲求があまりに強いために、周囲の気恥ずかしさを誘い、その反動で、子どもたちは他人にめったに気を許さなくなることがある。伝記作家の評によれば、ロバート・トッド・リンカーンは長じて、強迫的なまでに一人を好む人物になったという。

女王タイプのボーダーラインは感謝されていないと感じると、贈りものの返還を求めたり、贈った相手との交わりを絶ったりすることがある。メアリー・トッド・リンカーンは最後には、息子夫婦に、与えたものを一つ残らず返すように要求した。女王タイプの内面にひそむ「恵まれない自我」は、与えるものなどなに一つもっておらず、結局は、あがないきれないものを与えたことを恨むようになるのだ。

子どもは借りをつくったという気持ちや、気詰まりや、罪悪感を残さない贈りものだけ、受けとるようにするべきだ。

エレンの場合、母親に新しい車を買ってやると言われたときには、つい、誘惑に負けそうになった。しかし、エレンの夫は姑の動機に懐疑的で、申し出を断るように勧めた。敵意に満ちた返事をいざなうのを避けるために、エレンはこう言った。「ママがそう言ってくれるのはありがたいんだけど、トムもわたしも、そんなに高い贈りものをいただくのは気がひけるから。いつか、ママが、そのお金を必要になるかもしれないでしょう?」

子どもたちは、母親に絡めとられることを避けなければならない。そのためには、精神的な自立のみならず、経済的な自立に向けて努力し、それを立証するべきなのである。

Q4.「母が信じられません」

――A.「真実という核を探してください」

女王タイプの母親は、病気や事故の報告という手段を弄《ろう》して、関心を求める駆け引きをし、子どもをあやつることがある。ロバート・トッド・リンカーンは、母親からからだの不調を聞かされるのに慣れっこになっており、死を目前に控えた母親の病状がいかに深刻かを見すごしにしてしまった。

エレンの母親も、関心を惹くために、嘘をつくことがあった。エレンは、母親の言葉のほとんどを差し引いて聞いていたが、いっぽうで、母親が本当のことを言っていてもわからないのではないかと心配していた。とくに怪しんでいたのは、母親が「発作」と表する偏頭痛をはじめとする、さまざまな、からだの不調に関する愚痴だった。エレンはつじつまの合わない言葉に耳を澄まし、言いまわしがちがっても内容がおなじ話を頭にメモして、母親の話を裏づける証拠を探した。とはいえ、事実がはっきりしないかぎり、子どもたちは、適切な対応がわからないかもしれない。

子どもたちは、医師に話を聞き、健康診断の結果のコピーを求め、矛盾を指摘する必要がある。母親がどれほど気分を害そうと、こと健康と安全に関しては、正確な情報を手に入れられるようにしなければならない。医学的な報告書をつうじて裏づけをとらないかぎり、母親の健康について真相を知ることはできないだろう。

Q5．「母親の闘いにまきこまれることに、うんざりしています」

——A．「意識してトラブルから身を引くようにしてください」

女王タイプの母親は混沌と衝突を扇動し、それにつづく闘いに、子どもたちをさし向ける。王と女王の離婚は必ず、子どもたちを板ばさみにし、両親への愛情と忠誠心をかき乱す。大人になった子どもたちは、女王の軍隊に徴集されることを拒否しなければならない。

「虐待された」という文句や、「法に訴えてやる」というような報復の脅しは、女王タイプのボーダーラインにはありがちだ。

エレンの母親は徒党を組み、激情や意図的に脚色したつくり話で集団を支配していた。しかも、勝つまでは休まない。離婚して何年もたつというのに、母親はエレンの父親への愛情を恨み、嫉妬しつづけていた。ときどき、父親との面会のチャンスを意図的に奪われていたと知ったとき、エレンは激怒した。はめられ、だまされて、自分のものでもない闘いに、勝手に投入されたような気がした。エレンは母親に言った。「ママがパパのことをどう思おうと勝手だけれど、わたしには父親を愛する権利があるのよ」

子どもたちは近所や、学校、教会など、女王が属するどんな集団とのあいだにも起こりかねない闘いから、身を引くことができるし、そうしなければならない。

ドライカースは、このような関心を求める行動の裏にひそむ動機についてこう説明している。「彼女の行動はこう言っている。『あなたの関心がなければ、わたしの存在はなくなってしまう。あなたがわたしに積極的に関わっていてくれないと、わたしの居場所はなくなってしまう』と」。しかも、虚無を埋めるには、否定的な関心でもないよりはましらしく、女王タイプには、争いや議論がついてまわる。リンカーン夫人など、「アメリカ史上もっとも嫌われた有名人の一人」と評されたこともある。

Q6. 「なにかにつけて勇気を出して、自分の気持ちを伝えましょう」
――A. 「勇気を出して、自分の気持ちを伝えましょう」

女王タイプの母親は子どもを利用し、崇拝を受けるために存在する家臣のように、あるいはモノのように扱う。子どもたちが女王タイプの母親を愛するためには、自分の力を温存し、ひたすらわが身を守るためにそれをつかわなければならない。ノーと言えないかぎり、あやつられてしまう可能性がある。しかし、女王タイプのボーダーラインに対してノーと言うのは、子どもでなくても、きわめて難しい。

女王タイプの母親に、自分の本当の気持ちをうちあける勇気を奮い起こすまでには、長い年月を要するかもしれない。あたかもトレーラーに轢かれるように、あっというまに気持ちをぺしゃんこにくじかれてしまうために、なにを言うべきなのか考えるのが難しいのだ。自身も著名な分析家であるマーガレット・リトルは、横暴だった実母との葛藤から精神に不調をきたして、ウィニコットによる分析を受け、その個人的な体験を『精神病水準の不安と庇護』という本にまとめている。そこには、こうある。「生まれてはじめて、わたしは母親のあざけりの言葉に、いかにもわけしり顔の無駄口に怒りを爆発させ、母にありのままの気持ちを伝えた。つまり、母親が無慈悲で、ばかみたいで、結婚にも、母親になるにも、まるっきり向いていなかったのだ、ということを。そんな調子で、その言葉を母親がどう思うかなどおかまいなしに、気持ちを吐きだした」。そして、こう書きそえている。「二年後に母が死の床につくまで、母に会うことはなかったが、自分のしたことはけっして後悔していない」。女王タイプを母親にもつ子どもは、大人になったら、人生のいつの時点かで、母親に自分たちがどう感じているかの真実を伝えなければならない。

大人になった子どもたちは、母親に本当の気持ちをうちあける勇気を奮いおこしたとき、ようやく、子どもという殻から抜けだせるだろう。

エレンの母親は元ダンサーで、エレンは子どものころ、バレエのレッスンを受けさせられた。本来、エレンの体格は運動選手向きで、バレエよりもスポーツに興味があった。にもかかわらず、子どもだったエレンには母親の要求に応じるほかに選択肢がなく、五年間我慢してレッスンを受けた。やがて大人になったが、エレンはあいかわらず、自分の本当の感情を母親にうちあけることに苦心していた。

あるとき、母親が電話をかけてきて、どれほどいそがしいかと文句を言ったとき、エレンはこう答えた。「わたしだっていそがしいのよ、ママ。本当のところ、わたしこそ、ママに手伝ってほしいくらいだわ」。母親は腹を立てたが、エレンは公正な扱いを求める自分の権利に自信をもった。エレンはゆっくりと、母親が彼女をコントロールするのにつかっていた罪悪感というかせから自分を解放していった。そして、母親の欲求が、彼女自身の欲求よりも大切であるというつくり話にのみこまれないようになった。

Q7・「母はいつも、自分のことばかりなのです」

――A・「母親よりも、あなた自身を大切にすることです」

女王タイプは、自分の不便を不当な被害のようにみなすいっぽうで、他人の欲求には無頓着のように見える。彼女のまわりには、独自の苦痛と、奇妙な騒ぎと、ぬきんでた不公正が蔓延しているかのようだ。子どもたちは、同情や特別待遇めあての不適切な嘆きから自分の身を守る必要がある。

一度、エレンの母親が思いがけず、夏に孫の面倒をみると申し出てきたことがあった。そのメリットとデメリットをはかりにかけたエレンは、母親の動機に疑問をもった。そんなことを申し出るなど、母親らしくない。ふと、母親の言葉が脳裏をよぎった。「わたしがあなたの家に行くわ。そのほうが、あなたも楽でしょうから」。信じられない。結局、当時母親がつきあっていた男性が、エレンの近所に引っ越していたことがわかった。母親の動機が解明すると、エレンは母親に、どうして本心を率直にうちあけてくれないのかと直接問いただし、そのうえで、まだ子どもの世話に興味があるなら、夏に泊まりに来てはどうかと提案した。

エレンの、その状況への対処は適切だった。母親の不誠実への失望を表明し、自分自身の利益も守ったのだから。ドライカースはこう説明している。「子どもを（あるいは親を）喜ばせたいと願うのは、ごくあたりまえの心理だ。彼らの願いを満たすことは、強い満足感を与えてくれる。しかし、道理を踏みにじってまで子ども（親）を喜ばせようとしたり、怖れの気持ちから不当なほど要求に屈したりするようになったら、そういった行為にひそむ危険に警鐘を鳴らす必要がある……子ども（親）の欲求あるいは要求が道理やその状況の要求に反していたら、わたしたちはあくまで『ノー』と言い、自らの最善の判断を表明する勇気をもたなくてはならない」

女王タイプのボーダーラインの母親をもつ子どもは、大人になっても、自分自身の権利意識のコントロールにもがき苦しむ。ごくごく当然に、彼らはしばしば、「だけど、わたしはどうなる？」という疑問を抱く。しかも、もしもこうした気持ちを言葉にすれば、わがままだと受けとめられる。リンカーン夫人を描いたある伝記は、息子のロバートをこうした視点でとらえ、母親が精神的な病にかかっているとしたロバートの意見を迫害だったと非難して、「母親の幸福よりも世間体を守ろうという計算にもとづく、奇妙で有害な自衛行為だった」と切りすてている。女王タイプの子どもは、大人になっても、勝つことはできない。母親が精神病だとほのめかせば、母親への攻撃だという非難を受けかねない。

「自立」を不当な攻撃だと考える思いこみは、ボーダーラインの母親だけのものではない。子どももおなじように、自立が母親を滅ぼしてしまうのではないかという怖れをいだいている。彼らの、生まれてきたこと・欲求をもつこと・自我をもつことに対する気持ちを表現するとすれば、こんな言葉になるだろう。「どうか、わたしを生かしておいて」。子どもの、自分の権利を主張しようとする――自己主張しようとする努力が、ボーダーラインの母親のみならず、社会全体からくじかれるとは、なんという悲劇だろう。歴史家たちに、母親を裏切ったという非難を浴びせられたロバート・トッド・リンカーンの正当性は、今もなお証明されていない。

セラピーのすすめ

女王タイプのボーダーラインは子どもを、自分の要求に応えるように条件づけする。幼い子どもの行動は、古今東西を問わず、母親の愛情を勝ちとるためならばどんなことでもするという幼児の感情を反映するものだ。女王タイプを母親にもつ幼子も、母親の愛を勝ちとるために、喜んで働き、母親を守り、崇拝し、本当は自分のために必要としているものを犠牲にする。しかし大人になれば、自分の要求や欲求と、女王のそれとを分離するチャンスがあるはずだ。女王の容赦のない要求に甘んじるには、自分を放棄することが必要であり、そのことは子どもの精神的な健康を危険にさらす。マスターソンは『「本物の」自分探し（仮題）』でこう述べている。「通常の発育においては、母親はだんだんと、子どもに我慢しにくい欲求不満を経験させ、いつも自分のほしいものが得られるとはかぎらないことを学ばせる。そのうちに、子どもの自我は、それが、不愉快ではあるけれども世のならわしなのだということを理解し、納得し、受け入れ、身につける。しかし、抑圧された自我をもつ子どもは、欲求不満に耐える能力がとぼしくなる……。自我の発達が抑圧されれば、コントロールは身につかず、確実な自我の強さへと発達していく」

残念なことに、女王タイプの母親とその子どもたちはともに、「抑圧された自我」の発達に苦しむ可能性がある。女王タイプの母親は、自分がもたないものを子どもに授けることができず、子どもを、自尊心を鏡映しにするために利用する。この、親としてあるまじき行為は、結果的に、子どもたちに、怒りに満ちた反抗・無価値感・偽の従順・虚無感などの自我を植えつけてしまう。

子どもたちは、セラピーを受ければ、女王の鏡像のうしろに隠された、沈黙させられた本当の自分をあらわにすることができるが、そうしないかぎり、虚無感や未熟感、鬱や絶望などの感情をもちつづけるかもしれない。マスターソンの見解によれば、「彼らは、受身で、従順で、精神的な糧を求めてすがっている人物に隷属的でないかぎり、気持ちよく『愛されている』という実感をもつことはできない……彼らの感情生活は、慢性的な怒り・欲求不満・裏をかかれているという気持ちに特徴づけられる」。大人になった子どもたちは、女王のではなく、自分自身の「真の自我」を鏡に映すことを学ばなければならないのだ。

エレンは治療に来た当初、虚無感にどっぷり漬かっており、はじめのうちは、自分の怖れが、母親からの自立を阻んでいることも見えない状態だった。怒りと欲求不満の矛先を筋ちがいにも夫に向け、夫は夫で、妻の母親が結婚生活にまで口を挟んでくることを腹立たしく思っていた。エレンは母親ではなく、夫と別れる瀬戸際だった。意識下の感情が人間関係を支配していたのだ。その感情は、セラピーを受けないかぎり、変わらなかったことだろう。

子どもたちは、自分自身の自我に仕え、鏡映しにするすべを学ぶために、助力を必要とする。女王の要求をかなえようとする努力は自我の発達をさまたげ、虚無感を永続化させる。ウィニコットはこう述べている。「わたしたちは今日、幼児の殻を脱いで子どもになる過程や、子どもの殻を脱いで大人になる過程について、非常に多くを知っている。第一原則は、健全であるためには、成熟することが必要だということだ……発達への強い衝動は、子どもの内面からわきでてくるものなのである」

女王タイプの母親をもつ子どもは、欲求不満・従属・恨み・虚無から自由になるために、成熟することを必要とし、求めている。彼らは以下のような段階を踏まなくてはならない。

一．自分自身の権利を守る。
二．過剰な関心への欲求には、最低限しか応じない。
三．言葉でも、行動でも「ノー」という意思表示をする。
四．本当に必要なものだけを求める。

（ドライカースらによる）

このとおりに行動することは、難しいかもしれない。また、ただ指示をうのみにするだけでは、変化など起きようはずがない。変化を起こすためには、自立が自分や母親を破滅させてしまうのではないかという根元的な怖れと訣別することが必要だ。自分で本を読んで解決しようとしても、知識にセラピーがともなわなければ、かえってフラストレーションを増大させてしまうこともありうる。セラピーは、どうするべきかという知識と、それを行動に移す能力とをつなぐ非常に重要な環を提供するものなのだ。以下に上げる発育のステップは、セラピストの助力がなくては、成し遂げられる可能性は低い。

女王タイプの母親を愛するための3つのステップ

［ステップ1］自立を確立する

「母はわたしが生まれたとき、父親似だったことに、がっかりしたのだそうです。以来、ずっと、わたしたちは闘ってきました。わたしは人生のほとんどを、母のようになるまいとしてすごしてきたために、自分が、自分がなにものなのか、さっぱりわからなくなってしまったのです……」

エレンは自分が、母親の鏡像のうしろにかくれていることに気がつき、母親とのあいだに境界線を設けることで、自分の存在を確立するすべを学んだ。

女王タイプを母親にもつ子どもは、自分自身の欲求を「いけないもの」と受けとめる経験から、成長してボーダーラインになりやすい。自我の構造に、必然的に粘り強さがかけており、そのため拒絶や失敗に敏感になってしまうのだ。自己批判的だったり、完璧主義である傾向が強く、アイデンティティの探求にもがき苦しむ。母親からの自立を確立するためには、「自分」と「自分以外のもの」のあいだに境界線を引くことが必要だ。

さらに境界線を踏み越えられたら、気がついたときにすぐ、指摘するべきである。ただし、理性でそうわかっていても、情動的な経験をしたときに感情を整理するのは、時間がかかる。

エレンは職場から帰宅して、母親が裏庭に花を植えている場面に遭遇したとき、胃がぎゅっと縮む思いを味わった。エレンは車からおりて、母親に訊ねた。「なにをしているの？」。怒りと、侵略されたという本能的な気持ちがゆっくりと燃えあがった。女王タイプの侵害行為は他人の虚をつき、子どもたちのふいを襲う。

ボーダーラインの母親には、子どもと母親との境界線を示す必要がある。「わたしはこうだ」という意思表示は、あたかも砂上に線を引くように、自立を確立する。エレンはこう言った。「ママは、わたしが、庭に花を植えたいと思っているかどうか、訊かなかったわね。たぶん、わたしのためを思ってしてくれているのでしょうけれど、わたしは、怒りを感じるわ」

「これは、あなた。これは、わたし」という指摘は、いずれの側にも、安全な境界をつくりだす。自分自身の自我をもちつづけるためには、境界を分けることが必須なのである。女王タイプの母親は、子どもが自分の興味や趣味や価値観を共有しているものと思いこむ。境界線を設けなければ、統治者は女王のままだ。子どもたちは、母親の行動を否定的な動機に結びつけることなく、自分の境界を明確に区切らなければならない。

エレンの母親はあざけるようにこう言った。「あなたはわたしがなにをしてあげたって、ぜったいに感謝しないのね！」。しかし、エレンはただ、こう答えた。「そんなことはないわ」

女王がどんな反応を示そうとも、大人になった子どもたちは、自立を確立しなければならない。

［ステップ２］規範をつくる

「母は、本当にたくさんのやりかたで、わたしに影響を与えることができるのです。わたしは、自分の考えていること、感じていることを、絶対に母にうちあけません。本当のわたしを、見られたくないからです。それが、いくらかでも自律を得る、唯一の方法なのです」

ガンダーソンは、ボーダーラインは他人をあやつり、自分の欲求に応じさせることがしばしばあると警告している。エレンは、母親の支配という網にとらわれていると感じていた。夫と彼女が結婚した当初、母親は、家を買ってくれると申し出た。しかし、母親に同居の心づもりがあることがわかり、エレンはその申し出を断った。

女王タイプのボーダーラインは子どもを、二重じかけのわなに誘いこむ。女王タイプの侵害は封じこめなくてはならず、貪欲さは歯止めをかけなくてはならず、怒りには耐えなくてはならない。大人になった子どもは、自らに誠実でなくてはならない。

エレンは、自分に、自分のことを決定する権利があるという確信を強める一助として、おまじないを編みだした。自分が母親の奴隷に成りさがろうとしているのを感じると、エレンは自分に言いきかせる。「わたしは、わたしの主人だ。わたしは、自分にとって正しく、善いことをする。わたしは、わたし以外の人間に自分を支配させはしない」

真の自分に対して、揺らぐことなく責任をもつには、自分に――自由が統治する唯一の場所に対する誠実さが要求されるのである。

［ステップ3］結果を明確にする

「わたしはもう二度と、自分を失ったりしません。ずっと、必死になりすぎて、足元がおぼつかなかったわたしが、ようやく自分自身の人生を生きる資格があるのだと感じているのです。わたしの精神的なエネルギーを注がれる資格があるのは、夫と子どもたち――母親では、ないのです！」

何年ものあいだ、エレンは母親に盲従し、自分の時間を捧げ、母親を見つめつづけてきた。本当なら子どもや夫や友人とすごせたはずの時間を、何時間も、母親との買いものに費やしたりした。求められれば洋服を貸し、そのうちの何枚かは二度と手元に戻ってこなかった。自分で運転したり、友人やご近所に頼んではどうかと提案することもなく、母親を医者に連れて行くために仕事を休みもした。

・許容範囲をあきらかにする

こうした母親との関係を、自分がどう思っているのか、その気持ちを妥当だと認めることができてはじめて、エレンは変わることができた。そして「どこまで受け入れることができるか」という自分なりの許容範囲を見い出し、「母親の行動」に対する「結果」を突きつけるようになった。

不適切な行為に対して結果を突きつけることは、それが条件反射ではなく、自分が選んだうえでの行動であるという意味において、無力感や、母親に支配されているという気持ちの解毒剤になりうる。そして「結果」は相手に「A」を選んだら「B」という結果が発生するのだと教え、どのようにふるまうべきかの指針を与える。ここでも、母親の不適切なふるまいに対応し、許容範囲を気づかせるためには「論理的かつ当然の結末」のテクニックが役に立つ。

自分なりの許容範囲を探る指標となるのは「正気を失いかけている」「我慢ができない」「もうたくさんだ」「精神的な壁にぶつかっている」などの思いだ。許容範囲（限界）を認識するのは生死を分けるファクターであり、投げ出すこととはまったくちがう。「こんなことはもういやだ」という境界線を設けることと「もううんざりだ」と捨て鉢になることのあいだには、根本的なちがいがある。

エレンは、自分がひどい娘だと聞かされることにほとほとうんざりしていた。エレンは言った。「わたしのような娘をもって、ママは運がいいのよ。このつぎ、わたしがよい娘じゃないなんてほのめかしたら、わたしは電話を切りますからね」。もしもこのとき、エレンが「わたしは、ママのこんな扱いにもう我慢できないわ」と言っていたとしたら、母親は理解しなかっただろう。

女王タイプの母親には、自分の行為が他人にどんな影響をおよぼすか、なにが正常なのかがわからない。感情を逆なでする行動や言葉や口調は、そのときその場で、指摘しなければならない。女王タイプは、自分の期待が非現実的だということに気づいていないし、だれかが指摘しないかぎり、それを知ることはけっしてない。エレンは、母親に自分の気持ちを伝えるすべを学んだが、母親は娘の要求が過剰だと言うだけだった。子どもがどれほど明確に、どれほど慎重に自分の欲求を表明しても、女王タイプの母親は適切に反応することができないかもしれない。しかし、目標は女王を変えることではない。目標は、彼女に対するこちらの対応を変えることなのである。

あなた自身の鏡を見つける

女王タイプの母親は人生を鏡の前ですごすのかもしれない。だとすれば、子どもたちも、自分自身の鏡を見つけなければならない。エレンは人生の最初の三十年間を、母親の陰にひそんですごした。リトルはかつて、精神分析者は生きている鏡だと表現した。女王タイプの母親をもつ子どもたちは、精神分析の治療をつうじて、精神分析者の目という鏡に映った自分を見ることができる。そこには、真の自分が映り、大切にはぐくまれる。そうしないかぎり、マスターソンがかつて言ったように、「内面の虚無に対抗するために、偽の自分にたより、その統治を受ける人生は、結局、真の虚無に行き着く」しかない。セラピーを受けることによって、彼らは、自分自身でいられる喜びと自由を発見することができるのである。

12章　魔女タイプの母親をもつ娘たちへ

――犠牲者にならないために

「さんざん悪事を働いてきたこのわたしが、まさかおまえのような小娘に溶かされて、とどめをさされようとは」

――L・フランク・ボーム『オズの魔法使い』

［相談者リン］魔女タイプの母親を、そして自分自身を憎み自殺も考えた。よく見る夢の中で、彼女は重犯罪人として牢獄に収容されている。魔女タイプの子どもたちはこうした夢をしばしば見る。

「ここで生まれ育った人たちが飲まずにいられないのは、きっと、このどこまでも広がる荒れ果てた土地のせい。ハイウェイ沿いの、草ぼうぼうの空き地には、汚らしい薬きょうが――土地っ子おなじみの自分を壊す道具が――いくつもころがっている。ハイウェイからちょっと離れたところには、急ごしらえのお墓。だけど、なによりしつこくつきまとうのは、音――行く先々に、必ずついて回るお葬式の歌。風の悲鳴とたえまない車の騒音にかき消されて、ほとんど聞こえないほどかすかな音だけど、それでもぜったいに耳に入ってくる。退屈で脳みそがだらけていたって、トップフォーティー［音楽チャートを紹介するラジオ番組］が流れつづけていたって、安っぽい手抜きの食事を食べていたって。空はどんより曇っていて、苦しいくらいきれい。だけど、わたしは、逃げられるなんて希望は抱いていない」

リンは、わずか十三歳にして、生ける屍《しかばね》と化していた。アメリカの郊外に生まれながらその言葉は、作家のテレンス・デス・プレスが描いた、共産主義国家において「脱落者」の烙印をおされ、強制収容所送りにされた被害者たちの心情を彷彿させる。どんよりとしたうつろな瞳は、彼女のしおれた魂の窓だった。

魔女タイプのボーダーラインを母親にもつ子どもは、ときに生から切り離され、心が死んでいるような気持ちを味わう。それは、自身も強制収容所の囚人だったデス・プレスがいみじくも表現したように、「完全な支配体制が敷かれ、生きるものに、尊厳と抵抗のわずかな予兆にも牙を向く世界にとらわれているような」感覚だ。人間の魂は、肉体のように簡単には死なない。水を奪われた草花のようにゆっくりとしおれ、そのはてに、「生き残ったものの、純粋さや自尊心にふるわれる容赦ない鉄槌」の前に屈する。肉体はわずらわしい抜け殻になりはて、精神は荒廃し、目はうち砕かれた意思を映す鏡になる。もはや人は人ではなく、人形《ひとがた》でしかない。なにしろそこには、人間としての魂が存在しないのだから。

セラピストは、魔女タイプの母親にとらわれた子どもたちを救おうと、懸命の活動を行っている。子どもたちは、ほんの一瞬、魔女が顔をのぞかせただけでも、自分が絶対的に無力であるということ、逃げようとしても無駄なのだということを感じとってしまう。たとえそのあと、善い母親が戻ってこようとも、もう遅い。そんななかで、セラピストは砂時計の砂が落ちるまでのあいだ、子どもたちがすがる命綱となる。やがて、時間が彼らを自由にしてくれるはずなのだ。大人になれば、自力で逃げだすことができるのだから。

アーネスト・ウルフは「彼らには、自己対象をコントロールすることがどうしても必要である」という言葉で、融合渇望型人格（他者との融合に飢えた人格）が、他者を支配せずにはいられないことを説明している。そのため、その典型である魔女タイプのボーダーラインは、子どもを完全に支配することを望む。ドライカースはこの状況を、こう説明している。「親と子が権力闘争に踏みこみ、たがいに相手を抑圧しようとすれば、強烈な報復合戦に発展するかもしれない。気力をくじかれた子どもは、自分の生存意義と重みを感じられる唯一の手段として、復讐を追い求めるようになるだろう」

被害を受けやすい「くずの」子ども

魔女タイプがかかえる焼けつくような焦燥感の余波をもっとも浴びやすいのは「くずの」子どもで、もっぱら魔女の「自己憎悪」の受け皿になってしまう怖れがある。さながら、魔女のからだの退化した器官ででもあるかのように、「くずの」子どもは感覚が麻痺し、自分が無用の、忌み嫌われた存在であると感じる。なかには、命がけで戦い、母親とのつながりを断ち切って自由になろうとする者もいる。こうした子どもは母親を憎むうちに、「憎しみ」の感情を身につける。彼らは大人になってから、頻繁に強制収容所やホロコーストからの脱出、人柱や拷問の夢を見る。夢のなかで、彼らは、自分をとらえているものを、母親を、あるいは自分自身を殺す。

リンはこう書いている。

「わたしの心は、この牢獄の、暗く汚い独房。わたしには行く場所がない……ただぐるぐるとめぐるだけ……喜びはどこにもない」

また、有罪判決をくだされ、牢獄に送られる夢を見る。夢のなかで、病人、危険人物、悪人、罪人になることが多い。リンもその例に漏れず、大量殺人を犯し、非常に危険と判断された重罪犯だけを収監する牢獄に囚われている夢を見つづけており、自分は頭がおかしいのだと考えていた。

魔女タイプの母親は「くずの」子どもの魂を破壊しようとはするが、いっぽうで、自分がどれほどの破壊行為を行っているかを意識していない。ナチスの親衛隊員とおなじように、自分ではひたすら、使命を遂行しているだけだと信じている。そうした母親の意識は当然子どもにも伝わるため、リンの場合も、母親を「仮釈放の保釈人」と形容し、自分には母親はいないと言い切っていた。魔女タイプの母親は、完全な忠誠と従順を要求する両親に育てられた過去をもつため、かつて自分が両親に意思を譲りわたした歴史を繰りかえして、盲目的に力をふるう。彼女にとって、子どもの苦痛を否定するのは、自分自身の苦痛を否定するのとおなじようにたやすい。そして、自分のなかでくりひろげられる激しい戦いを、「くずの」子どもの身に移しかえる。

強制収容所のような生育環境

魔女タイプの母親は自分の行為を破壊的だと認識していない。そのため、セラピストが彼らの虐待的な行為に対決したり、その報告をすると、猛然と反発する。なかでもメディアタイプの母親はもしかしたら本当に、死ねばそれ以上の苦しみを味あわずにすむのだから、子どもはそのほうが幸せなのだと信じているのかもしれない。では、なぜ子どもたちはたやすく犠牲者になってしまうのだろう。その答えは、子どもの親にたいする盲目的な信頼にある。やはり強制収容所を生き延びた別の作家ゼルダ・クラインの言葉は、この信頼を彷彿させる。「どうしてわたしたちは反旗をひるがえさなかったのでしょう……わたしにはその答えがわかっています。わたしたちは人間性を信じていました。わたしたちは、人間が、あのような罪を犯すことができるなどとは、考えてもいなかったのです」。魔女タイプの母親をもつ子どももおなじように、人間性にたいする自らの信頼の犠牲となり、母親の破壊的な力に気づいてもそれを抑圧してしまうのである。

子どもは親を信頼し、自分たちよりも大きな英知をもっていると信じる。実の母親が、残忍な行為を働くことができるなどと信じたがる子どもはいない。アリス・ミラーは、親のみならず子どももまでもが、やがては、ひどい扱いが子ども自身のためだと信じるようになると説明している。全体主義体制下の強制収容所からの生還者の証言や、日記、物語を介して、極限状態に生きた人々のモラルを考察した『極限に面して――強制収容所考』において、作者のツヴェタン・トドロフはこう述べている。「全体主義体制においては、リーダーへの忠誠は、根源的な義務なのである」。幼い子どもは、母親が善悪をわきまえていると信じずにはいられない。母親の判断を評価するはかりとなる広い経験をもたない子どもが親に注ぐ信頼と忠誠は、真に盲目的だ。子どもは母親が根本的に善であると、自分自身の善を信じるよりも強く、信じる。母親が悪である場合にもたらされる結果に思いをはせるくらいなら、自分たちこそが悪なのだという見かたを受け入れるほうがまだ、安心できるのだ。

リンは敵意に満ちた危険な環境にどっぷり漬かっていた。精神的な拷問にほかならないその生活が、彼女が知るかぎり、唯一の世界だった。無実のまま罪をきせられ、生まれたその日に、判決をくだされたのだ。

強制収容所の生存者たちとの最大のちがいとして、魔女の子どもたちは、ほかの人生をまったく知らず、そうした扱いをしかたがないものだと信じている。たとえば人間性を剥奪されるにしても、それが愛されるべき相手によるか、赤の他人によるかは、まったくの別物だ。彼らは、愛や、自由や、自分自身の考えを表現する喜びをまったく知らないまま、とらわれの身となった囚人なのだ。そのため大人になってからも、本当に正しいのは、自分たちではなく母親なのだと信じている場合すらある。

彼らのほとんどは、強制収容所の夢を見る理由を理解していない。敵意がみなぎった環境で育つという日々の経験は、彼らにとってはあたりまえの日常であり、抑圧される。

リンの場合は、青年期を迎えてもなおとらわれの身にかわりはなく、真剣に自殺を考えもした。

「ママ、あなたが知ったらどうなるでしょう。わたしがどれほどあなたを憎んでいるか。もしも自分への、そしてわたしをあんなふうにした人への憎しみを理解してくれる人が一人でもいたら、わたしは救われるのでしょうか？　いいえ。人間であることをやめたわたしにとっては、もう、どうでもいいこと。わたしは自分を殺したい。そう、わたしは自分のからだを切りひらいて、ようやく、ようやく、解放されるのだ。もはや、わたしはすべてを失った。もう、ふりをするのには、うんざりだ」

怒りの感情がもたらす弊害

自殺は、自由意思の最後の行使であり、トドロフは「自分が死ぬときと手段を選択するということは、自己の自由の確認である」といっている。魔女タイプの母親をもつ子どもがこの衝動を乗り越えて生き残る鍵は、激情や怖れや復讐心のコントロールにある。怒りが健康におよぼす弊害について書かれた作品は枚挙にいとまがなく、そのことは、慢性的な怒りが、低いレベルであろうとも、大きな破壊力をもつことを証明している。魔女タイプのボーダーラインに育てられた子どもであれば、みな、怒りに人を殺す力があることを知っているし、激情を抑圧したために、からだにたまるつけを実感しているだろう。

『怒りのセルフコントロール』という著書のなかで、ウィリアムズ夫妻は総人口の約二〇パーセントが健康を危うくするほど高いレベルの敵意をいだいていると報告しているが、魔女の子どもが経験する激情のレベルは、他殺や自殺などの結果を生みかねず、本人はおろか、社会をも危うくする危険をもっている。大人になった彼らが、こうした激しい感情のコントロールを学ぶためには、強制収容所の生存者が怒りを制御したすべを学ぶことが役にたつだろう。憎しみをかかえて生きることは、身にあまる負担なのだ。

社会にとって、魔女タイプのボーダーラインが経験する高いレベルの怒りを無視するのは、あがないきれない代償を負う結果を生む。激憤にまかせて盲目的な服従を要求したり、力で他者の意思をねじふせる魔女の行為は必然的に、恨みや憎しみを生むからだ。子どもが大人になるころには、コントロールしきれない激情によって病んでいたり、無抵抗の従順や冷笑的な考え、無意識的な敵意をあらわすことになるかもしれない。憎しみは、その破壊的な力をふるうまえに、発散しなければならないのである。

生き延びるために

「魔女がよこしまだと――おそろしく悪いやつだということを、忘れるな。殺されて当然のやからなのだ。さあ、行け。つとめを果たすまでは、余の前にあらわれるでないぞ」

――『オズの魔法つかい』

魔女タイプのボーダーラインの毒牙にかかったものは、殺してやりたいと思うほどの激しい感情をかきたてられる。しかし、肉体的な攻撃は、さらなる報復を呼びさますにすぎない。生き延びるための鍵は、攻撃で応酬することではなく、怒りを和らげることにある。「オズの魔法つかい」において、魔女を殺すことが、まったく、主人公ドロシーがカンザスに帰る役にはたたなかったのとおなじことだ。ドロシーは「すでにもっている力」を使うことによって、自由を勝ちとり、オズの国から脱出したのである。ドロシーとおなじように、魔女タイプの母親をもつ子どもは、自分たちがすでにもっている力を使うことで、自分を解放しなくてはならない。

強制収容所にとらわれつつも生き残った人々の行動は、魔女タイプの母親をもつ子どもが無意識に発達させる生存テクニックの裏づけとなる。文学作品は、痛みと苦しみに満ちた世界からの、なにものにも変えがたい逃げ場になりうる。日記や手紙は、言葉にすることができない生々しい体験を記録する一つの方法だし、思考を麻痺させるような作業は、とらわれの人々の神経を現在に集中させ、将来への絶望を回避させてくれる。希望のはかりは時間ではなく、ほんの一瞬のきらめきだけでも、魂を生かしつづけておくには足りる。

強制収容所の生き残りには、最終的にいましめを解かれた人のほかに、命がけで逃げだした人々がいる。しかし、家庭から逃げだした子どもは家庭裁判所へと送られ、結局連れ戻されてさらに激しい懲罰に迎えられることが多い。それが魔女タイプの母親をもつ子どもであれば、不幸にも、継続的ないやしめや暴力的な脅し、侮辱や人格否定に直面するかもしれない。しかも、大人になっても、忠実で愛情深く、寛大で、従順であることを期待される。祝日を祝い、贈りものを運び、抱擁を惜しまず、食事のしたくをし、自分たちを虐待した母親にもかかわらず、物質的に面倒をみる。彼らがこのようなひどい待遇に耐えるのは、彼らの目には、それが普通だと映っているからだ。

ヘビとおなじように、魔女タイプの母親が毒牙をふるうのは、立ちむかわれたときや追いつめられたときだ。たとえば、女王タイプの内にひそむ魔女は、コントロールされていると感じたときや、他人が賞賛を浴びせることを忘れたり特別扱いをしなかったときなどに出現するかもしれない。かごの鳥タイプの内にひそむ魔女ならば、侵害された・挑戦を受けた・否定された・追いつめられたなどの感情を機に姿をあらわすだろう。みなしごタイプの内にひそむ魔女は、非難・批判・拒絶・見棄てられなどを感じたときにあらわれる。残念なことに、魔女が姿をあらわすとき、場所、理由を、子どもがコントロールするすべはほとんどない。生き残るための鍵は、彼女のコントロールをいかに逃れるかということにある。

たとえ自己防衛のためであっても、母親を攻撃することが肯定的な結果をもたらすことは、まずない。反撃にでた子どもは、その子が「脅威」であるという魔女のイメージを強化してしまうことから、継続的な虐待を受けるさらに大きな危険にさらされる。子どもがまだ幼い場合には、信頼するだれかにすべてをうちあけて相談するよりほかに、逃亡の見こみはない。しかも、そうすることにすら、信じてもらえなかったら救出してもらえないという危険がともなう。

小児科に勤務するソーシャルワーカーがあるとき、集中治療を受けている新生児の母親についての所見を求められたことがあった。赤ん坊は繰りかえし、原因不明の無呼吸の症状をあらわしていたのだが、それが起きるのは、きまって母親がいるときなのだった。注意深く観察した結果、ソーシャルワーカーは母親が意図的に、授乳時に乳房で赤ん坊を窒息させているのではないかという疑いをもった。このケースは児童虐待の権威に報告されたが、子どもは母親の養育下に置かれつづけた。五年後、この母親は自分が処方された抗精神薬を子どもの静脈に注射して殺し、有罪判決を受けた。五歳になっていたこの子どもは、結局、全生涯を自分を殺そうとしつづけた母親とすごしたのである。周囲が魔女はおとぎ話のなかにしか存在しないと思いこんでいるかぎり、こうした子どもたちは、救われることはない。

犠牲者にならないための５つのアドバイス

１．安全な距離を保つ

魔女の母親をもちながら生き残るためには「逃げだすこと」が必要だ。大人になった子どもたちは、母親とどの程度の接触をもちたいか、決定する権利をもっている。ここで大切なのは、安心感を得るために必要な距離を、子どもたち一人ひとりが、個々の意思で決めることだ。「完璧な」子どもは、母親の敵意の標的である「くずの」子どもに比べれば、母親との親密さに耐えやすいかもしれない。患者のなかには、母親と口をきくことにも耐えられないと報告する者もいる。彼らにとって、激憤あるいは激しい嫌悪感を感じることなく、母親の声を聞いたり、姿を見たりすることは不可能なのだ。魔女タイプの母親に対して大人になった子どもたちが抱く感情は、強烈で、ときとして制御がきかない。ことが安全に関する場合はとくに、個々の限界を尊重しなければならない。

安全な距離を保つということは、場合によって、母親と二人きりにならないことを意味する。他人が一緒にいれば、攻撃を実行に移す危険がそれだけ減るからだ。アタスカデロ州立病院での精神の治療中、エドモンド・ケンパーは「自分が、本当は母親を殺したい気持ちから、祖母に手をかけた」ことに気づいた。このことから主治医たちは「なにをおいてもまず、患者《エドモンド》が母親との生活に戻されることがない」よう、強く進言したが、当局は彼を釈放して母親の保護下に戻した。彼が睡眠中の母親を殺害したのは、その後まもなくのことだった。このように、なかには、自分が母親を傷つけてしまうかもしれないと怖れるために、近くにいることに耐えられない子どももいる。距離を置きそこなうことは、致命的な結果をもたらしかねないのである。

2．争いの回避

魔女の敵意は、母子のあいだに一触即発の口論を引き起こす可能性がある。争いが起こったらすぐに、それを回避しなければならない。威圧的な声音、とげのある言葉、冷たい心などが見えたら、話しあいに終止符を打つことが肝心だ。魔女タイプの毒気には大きな威力があるが、言葉の暴力もその一例で、それを浴びせられたものはその瞬間、胃に吐き気をもよおすことさえある。こうしたタイプは「おまえといると、気分が悪くなる」などと言うかもしれないが、魔女の言葉こそ、他人の気分を悪くするものなのだ。しかし、大人になった子どもたちには、選択肢が一つある。挑発にのることなく、その場を離れるのだ。

魔女タイプの母親はあの手この手で子どもを脅し、支配しようとする。ある患者は母親に、妹を殺すために殺し屋を雇うつもりだと言われたというし、勘当すると脅されたことがあると語った患者もいた。しかし、ディ・ベッカーが著書で警鐘を鳴らしているように「脅しを強力な武器にするか、無力な言葉の羅列にするかを決定するのは、実は、それを受ける側の対処である。その威力の程度は、話し手ではなく、聞き手が決める」のである。子どもたちは自分の直感を信じなければならない。魔女タイプの脅しは現実のものにならないことも多いが、自分が危険にさらされていると感じたら、どのようにしてでも身を守る権利があるし、そうするべきなのである。争いを回避することは、服従でも、自己満足でも、意思の放棄でもないのだ。

3．絶対に、母親をコントロールしようとしない

魔女タイプも、コントロールしようとすれば、必ず悲惨な結果がつきまとう。ある患者は、母親に不安を和らげるために、薬の力を借りてはどうかとすすめた。ところがこの、助けが必要だという単なる示唆に対し、母親はコントロールされているような気持ちになり、こう切りかえした。「薬が必要なのは、あなたのほうでしょ！」。母親が適切な薬物療法を受けないことを選択するとしても、それは、彼女が決めることだ。マットのなかにお金を隠すとしても、それは、彼女が決めることだ。魔女タイプのボーダーラインはコントロールを握っていないと、身がすくむ恐怖をあじわう。子どもたちは、母親が自分の人生をコントロールする権利を尊重しなければならない。

魔女タイプの母親をもつ子どもは大人になったら、母親の支配に、ゆるぎない抵抗で報いる必要がある。魔女の要求に屈してはならないし、コントロールするのは自分自身の行動についてのみにするべきだ。ドライカースは「大切なのは威圧するのではなく、毅然《きぜん》とした態度を示すことだ」と述べている。威圧するのは意思の押しつけであり、毅然とした態度を示すのは、自分の意思が正しいという信頼の表明なのだ。ある三十五歳の患者は、両親のために用意した夕食の皿を片づけているときに、母親から、敵意のこもった口調でこう命じられた。「皿を置いて、わたしの話を聞きなさい！」。ふいをつかれたものの、患者は、母親が自分だけに注意を払って欲しいのだと理解し、きっぱりと答えた。「そんな話しかたはしないで欲しいわ。ここは、わたしの家なんだから」。母親は仰天し、おびえたクモのように部屋から退散した。

4．心とからだを洗い清める

魔女タイプの「くずの」子どもは、自分が穢《けが》れ、損なわれ、汚く、欠陥品であるかのように感じる。大人になっても「不浄の存在である」という感情を引きずりつづけ、そのあらわれとして、トイレや一人になる場所が見つけられず、もらしてしまうという屈辱的な夢を見ることがある。子どもは、いくら大人になっても、彼らの品位をおとしめ、侮辱する魔女の力から無傷ではいられない。彼らにとって母親との接触は屈辱をこうむる危険にほかならず、母親の侮辱から身を隠す場所や逃げ場がないことを怖れているのである。

こうした侮辱を受けながら生き抜くためには、尊厳と清らかさを失わないことが必要だ。そのことは、子どもであれ、強制収容所に入れられた大人であっても変わらない。デス・プレスはこう書いている。「洗面は、囚人たちが、どうしてもしなければならないことだった――とはいえ、この場合は、健康上の理由とはまったくちがう、儀式的な意味においてだ。あるいはおかしなことに思われるかもしれないが、彼らにとって、それは、生き残るために必要だった。やめた者は、すぐに死んでいった」。侮辱によって傷ついたものにとっては、「自分は清らかで、よい存在である」という意識をとりもどすことがどうしても必要なのである。

悪意に満ちた侮辱を解毒するためには、よいもの・明るい光・愛情に包まれることが必要だ。魔女の言葉という毒にあてられた子どもたちは、自力でそれを中和しなければならない。自分をなだめ、心をなぐさめること。おだやかで、明るい自我を失わないこと。本当の自分を愛してくれる相手との友情にひたること。愛情ぶかい犬や猫と心を通わせること。あるいは、暖炉の横という自分の居場所、一杯のお茶、入浴などで温もりを味わうことでもその助けになるだろう。

5・危害を加えない

大人になった子どもがもつ「力」は、魔女タイプの母親の支配を揺るがす。

わたしの患者の一人に、若く才能豊かな女性がいた。幼い二人の子どもの思いやり深い母親であると同時に会計士として働くキャリアウーマンでもあった。しかし彼女の母親は、娘の人生がうまくいけばいくほど、おとしめずにはいられない。「ふしだらな女」とののしられてひどくふさぎこみ、泣きながらセラピーに来たこともあった。話しあううちに「ばかげた言いがかり」と聞き流し、笑顔をとりもどすことができたが、しかし、穢されたという気持ちは振り払えなかった。「四歳のとき、『おまえがいなければもっといい暮らしができるのに』と言われたときとおなじ気持ちなのです」と彼女は語った。しかし、彼女は報復に出るのではなく、自分が大人であり、侮辱から身を遠ざける力をもっているのがいかにありがたいことかをあらためて思い出し、短い旅に出ることにした。

魔女の敵意がエスカレートしているのがあきらかだったら、その場を離れる潮時だ。他人の神経を逆なでし、攻撃に駆りたてることに成功すれば、彼女は目的を達することになる。かといって、敵意を無視したり受容すれば、いつまでもやまないし、エスカレートする怖れもある。魔女は、他人を挑発するためならば、てあたり次第に、感情的な攻撃をしかけてくる。ある母親は、こう金切り声をあげた。「いつまでだって、聞かせてやるからね」。その言葉をよそに、娘は落ち着いて、部屋を出て行った。魔女の言葉は人に警戒心を抱かせ、恐怖や不安や危惧を引き起こすことが目的だ。しかし、その場を離れる力を行使する大人に対しては、なすすべがないのである。

「相手に危害を加えない」という信念をもてば、人は、自分は根本的によい存在だという意識をもちつづけることができる。この信念がないと、子どもは神経を逆なでされ、魔女の敵意に満ちた投影に反応してしまうかもしれない。しかし、仕返し・返礼・復讐などの行為は、むしろ魔女の支配を強化してしまうのである。自分とおなじ目にあわせてやりたいという衝動、つまり、マスターソンのいう「自分が経験した痛みを相手にも味あわせることによって復讐を果たしたいという、人間の心のもっとも奥深くにひそみ、もっとも原始的な衝動」を抑制できる人間こそ、唯一にしてもっとも力のある人間なのだ。魔女タイプの母親をもつ子どもは、復讐の欲求を抑制し、より勝った力を発揮しなければならない。報復は野放図な本能であり、強い人格をまったく必要としない。魔女は自己憎悪という檻で、自縄自縛《じじょうじばく》になっている。このように、苦しみを味わっている魂に苦痛を与えることには、なんの意味もないのだ。子どもたちは、自分自身の善を信じる気持ちをしっかりともつことによって、憎しみを乗り越えなければならない。復讐を追い求める子どもは、善き自分を滅ぼしてしまう。

魔女タイプの母親と接するための3つのステップ

[ステップ1] 自立を確立する

「まあ、おどろいた!」ドロシーは言いました。「おばあさん、本物の魔女なの?」「ええ、そうですよ……だけど、わたしはよい魔女なの。みんなから好かれているのよ」

——『オズの魔法つかい』

・精神的な距離をおく

魔女タイプのボーダーラインを母親にもつ子どもは、大人になったら、存在の三つの領域——精神、肉体、感情——のそれぞれにおいて母親との距離を置かなければならない。まず、精神的な距離をおくために必要なのは、やはり「自分自身がよい存在であると確信すること」だ。復讐の衝動にまかせて行動したらどんな結果がもたらされ、どんな将来が待ち受けているかに思いを馳せる。そして、自分の根底にある善の心から足を踏み外さずに、危害を加えないことによって、強さと人格を表明するのである。

今日「人格傷害」とよばれる問題とその原因に、最初に光を当てた女性精神分析家であるヘレーネ・ドイッチは、自身もまた、母親への憎しみに葛藤した一人でもあった。「母はひどい女だった。あんな人みたいにはなりたくなかった」という彼女の談が、『20世紀の女性精神分析家たち』（J・セイヤーズ）で紹介されている。また、同書によれば、ドイッチはニューハンプシャー州に買った別荘に、ポーランドのおとぎ話に出てくるよい魔女「ババヤガー」という名をつけていたが、これは「自分は母親とはちがう」と一線を画する彼女なりの決意のあらわれだった。

・肉体的な距離をおく

次に肉体的に距離を置くことだが、これには「わたしは自立した」という、明確なメッセージを発信するという意味がある。力は、なにを言うかではなく、どう行動するかに宿る。「わたしはこうである」と発言しても、相手が魔女タイプのボーダーラインの場合、あざ笑い、挑発するための道具にされてしまう可能性がある。魔女のようにならず、自立するということはすなわち、魔女の激情や憎しみや恨みや復讐への欲求を自分のものとはしないことを意味する。

映画『オズの魔法つかい』の、一場面を思いだしてみてほしい。邪悪な西の魔女がホウキを振りまわし、ルビーの靴を奪おうとするのに対し、北の善い魔女がドロシーを胸に抱きしめる。善い魔女は笑い、邪悪な魔女にこう言う。「行っておしまい……ここではおまえは魔法が使えないのだよ！」。善い魔女は、自分が善いことと、自分のもつ力に自信をもっていた。怖れることなく、自分を信じていたのだ。大人になった子どもたちも、力をもっている。ただ、ルビーの靴をはいたドロシーとおなじように、その使いかたを知らないのだ。

くりかえすが、大人になった子どもがもっている、唯一にして最大の力。それは、母親のもとを離れる力である。口でなにを言ったところで、危険の源を追い払うことはできない。「こんな扱いに、これ以上耐えるつもりはない」と口で言いながらその場を離れることができなければ、気持ちの揺れを露呈することになり、それが致命傷になりかねない。ディ・ベッカーはこう強調している。「『ノー』という言葉には、絶対に、交渉の余地をもたせてはならない。あえてその言葉を聞こうとしない人物は、あなたをコントロールしようとしているのだ……『ノー』という言葉を聞くことを拒絶するのは、コントロールを求めているか、コントロールの放棄を拒絶しているかのいずれかだ……もしも説得され、『ノー』という言葉の撤回を許せば、「囚われの身」という標識を下げているのも同然なのである」。身の危険を感じているときには、距離を置くことに、迷う余地はない。

・感情的な距離をおく

最後に感情的な距離をおくことだが、これは、魔女に心の内をうちあけないことによって、可能になる。だれであれ、魔女タイプのボーダーラインを信用するべきではない。魔女は、自分以外の人の言葉を、欺き、コントロールするために利用する。一八九〇年、現代アメリカの心理学に多大な影響と貢献を遺した心理学者ウィリアム・ジェームズはこう書いている。「脅しや懇願が人を動かすのは、それが相手の心に秘めた本質に触れた場合にかぎられる。それができてはじめて、他人の意思に『食いこむ』ことが可能なのだ。したがって、外交官や統治者をはじめ、他者を支配したり影響力を行使しようとするすべてのものにとってまず肝心なのは、とりこもうとする相手の自尊心の柱を見つけることになる。それをてこにして、自分の主張を通していくというわけだ」。魔女タイプの母親をもつ子どもは、本能的に、真の自分や要求や感情や意見を、母親にあかさないほうがよいと知っている。
彼らは、内面の声に耳をかたむけることによって、力を奮い起こすことができる。「ママにこんなことは言うまい」とか、「怒りに身をまかせることはすまい」とか「ママがわたしと一緒に暮らすことは許さない」とか。子どもたちは、強制収容所の生存者たちが学んだのとおなじことを、身をもって学んでいる。つまり、感情的になり、それをぶちまけることが「判断力をくもらせ、決断力をむしばむだけではなく、すべての人の命を危険にさらす」ことをだ。
娘の多くは、大人になってから、あらゆる点において魔女のようになることを避けることによって、感情的な距離をおく。彼女たちは、自分にある、母親を思い出させる部分を忌み嫌う。美容整形を受け、母親に似た肉体的な特徴を変えるものもいれば、母親になることを完全に避けるものもいる。魔女タイプの母親をもつ子どもにとって、「母親」という言葉は「魔女」と同義なのかもしれない。

［ステップ2］規範をつくる＝ゼロ・トレランス方式

「ひどい人！」ドロシーは叫びました。「わたしのくつをとりあげるなんて、そんな権利はないはずなのに」「そうさ。だけど、これはもらっておくよ」。魔女はげらげら笑いながら言いました。「それに、もうかたっぽも、いつか、いただいてやるからね」

――『オズの魔法つかい』

魔女タイプのボーダーラインとの関係を築きあげるには、一つ、基本的な条件がある。いわゆる「ゼロ・トレランス方式」［あるルールの、小さな違反に対しても法律・罰則を適用する方針］だ。魔女が姿をあらわしたら、その時点で、その場を去るなり、電話を切るなり、交流に終止符を打たなければならない。つねに魔女であるボーダーラインの母親はいないし、まったく魔女の要素をもたないボーダーラインの母親もいる。しかし、ひとたび魔女が姿をあらわしたら、子どもはただちに、そして完全に、距離をおかなければならない。ふいをつかれたり、罠にかけられたり、追いつめられることのないように、計画を立てておくことが必要だ。この条件を守るのがとくに難しいのは、祝日かもしれない。家族が集い、その日をともにすごし、食事や午後をわかちあう義務感を感じることが多いためだ。しかし、たとえどんな状況であっても、魔女の登場とともにその場を去らなければならない。この単純なステップは、魔女を無力にするのに、唯一最大の効果を発揮するのだが、多くの子どもはこうした毅然とした態度をとることを怖れる。

・二人きりにならない

傷ついたり身の危険を感じているのに、その場を去ることができない子どもは、自分たちの行動が「傷つけてもいいよ」と言っているのとおなじだということを認識しなければならない。「わたしは行くからね。自分の身を守るからね。自分の面倒は自分で見るからね」という言葉は、魔女に対して、口先ではなく、行動で示されなければならない。人は単なる声音や、自分に対する呼びかけ一つで、人間以下の存在であるかのような感情を抱かされるものだ。魂を守る権利は、肉体を守る権利とおなじように、尊重されるべきなのである。攻撃が肉体的なものであっても、言葉によるものであっても、子どもには自分を守る権利がある。

魔女の子どもたちが母親との交流をコントロールするには、計画に変更の余地を残しておくことが役だつ。母親のからむ計画を立てるときには、こんなふうに言うことで身を守ることができる。「どのくらい滞在するかは、まだ未定なの」。魔女が現れた場合に備えて、立ち去る余地を残しておかなければならない。目的地に行くには自分の車を使い、けっして、他人の車に同乗するべきではない。行くのも帰るのも、自分たちの好きなようにするのだということを明確にするためだ。短い訪問にとどめ、議論になりそうな話題を俎上に載せることは避ける。母親と二人きりになることも、避けるべきだろう。

・直感を信じる

魔女との関係に規範を設けるためには、善い母親の心にひそむ魔女があらわれる予兆に目を光らせていることが必要だ。ある魔女タイプの母親は、あるとき、せつなそうにため息をついてこういった。「あなたと話していると、本当に楽しいわ。来週は、いっしょに買いものに行きましょう」。しかし、娘は誠実にこう答えた。「わたしたちは、いっしょにいる時間を短くしておいたほうが、うまくいくのよ。買いものはやめておくわ」。魔女はしばしば、親密な期間を経たあとに出現するため、援助の申し出や、親密な関係をもつ機会は子どもたちに警鐘を鳴らす。

また精神的な罠が、いつもはっきり知覚できるとはかぎらない。ディ・ベッカーは、直感が発する信号を大切にすることをすすめている。ある患者の母親はなにげなく、娘に「どうやらわたしはもう長くはないようだ」ともらした。「からだで感じる」のだと言い、娘に「もっと、いっしょに時間をすごせないか」と訊ねてきた。しかし娘は、母親の声にとげを感じ、まるで自分が餌につられた魚のような気がした。気づまりを感じつつ、娘は、母親がわざと罪悪感をかきたてようとしていることに気がついた。そこで娘は「自分もこのところ気分がすぐれないから、休息が必要だ」と答えた。魔女タイプの母親をもつ子どもは大人になったら、母親よりも自分の直感を信頼する必要がある。

[ステップ3] 結果を明確にする

ようやく自由の身になったドロシーは、ライオンに西の悪い魔女が最後を遂げたこと、二人はもう、このおかしな国の囚人ではなくなったのだということを伝えるために、中庭に走りでました。

——『オズの魔法つかい』

大人であるということは、自分の選択にしたがって行動する自由があり、その結果を受け入れるということ。そして、許容範囲を侵害されたときにはそれなりの結果で報いることを意味している。明確な結果は、他人に「個人の限度を尊重すること」を教える力がある。

魔女との交流における第一のルールは、彼女自身、そして子どもにとっての安全に関わる。大人になった子どもは「脅かされている」「挑発されている」「安全ではない」と感じたときはいつでも、距離を置くことによって、魔女からの自立を確立する。再三述べているように、安全を脅かす行動をとられたときは「距離を置くという結果」で報いるのだ。

魔女を無力にする第二の方法は、挑発や強迫、精神的な計略やわななどに反応しないことだ。どんな情報を母親と分かち合うか、どのくらいの時間をいっしょにすごすか、どの程度の親密さに耐えられるかなどを、子どもは自分で決めることができる。魔女との関係は「安全への欲求」「プライバシーへの欲求」「秩序への欲求」そして「礼節への欲求」のうえに築かれるべきである。個人の限度を侵害されたときは、一貫した結果で報いなければならない。つまり「その場を離れる」「逃れる」「魔女からの自由を求める」などだ。

・中年になった子どもたちの選択

わたしの患者は兄弟ともども、母親の自宅で祝日を祝うことに怖気を奮っていた。母親の家に行くと、子ども時代の、監禁されているような気持ちがよみがえるのだ。そこで、自分たちの家で感謝祭を祝おうと提案すると、母親はぴしゃりと切りかえした。「あんたたちなんか、くそくらえよ！」。そして、こんな言葉で会話をうちきった。「感謝祭も、あんたたちも、くそくらえだわ！」。子どもたちはもう中年で、周囲の尊敬をあつめる専門職についていたが、自分の感情を表に出した罰を受けるのを予測し、罪悪感と不安とにさいなまれた。しかしそれでも、彼らは母親抜きで感謝祭を祝い、出席しないのは、「母親の意思」なのだと気がついた。

また、個人としての許容範囲に「母親の面倒をみること」が入らない場合もあるかもしれない。ある五十九歳の患者は、こんな率直な意見をきかせてくれた。「もう母には、将来的にも同居はありえないと、はっきり伝えてあります。母の面倒をみるなんて、うまくいくはずがありませんから。わたしたちのどちらにとっても、危険です」「だれも理解してくれません……わたし以外のだれの目にも、かわいらしくて小柄な老婦人としか見えないのですから。いつか、ある女性の大臣が、母親への虐待で通報されたという話を聞きました。隣人が、彼女が母親を平手うちしたところを見たというのです。

その話を聞いたとき、最初に思ったのは、その『人のよさそうなおばあさん』が悪意にみちた、娘をおとしめるようなひどいことを言ったのではないか、そして娘の堪忍袋の緒が、ついに切れたのではないかということでした。人には、限度というものがありますからね。わたしだって、おなじことをしたかもしれない。ただしわたしは、そんな立場に身をおくつもりは毛頭ありません」

憎しみからは何も生まれない

子どもが魔女タイプの母親との葛藤を乗り越えて生きるためには、恐怖もさることながら、憎しみと闘うことが必要である。これについては、先にも引用したトドロフの、強制収容所についての著書が参考になる。登場人物の一人であるエティ・ヒレスムは二十九歳で収容所で亡くなったが、彼女の日記は、抑圧や虐待や不正に苦しむ人々の励みになるだろう。彼女は、憎しみという敵との内心の闘い――、自分一人で闘い、勝利をおさめることができる唯一の闘いについて書いていた。これこそ、魔女タイプの母親をもつ子どもが、自分自身を救うために勝利しなければならない闘いなのである。トドロフの著書をひもといてみよう。「もしもわたしたちが、敵が憎むのとおなじように憎んだら、わたしたちは、ただ、世のなかの悪に加担するだけになってしまう。ヒレスムは、ナチスの占領とこの戦争がもたらした最悪の結果の一つは、ナチスの犠牲者が彼らに似てきたことだと考えていた。彼女はこう書いている。『もしわたしたちが憎しみにまかせて、やつらのように残忍なけだものに変わってしまったら、もはやどこにも、だれにも、希望はない』。自分自身と敵とのあいだに、共通点をまったく見いだせない人、悪のすべては他人にあり、自分にはそのかけらもないと信じている人は、悲劇的にも、敵に似る運命にある。自分自身に存在する悪の存在を認め、自分も、敵とおなじなのだと気づく人こそ、真に、一線を画しているのである」

では、人はどのように、憎しみに歯どめをかけるのか。ナチ収容所の証人でもある作家のプリモ・レーヴィは、生きて収容所を出ることができたが、その後、妻に出逢うまでは、記憶を整理し、記録することができなかった。「愛されているという事実が彼を変え、過去という魔手から解放した。自分以外の人の目で、その希望のなかで存在を認められることによって、レーヴィは人間性を確認したのだった」（トドロフ『極限に面して』）。魔女の子どもは、愛されるという経験をつうじてはじめて、憎むのをやめることができる。憎しみをやわらげることができるのは、唯一、精神療法にもとづく人間関係、代理親、善と価値を信じてくれる大人との関係などの経験だけなのだ。ほんの一条の光や愛情のかけらでも、疲弊した魂をよみがえらせることができる。魔女の子どもは、すべてのとらわれびととおなじように、希望にすがって生きながらえているのだ。

治療のプロセスにおいても、愛情のこもった関係に代わるものは存在しない。他人や世間に背を向け、内面にこもってしまえば、けっして、過去の傷から癒えることはない。愛情にみちた関係は安心感と自由を与え、自尊心をよみがえらせる。自己憎悪を癒すのに、近道や、秘策や、便利なノウハウはありえない。それができるのは、愛だけなのだ。健全で愛情にみちた関係に出逢わないかぎり、振りかえって、過去の痛みを認知することなど不可能なのである。

声をあげ、真実を訴えよう

子ども時代に思いを馳せるとき、魔女タイプのボーダーラインを母親にもつ子どもは、ダンテの描いた地獄の門を通るような気持ちを味わう。頭上の門には、こう書かれている。「ここを通るもの、すべての希望を捨てるべし」。実の母親にいたぶられるというのは、ほかのどんなことにもたとえようのない経験だ。子どもは怒りを抑圧し、その矛先を、自分自身や、母親を象徴する人物に向けるかもしれない。こうして、自分のものとしてとりこんだ激情が肉体をむしばむ例も多く、自己免疫疾患などの慢性的な疾患の一因となりがちだ。著書『禁じられた知』のなかで、アリス・ミラーはこう書いている。「子ども時代の真相は、肉体に蓄積されます。かりにうまく抑圧できたとしても、けっして、変えることはできません。人は、知性を欺き、感情をあやつり、ものの見かたをまどわし、肉体を医薬でごまかすことはできます。しかしいつか、肉体がたまったつけをあきらかにする日が来るのです。肉体は、まだまったき魂をもち、どんな妥協もいいわけも受けつけない子どもとおなじように、買収がきかないのです。肉体は、真実をはぐらかすのをやめないかぎり、わたしたちをさいなむことをやめないでしょう」

魂が声を失うとき、からだが、魂の代弁をするのである。

生存者に沈黙を強いることはできない。ある強制収容所の生還者は、日誌でこう心情をあかしている。「自分がこの時代を生き延びることができるなどという大それた希望を抱いてはいないが、それでも、わたしは書かなければならない。わたしの言葉は、きっと、生き残ると信じて」。レーヴィはこう回想している。「拘束を経験した人は……はっきりと、二種類に分けられた……沈黙を守るものと、声をあげるものだ……沈黙を守ったのは、端的に言うならば『恥』という名の、あの漠然とした不安を、より深く感じるたちの人たちだった……それ以外の人は声をあげた……それというのも……生きていることの核心――善かれ悪しかれ、彼らの全存在を決定づけるあのできごとを……把握するためだった」

表現され、だれかの耳に届き、信じられたとき、苦痛は無為な経験ではなくなる。だれかの耳に届いたとき、苦痛は耐えられ、癒されるのだ。

魔女タイプの母親をもつ子どもは成長する。彼らは声をあげることを学ぶ。彼らは真実を記憶する。なかには、だれも信じてくれない真実を口に出す恐怖に耐えきれず、永遠に口を閉ざすものもいるかもしれない。しかし、声をあげるものたちは、ごくごくわずかとはいえ、彼らの言い分に耳を貸す準備のある人々がいることを発見するだろう。

13章　本当の自分を探して——セラピストと共に

「うしろむきに生きる、ですって？」。アリスはぎょうてんして、繰りかえしました。「そんなの、聞いたこともないわ！」

——『鏡の国のアリス』

「セラピーって、とにかく、考えるのもいやなことを口に出さなくちゃいけないものじゃないですか……家庭の秘密の真実、気持ち、自分自身について。あなたがおっしゃったなかで、一番頼もしく、すばらしかったのは、どんなことがあっても、わたしがどんな感情に直面しなければならないとしても、けっしてひとりぼっちでそれをかかえこむようなことはさせないという言葉でした……つまり、わたしたちは一緒に、それを乗り越えていくのだ、と。わたしは今、子どもたちにそう伝えています……それこそ、わたしが母とはまったくちがう種類の母親でいられた理由です」

1章に登場したローラは「自分は人生をさかさまに生きている」と冗談を言っていた。「本当は自分のために求めていた子ども時代を、わが子のためにつくりだしているのだ」と。当初、彼女は、母親を喜ばせようとするなかで、自分自身をなおざりにしてきたことに、気づいていなかった。ローラは、自分はわが子と、そんな母子関係を繰りかえすまいと決意した。わたしは、自分を認めてもらうこと、自分の気持ちを支えてもらうことを必要としていたローラに、アリス・ミラーの『魂の殺人』を読むようすすめた。彼女は熱心にその本を読み、何度かセラピーにももってきた。ミラーの言葉――とくに次のくだりは、ローラの怒りと悲しみを、強くかきたてた。「わが子を愛する親ならば……親として、無意識のうちに子どもにしていることを知りたいと願うのがあたりまえでしょう。もしも短絡的にこの問題を避け、『わたしは親として子どもを愛しているのだから』などという大義を振りかざすとしたら、本当に子どもの幸福を考えていることにはならず、むしろ、自分自身の心をやすらがせるのに必死ということになるでしょう。自分自身、幼いうちから、問題の根本から目をそらし、心をごまかしつづけてきたことが、子どもへの愛情を自由に開花させ、そこからなにかを学ぶ障害となるのです」

次世代へ引き継がないために

ミラーは成長した子どもたちに、怒りと苦しみを親に表明することをすすめているが、これは、親を罰したり変えたりするためではなく、それが、本物の関係を築く唯一の方法だからだ。しかし、ボーダーラインの母親をもつ子どもはそのように心を開く危険をおかすか否か、自分で判断しなければならない。否定されて口を封じられたり、度外視される危険が常に、眼前にそびえているからだ。なにより大切なのは、娘たちがわが子の育てかたをつうじて、ボーダーラインの連鎖に歯止めがかけられるか、ということだ。そのためには、彼女らはマーガレット・リトルのアドバイスを心にとめておかなければならない。「親として誠実であるための重要な要素は（意識的にそうしたにせよ、そうでないにせよ）受胎したその瞬間から、子どもが受胎や誕生を望んだわけではないこと、それゆえに、子どもには、精神的な負担を負ったり、生活の糧を担ったり、感謝の情を抱くことを求められることなく、自分なりの生活や個性をもつ権利があるのだということを認識し、子どもの責任を全面的に負う……覚悟である」

『鏡の国のアリス』のアリスのように、ボーダーラインの母親をもつ子どもたちは、自分の子ども時代のありかたをさかさまにできる別世界の存在を感じている。

マスターソンによれば、ボーダーラインは「混乱したままで、人生も、思考も、現実を見る目も防衛意識でがんじがらめになっており、外界を垣間見ることもできない。自分の人生の中核にぽっかりと穴があいていることを漠然と感じてはいるが、それを理解することはできない。あまりにも長く、いつわりの自分という幻想、ファンタジー、神話にすがって生きつづけてきたためだ」という。しかし、人生の砂時計が半分空になり、時間が指のあいだをすりぬけていく中年期にさしかかると、妥協して生きてきたつけにより、多くのボーダーラインは生きるか死ぬかの精神的な不調をきたしセラピーにやってくる。ボーダーラインの子どもも、中年になると、本当の自分を解放したいという切実な思いを抱いてセラピーにやってくることが多い。

セラピーにはボーダーラインを完治させることはできない。しかし、洞察と理解と〈妥当性の確認〉によって、ボーダーラインの母親がこの障害を次代に引き継ぐことを防げる可能性はある。ミラーは「母親が、自分がいかに子どもを傷つけているかを感じることができれば、自分自身がかつてどのように傷つけられていたのかに目を開き、それによって、過去を繰りかえす強迫を脱却することができるでしょう」と書いている。多くのボーダーラインの母親が治療を求めるのは、自分の行動が子どもたちにとって破壊的であることを知っているためだ。それを知らず、知ろうともしない母親は、障害を次世代に引き継ぐ危険がもっとも高い。しかし、ミラーが述べているように「人間がやむにやまれず、しかたなく子どもを傷つけるなどということは――子どもの人生を損ない、ひいては人間の未来を破壊せずにはいられないなどということは、きわめて単純な話、真実ではない」のである。

精神の迷路

ジェイムズ・サーバーのこっけい話『花園のユニコーン』は、ボーダーラインの母親をもつ子どもたちがあまりにも頻繁に経験する、正気を求める闘いを描いている。サーバーの物語では、ある男が自宅の庭でバラを食べているユニコーンを見つけ、急いで寝室に行き、妻を起こす。「庭で、ユニコーンがバラを食べているよ！」。しかし、妻は夫をさもばかにしたようににらみつけ、ユニコーンが架空の生きものであることはだれでも知っている、と言う。男は駆け足で庭に引き返し、ユニコーンにユリの花を食べさせる。そしてもう一度、妻を起こし、この奇跡的なできごとを話そうとする。ところが妻はいらだち、夫を気ちがい呼ばわりし、「精神病院に入れてやるから」と言う。夫が意気消沈し、侮辱に傷ついて家を出ると、妻は警察と精神科医に電話をかけ、拘束衣をもってすぐに来るよう依頼する。精神科医と警察が到着すると、妻は夫の「ユニコーン話」を伝える。やがて、帰ってきた夫に精神科医が訊ねる。「奥さんに、庭でユニコーンを見た、と言いましたか？」。「まさか」と男は応える。「ユニコーンが架空の生きものであることは、だれだって知っているんですから」。精神科医は男に、お宅の奥さんは正気を失っています、と告げ、警察に彼女を精神病院に連れて行くよう指示する。

ボーダーラインの母親をもつ子どもはしばしば、この小話の登場人物のような気持ちを味わう。ときには、夫のように、胸のときめきや驚きを分かちあいたいと願いながら、度外視され、疑われ、信じてもらえない。またときには、妻のように荒唐無稽な話やつくり話をつめこまれ、あげくにだまされる。この「精神の迷路」のなかではどこを向いても、結局は、頭がおかしいような気持ちを味わう。彼らの人生には誤った考えや神話・ファンタジーつくり話・歪曲・欺きがあふれている。

子どもたちを戸惑わせる「反＝対語」

ボーダーラインの内にひそむ善い母親が、幼い子どもを抱きしめて慰めを与えるとき、子どもの幸せは一時的に回復される。母親の内面の闇や自我や宇宙は明るみ、カオスに秩序が訪れる。夜と昼が分けられ、風や波が静まるにつれて、空虚が埋められる。嵐がなぜ去ったのかは、幼い子どもにはなんの意味ももたず、子どもはただ、「善い母親の腕のなか」という楽園に帰れたことを感謝する。幼い子どもはそこで、一時《いっとき》、世界は善いものだと思う。残念ながら、善い母親はつかのまの自我状態にすぎず、やがて必ず、嵐が戻ってくる。子どもたちが成長するころには、彼らは善い母親を怖れるようになるかもしれない。カオスは、必ず、戻ってくるのだから。

強制収容所の生存者レーヴィはこう書いている。「まったく非論理的なことではあるが、思いやりと残忍性はおなじ一人の人間に、同時に存在しうる」。ボーダーラインの母親をもつ子どもは、ごくごく幼いうちに、母親がどこかおかしいことを察知する。音楽理論家のクレイマーは、人間関係において、二つの要素が矛盾する状況でメッセージを受けとるという不穏な経験を「反＝対話」と表現している。たとえば、本来、静かに優美に演奏するべき小節が乱暴に大きく奏でられているのを耳にする経験がこれにあたる。人間関係でいえば、つぶれるほどの力で抱きしめるとか、気味の悪い笑顔とか、冷やかなお世辞などが代表的な例だろう。このような二つの矛盾した経験に対すると、脳は処理にもがき、本能的な反応ができなくなる。

ある幼稚園の保育者の話だ。三歳の男の子が教室でガムを噛んでいることに気がつくと、静かに子どものところに行き、優しく言った。「トミー？　あなた、お口にガムが入っているんじゃない？」。男の子は気おくれすることなく、保育者を見あげると、正直に答えた。「うん、ベイカー先生。ママがくれたの」。保育者は、笑顔を消すことなく、優しい口調も変えずに言った。「トミー。ガムをお口から出して、鼻のあたまにつけなさい。今日一日、お鼻にガムをつけておくのよ！」。この反＝対話的なメッセージをのみこもうとするうちに、子どもの顔から、満ちたりた表情が消えていった。教室がどっと笑いに包まれるなか、信頼を大きく揺さぶられ、男の子は従順に保育者の言いつけにしたがった。幼い子どもには、大人の虐待に耐えるよりほかに選択肢がない。子ども以外のだれかが、気がつかなければならない。だれかが、手を差しのべなければならないのである。

子どものころ、ローラは、叔母なら、もしかしたら母親の奇行に気がついてくれるのではないかと期待していた。しかし、叔母はローラにしょっちゅう、「子どもを愛してくれる母親をもって本当に幸せだ」と言うのだった。「母親の自尊心を築いて」あげなければいけないと説き、病的な役割の逆転を強化した。虐待的な両親を理想化する子どもは、大人になってもなお、おそれている相手を信頼するように請われることの愚を認識できない。しかし、強制収容所の囚人に、とらえている当の相手を信頼することを期待する者がいるだろうか。たとえ実の母といえども、怖れている相手を信頼するように推奨する人はみな、本心から、その子どものことを一番に考えてなどいないのである。

ボーダーラインの親をもつ子どもはしばしば、こんな言葉をかけられる。「お母さんはあなたを愛しているのよ」「あなたのお母さんはああいう人だから」「本気で言ったわけじゃないわよ」「お母さんも、どうすることもできないのよ」。まるで、子どもたちが「傷つけられてきた」と告げる直感を封印すべきだとでもいうように。このメッセージは、正当な怒りや苦痛を抑圧することを奨励するのみならず、子どもたちを、母親の行為は容認されるものだと信じさせることにつながる。不適切だったり、虐待的な行動を受容するためには、自分を裏切ることが必要となる。しかし、幼い子どもに選択肢はないが、大人になった子どもはちがう。大人になってまで虐待を許容すれば、自己犠牲を再現することになる。意思の力によって、願わくは、わが子を残酷や欺きや虐待に耐えさせずにすむかもしれないのだ。

ボーダーラインの母親をもつ子どもは、母親に対して、哀れみと怖れを同時に抱くため、母親の行動に対する感情を表に出す権利があるのかどうか、わからない。そのため、セラピストにこんなふうに訊ねるかもしれない。「母には、どうすることもできないのでしょうか?」。その答えは、ノーでもあり、イエスでもある。

ノー。悪い結果が生ずると理解し、行動のコントロールを学ぶことはできる。

イエス。母親の感じかたを変えることはできない。

つまり、基盤となる絶望・怖れ・怒り・虚無などの激しい感情を変えることはできないが、行動を変えることはできるということだ。

また、逆説的だが、すべてのボーダーラインに共通する「見棄てられ不安」は、反対に、子どもたちが親子関係を築く力になる。老いゆく母親が子どもを必要とする強さは、大人になった子どもが母親を必要とする強さを上回る。それは、子どもたちが、自分の欲求を中心とした親子関係を再構築できるチャンスなのだ。「さかさまに」生きなければならないのである。

過去にさかのぼり生きなおす

「ねえ、キティ、あの鏡のおうちに入っていくことができたら、どんなにすてきでしょうね！　あそこには、きれいなものがいっぱいあるのにちがいないわ！　ねえ、あのなかに入る道があるんだと思いましょうよ、キティ」

――『鏡の国のアリス』

ボーダーラインの親をもつ子どもは、自分を理解するために、まず母親を理解しなければならない。幼児と母親はたがいを鏡映しにする関係にあるが、この相互作用は、幼児にとっては生死を分ける重要事となる。アリス・ゴプニクらの研究グループは「周囲の人たちを理解するということは……自らの人間性を決定する過程の一つだ。子どもは、人の心のありようと学びながら、自分自身の心のありようを学ぶのである」と説明している（『0歳児の「能力」はここまで伸びる』）。ボーダーラインの親をもつ子どもは、自分自身の心のありように確信がもてず、母親の内面に見えるありようにおびえている。ゴプニクらは、子どもは魂までも見透かすように思える大きな瞳で大人の心の奥底を読み解くとも述べているが、彼らは反対に、母親の闇を見まいとする。無力感・虚無感・怖れ・怒りを感じながら、不安におぼれないように、壁を築くのだ。

愛着《アタッチメント》についての研究者ショアーは「不安に満ちた、あるいは回避的な愛着をもつ子どもは、自分のいる部屋に保護者がいないようにふるまいがちだ」と報告している。この研究によれば、「よそよそしかったり愛情深かったりという矛盾した母親をもつ子どもは、依存心や不安に満ちた大人になる可能性がもっとも高い」という。そして、まさにそのとおりに、ボーダーラインの親をもつ子どもたちは「不安に満ちた」大人になり、「母親が部屋にいない」かのようにふるまうようになる。不安をなだめるために、一緒にいるときでさえ母親を無視するかもしれないし、反対に、そうでなければ母親の尽きることのない欲求に一生を食い尽くされてしまうかもしれない。しかし、セラピストの手を借りれば、大人になった子どもはより快適な関係を築くことができ、母親が部屋にいないふりをする必要がなくなるだろう。セラピーは母親のいる前であっても、しっかりと本当の自分をもちつづける助けとなるのである。

・「いつわりの自己像」から解き放たれる

人はだれでも「いつわりの自己像」を多少は抱いているものだが、ボーダーラインの母親がもついつわりの自己像は子ども時代の経験に根ざす独特のものだ。残念なことに、彼女たちの世界観・自己像・子ども観はしっかり脳に刻みこまれており、変えることは難しい。大人のいつわりの自己像が変わりにくい理由の一部は、大人の脳が子どもの脳よりも学習しにくいことにある。そのため、ボーダーラインの母親の治療は、子どもの治療よりも困難であり、時間がかかる。神経科学者によれば、子ども時代に一貫した、温かく要求に応じた世話を受けられなかった場合、脳の生化学的組成に変化をきたすという。しかし、その一方で、脳には適応性があり、新たな状況や経験に対応して、新しい神経経路が発達しつづけることもわかっている。ゴプニクらの共著には、発育の研究者のこんな記述も紹介されている。「（幼い子どもは）人々がたがいに、どうかかわりあうかという、体系的なイメージを――つまり愛情の理論を、生きた手本として自分のものにする……しかし、科学的な理論とおなじように、これらも、新しい証拠を十分に積み重ねることによって変えることができる。人々がどう動くか、とくに、人々がどう親しく関わるかについて、新しい情報を得るにつれて、子どもは自分のイメージを修正していく。虐待を受けた子どもであっても、彼らに背を向けない人がそばにいれば、長くつづいたダメージを克服することができるように見受けられる」

ボーダーラインの母親をもつ子どもは母親に、そして自分に対して分裂したイメージを抱いており、そのために、親密な人間関係への支障を長くひきずる。彼らのなかでは、善い自分は素直で、従順で、幼く、受身である。悪い自分は成長と、自立と、世間の探求、そして自律と冒険のできる自分であることを望む。マスターソンの著書にはこうある。「『善い』母親は善い子をよしとし、『悪い』母親は悪い子を非とする。『善い』母親は子ども返りするような行動を支持し、奨励する。『悪い』母親は子どもの独断的な行動に直面すると、憎悪と批判と怒りをつのらせる」。こうして、「善い子」は独断的であってはならないという信念は、子どもの満たされない人生という結果を生む。

・セラピーで神経経路を敷きなおす

いつわりの自己像を変えるには、神経の経路をつなぎなおす必要がある。抗鬱薬や抗不安薬もボーダーラインの母子の救いにはなるが、神経経路を敷きなおして自分や世界をより肯定的にとらえられるようになるためには、長期的なセラピーが必要だ。マスターソンが「真の自己の保護者」と称した「セラピスト」との安心できる関係によって、本当の自分が、裁かれたり、批判されたり、誤解される怖れを抱かずに、表にあらわれることができる。

ローラの場合も、セラピーを受け、苦痛や激情を抑圧しなくてもよくなって、そうした感情を自分の子どもに投影せずにすんだ。怖れと愛のちがいを学び、わが子を、真の自分を尊重し、共感と思いやりをもって育てようと決意していた。自分自身が子ども時代に経験した深い悲しみと喪失を惜しみ、自分には、わが子の子ども時代を楽しむ権利があると強く感じていた。

ボーダーラインの母親をもつ子どもは、終生、母親と自分自身を理解しようとしながら生きていくのかもしれない。彼らの頭は、人との交流にどんな意義があるのか理解すること、自分自身のものの見かたに思いを凝らすこと、他人の意図を探ることで占められている。

・父親への感情を克服する

また、彼らは母親のみならず、父親に対する激しい感情をも克服しなければならない。マスターソンは『白雪姫』や『シンデレラ』などの物語に父親が不在であることがもつ深い意味について注釈を加えている。このことはボーダーラインの母親とともに暮らす子どもたちの、現実のドラマを模写しているのだ。母子間の病的な力関係に父親が介入できなければ、子どもは、「いつかは救われる」というファンタジーだけを手にとり残され、精神の生存をかけて、やむことなく闘いつづけなければならない。しかし、子どもたちは、父親を理想化することで、鬱や激しい感情が表面化することを防ぎ、天涯孤独であるという気持ちをせきとめているため、セラピーがかなり進むまで、父親に対する怒りを表現することができない。

こうした父親は、しばしば、妻への忠誠と子どもへの忠誠の板ばさみになっている。妻の激しい報復感情や見棄てられに対する敏感さによって、夫や子どもは神経をとがらせ、愛情を注ぐ複数の対象の板ばさみに苦しむ。

・心とからだは切り離せない

母親に起因する鬱は、脳の感情の表出や統御に関連する部分に支障をきたすことで知られているし、たえまないストレスは慢性的な疾患の原因になりうる。ボーダーラインの母親をもつ「くずの」子どもがしばしば、狼瘡《ろうそう》・強皮（硬皮）症・慢性疲労症候群・線維筋痛症などの自己免疫疾患を起こすことには、複数のセラピストが注目している。慢性的な不安状態に暮らすことから、無意識のうちに筋肉が硬直し、しまいには、肉体に損傷をきたすのだ。母親との情愛の性質は、その人の本質に、肉体的にも精神的にも、決定的で抜きがたい影響をおよぼすのである。

セラピーを受けないかぎり、子どもたちは彼らの生存を左右する重要な課題――母親を理解すること――を達成できないままに終わるかもしれない。彼らは大人になったら、自分の未来のために、過去に立ちかえらなければならない。本当の自分を発掘し、本来の充溢《じゅういつ》と自分自身の自由な意思と、制約を受けない創造的な自己を再発見すれば、彼らの後半生は、最高のものになりうるだろう。セラピーを受ける人はしばしば、中年の自分が高校に戻り、いい年をして、学びそこなった勉強をやりなおさなければならないという「恥ずかしい」夢を報告している。夢のなかで、彼らは、だれも適切な指示を与えてもくれなければ、課題を明確に説明してもくれなかったことに、怒りや恨みや恥ずかしさを覚える。こうした子どもたちは意識下で、自分が青年期に発育のステップを踏みそこない、自立と、個性化への十分な準備ができていなかったことを知っている。彼らの不安はなにをすべきかわからず、途方にくれ、とり残されたことに集中している。

セラピーは、彼らが進むべき唯一の道なのだ。なんら抑圧を受けない愛と喜びの人生以上にすばらしい恩恵は存在しない。セラピストと患者の関係は、彼らに、今を卒業してより輝かしい世界に羽ばたくのに必要な、証書を与えてくれるのだ。

背負いきれない感情を吐きだすことができた子どもは、もはや、悲嘆におぼれることはないだろう。ルイス・キャロルは『不思議の国のアリス』のなかで、こうした子どもたちの気持ちをこう表現している。「『あんなに泣かなければよかったわ!』。アリスは逃げ道を探して泳ぎまわりながら、言いました。『自分の涙でおぼれるなんて、泣いたりした報いなのね!』」。人は、子ども時代をつうじて、抱きしめられ、他人の目に映った自分の姿を確認し、慰められ、適度なコントロールを受けることを必要とする。そして、とくに必要なのは、その後の、自立と喪失を経験することだ。耐えがたい苦痛も、口に出し、だれかに聞いてもらえ、信じてもらえれば、耐えられるものへと変わる。

◆ボーダーラインの治療方法は確立されるのか

フロイトはかつて、過ぎさったことのすべてがそのままの姿で保持される条件として、「それ以後、精神がトラウマや激情による傷をまったく受けないこと」と書いたし、現代の神経科学者も「子ども時代にトラウマを負った人が、脳の特定の領域に永続的な活動亢進を負う可能性がある」と述べている。たしかに、ボーダーラインは完治する疾患とはちがうかもしれない。しかし、予防に関しては十二分に期待ができる。子ども時代のトラウマや喪失は防げなくても、その深い悲しみを、十分に、ありったけ吐きだすことができれば、新たなボーダーラインの誕生を防ぐことはできるかもしれないからだ。

しかも、わたしたちは新しい一日を迎えるごとに、ボーダーラインのもつれた糸を解きほぐすことに近づいている。多方面での研究成果が一枚の布に織りあげられつつある今、ボーダーラインを特徴づける認識的・精神的機能不全をより効果的に治療する方法が発見される日も近いかもしれない。

理想の母親

理想の母親は、子どもの本当の気持ちも激情もなにかも、すべてふくめて愛情深く受けとめるが、これができるのは、彼女が自分自身の生いたちについての本当の気持ちをまっすぐ見据えているためだ。このような母親はめったにいないが、子どもはどんな年齢であっても、そういう母親を一目で見抜く。私の身近にもそういう人物がいる。毎週日曜日、わたしは教会で幼い子どもたちが、八十一歳の老女ハリエットをとりかこむ様子を見守っている。ハリエットのはれやかな笑顔は、彼女がすべての子どもに抱いている愛情と、子どもが本来、善いものであると信じていることのあらわれだ。一度、わたしは彼女に、彼女の母親のことを話してくれないかと頼んだことがある。夫に先立たれながら、大恐慌時代に五人の子どもを育てた母親のことを語るうち、彼女の目に涙があふれた。ハリエットの宇宙の中心にあるのは、尽きることのない温もりと光の源泉だった。短い会話を交わしたあとで、ハリエットは、大切にしまってあった、母親が書いた詩の写しをわたしに送ってくれた。内容にふさわしく、「母」という題の詩だった。

ああ、若者たち！　できることなら、あなたたちみんなの母になってあげたい！
これ以上ないほど深く、少しも待つことのできない若者の欲求を、よく知っているわたしだから。
娘と息子を育ててきた母親として
子どもの思いと行動を理解するすべを学んだものとして。

この、神に近い領域でありながら、
身の回りに手をのばし、
あなたたちの欲求と、わたしの欲求が触れあえば、そこに実をつけられる、
母親という境遇に、なんの制限も設けられていなかったことを、心より感謝します。

ここに、血や身分の束縛はない。
母親という神聖な賜物に、差別はありえないのだから。
ああ！　若者たち！　できることなら、あなたたちみんなの母になってあげたい。
そして、あなたたちの欲求と、
わたしの欲求とを添わせたいのです。

母親という神聖な賜物は、差別を知らない。子どもの精神的な欲求に関するかぎり、血や身分という束縛は存在しない。健全な愛情には、感染力がある。愛情はある世代から次の世代へと受け継がれる。ちょうど、ボーダーラインが次世代に引き継がれていくように。ハリエットのもっとも大切な思い出のひとつは、家族の農場を流れる小川で浸礼による洗礼を受けた日のことだ。彼女はこう書いている。「最高に美しく温かい六月のあの日、浸礼が終わり、牧師に小川のほとりまで導かれていくと――そこには、わたしのすばらしい母が、やわらかなコットンのブランケットを手に待っていた。そしてとても深い愛情をこめてわたしを腕に包み、ぎゅっと力をこめて抱きしめた。母の腕のなかで、わたしは大いなる愛と、ありのままを受け入れられている気持ちと、安心感をおぼえた。わたしは記憶のその部分こそが、本当の洗礼そのものにも勝る大きな意義と意味をもっていたと、強く、確信している」

ハリエットは小川のほとりに連れて行かれ、流れにのまれながらも、おぼれる怖れを抱かなかった。母親が見守っていることを知っていたからだ。ハリエットは、ボーダーラインの母親をもつ子どもたちの経験とはうらはらに、母親を完全に信頼していた。

わたしたちにできること

他人は見て見ぬふりをするかもしれないが、おとぎの国の母親たちを現実の世界で見つけるのは難しくない。ほとんどの人が、ボーダーラインの症状を呈している人物の心あたりがあるだろうが、介入する勇気をもった人はほとんどいない。

ボーダーラインの母親をもつある患者の話だ。彼女はあるとき、近所の商店で子どもをけなしつけている母親を見かけた。彼女の胸は、母親に対する怒りと、子どもへの憐憫でいっぱいになった。介入の結果を慎重にはかりにかけながら、彼女はレジに向かう母親を追い、こう言った。「こんなすばらしいお子さんをおもちで、あなたは運がいいわ。この子がお母さんを大好きなこと、お母さんの愛情をどんなに大切に思っているかということがわたしにも伝わってきますもの。でも、子育てって、楽じゃないんでしょうね」。それから、彼女は子どもに向き直り、こう言った。「あなたは、とてもいい子だわ」。母親は一瞬言葉を失い、ようやく、こうつぶやいた。「ありがとう」。そして店を出て行ったが、母親の口調がやわらぎ、子どもの顔に笑みが広がっているのを、彼女は見てとった。その患者は誠実である勇気をもちつつ、助けを必要としている母親にも子どもにも、優しさを失わなかった。彼女は母親の子どもに対する否定的な投影を、肯定的なイメージに置きかえ、子どもに、たとえつかのまにせよ、肯定的な自画像を与えたのだ。このような経験は、母親にとっても子どもにとっても、暗闇に差す一条の光になりうる。

もしも、「だれか大人が、どこかで、自分の苦しみに気がついてくれるかもしれない」という、自分自身の子ども時代の願望を思い出すことができるのならば、わたしたちはこの女性のあとにつづくことができるはずだ。「なぜだれかが行動を起こさなかったのだろう?」という疑問を乗り越えて、動かなければならない。近所の商店で、空港で、ショッピングモールで、目の前で子どもたちが虐待されているというのに、なぜ、このわたしたちこそがなにもしないのかということを問わなければならないのだ。

光を見いだす

ある小学校の美術の教師は、五年間にわたって、ある五年生の肥満児が、同級生をいじめ、またいじめられる様子を観察してきた。彼女の見るところ、その生徒と同級生のあいだでは、毎日のように、暴力的な会話が交わされていた。「おまえたちなんか、おれの銃をとってきて、撃ってやるからな」。その生徒が脅すと、「返り討ちにしてやるよ」と同級生があざける。五年生の年度が終わる二週間前、教師は昼休みを利用して、彼と話をすることにした。教師は少年を自室に呼び、言った。「デイモン。わたしは、だれのためにでも、昼休みを返上するわけじゃないわ。でも、あなたに、一人は、あなたのことを信じている人間がいるということを、知っておいてほしいの。あなたは頭のいい子だわ。たくさんの可能性をもっている。だけど、このまま絡んでくる相手をうまくかわす方法を学ばなければ、高校にあがる前に命を落としてしまうでしょう。わたしは、死亡記事であなたの名前を読むなんて、いやなのよ」

六年後、教師は地元の教育委員会から電話を受けた。高校の同期のうち、上位十パーセントで卒業する可能性がもっとも高い生徒として、デイモンを表彰する式に招く電話だった。式で、デイモンは聴衆に向かい、自分の人生を変えたある人物、自分への見かたを変えてくれた人物は、小学校の美術の先生だった、とうちあけた。彼はその大切な転機をこう語った。「五年生の終わり近くの、先生との昼休みの会話で、ぼくは生まれてはじめて、人から、ぼくを信じていると言ってもらったのです」

「わたしはあなたを信じている」。これは、おとぎの国の母親たちと、子どもたちが必要としている言葉なのだ。自分自身を信じることとは、健全な自尊心と精神的な健康への鍵となる。ボーダーラインの母親は、自分自身が一度も受けとったことのないこの贈りものを、子どもに授けることができない。だれかの介入がなければ、母親の虚無感・無力感・激情・怖れは、次代に受け継がれてしまうのだ。

イギリスの哲学者、エドモンド・バークは「悪の勝利のために唯一必要なのは、善い人間がなにもしないことだ」と言い切っている。ボーダーラインの母親は悪ではない。悪は、無知の闇にひそんでいる。彼らには、自分の行いが見えないのだ。わたしたち、見えるものが、理解という光を、船を港に導く標識のように、輝かせなければならない。さもなくば、母親たちが絶望という海にわが子を沈めることを許した責任を、ともに負うことになるだろう。

謝辞

わたしが本書を執筆できたのは、さまざまな方の支えがあったおかげです。はじめに、ジョン・B・スコフィールド博士。ボーダーラインの母娘関係というテーマについて本を書くきっかけをくださり、完成にいたるまで、惜しみなくアドバイスしてくださいました。いろいろと教えていただいたことに、言葉につくせないほど感謝しています。

カンデース・トレンプスは、果てしない時間を費やして、原稿に、より読みやすく手を入れてくれました。トム・ミューレンは、いつもかわらない明るさと行動力で、最初の、ばくぜんとしたアイディアをかたちにする段階を切り抜けさせてくれました。のちに、臨床上の専門用語を削る際にも手を貸してくれ、そのおかげで、もっとも本書を必要としている人々――ボーダーラインの母親とその子どもたち――にとって、より読みやすい内容になりました。

よき友人たち――セラピストのデボラ・ボウズとドクター・ホーリー・クローナンは初期の草稿に目を通し、ぜひ完成させるようにとすすめてくれました。同僚であるヴェロニカ・ニードラー、エイミー・アームストロング、ドクター・ドロシー・ウィッテンバーグ、ベス・ディクソンも、このような本は、患者さんだけではなく、臨床医にとっても役に立つと力強く励ましてくれたものです。

そして、患者のみなさん。治療や日記、そして人生の断片を本書に用いる許可をくださった方々は、自分自身の心のもっとも奥深くを、読者のまえにさらけだしてくださいました。プライバシーを守るため、匿名を用いるなどの慎重を期したことをここにお断りいたします。わたしは彼女たちを、これ以上ないほど深く尊敬しています。本書が、この、特筆すべき女性たちの記念碑になることを願ってやみません。

ソーシャルワークの現場で、教育者として、そしてリーダーとして活躍する方々のお力添えも、忘れることはできません。一般にはあまり知られていないことですが、ソーシャルワーカーとして現場で働く人の多くは、厳しいトレーニングを受けた、精神分析専門医なのです。もしも、ソーシャルワークの現場における精神分析についての第七回全国年次総会で行われた、執筆についてのワークショップでドクター・ジェイソン・アロンソンにお目にかからなかったら、本書は夢のままで終わっていたことでしょう。ドクター・アロンソンが熱烈な興味を抱いてくださったことは、うれしい驚きでした。このテーマの重要性を信じてくださったことに、深く感謝しております。

編集に携わってくださった、ジュディス・コーエンとジグリット・アスムスのお二人は、幾度も原稿を読み返し、出版に不慣れなわたしを終始支えてくださいました。

そして最後に、夫と子どもに感謝したいと思います。執筆にかかりきりなことを理解し、必要な時間と、一人になる場所と、コンピューターを用意してくれた家族の愛情は、わたしを支えてくれました。わたしの愛情が、おなじように、彼らの支えになることを祈りつつ――。

訳者あとがき

本書は原題を"*Understanding the Borderline Mother*"といい、二〇〇〇年に、カウンセリングのメッカ、アメリカでセラピストとして活躍する著者が、長年の経験と研究の成果をまとめた作品の訳書です。内容は、まさしく「ボーダーラインの母親を理解する」という原題の示すとおり、人格障害の一つである境界性人格障害〈ボーダーライン〉を負った女性が母親になったとき、子ども（とくに娘）とのあいだに生ずる葛藤や、軋轢の解明と解決をテーマにしています。

現在、一説によれば、人口の二パーセントもの多数に見られるというボーダーライン。近年、日本での社会的認知も高まっているように思えますし、ウィノナ・ライダーが主演した映画や書物で、この言葉を見聞きした方も多いのではないでしょうか。

女性に多いといわれ、感情の起伏の激しさや極度の見棄てられ不安などの症状を呈するこの障害は、また、傍目にはわかりにくく、身近にいる人ほど巻きこまれてしまうことを最大の特徴としています。内に秘めた「傷つきやすさ」が、ときに痛々しさや神秘性や威厳というヴェールとなって、外部の人の目には「魅力」とも映る――けれども、どんな関係よりも密接・濃厚であり、一切の虚飾を許さない「親子関係」においては、いやおうなく本当の自分がさらけ出され、親も子も、深い傷を負うことをまぬがれないのです。

しかも、先に申し上げたように、内から見た実像と外から見た虚像とにギャップがあるために、子どもは「理解してもらえない」苦しみをも味あわなければなりません。常識が通用しない「家庭」という奇妙な世界――本書ではそれを「おとぎの国〈ボーダーランド〉」と位置づけ、「出口のない」世界にとじこめられた子どもたちの視点から、ボーダーラインの母親を、四つのおとぎ話の登場人物になぞらえて解明していきます。シンデレラのようにけなげな「みなしごタイプ」。白雪姫のように脅威から身をひそめる「かごの鳥タイプ」。わが子すら自分のために存在すると考える「女王さまタイプ」。あふれんばかりの自己愛と自己憎悪を攻撃に変えて他人にぶつける「魔女タイプ」。著者があつかった患者や多彩な顔ぶれの有名人――かのダイアナ妃からはじまって、気性の激しさで知られ数度の結婚と離婚を繰りかえした往年のハリウッド女優ジョーン・クロフォード、オーブンに頭を突っこむという衝撃的な方法で自らの命を絶ったアメリカ屈指の女流詩人シルヴィア・プラス、一時日本でもニュースをにぎわした実子殺しのダイアン・ダウンズやスーザン・スミス――の例を交えつつあきらかにされるボーダーラインの原因や特徴や症状の数々には、読み進むうちに、ため息が出るどころか、身近な人――はては、自分自身の心の闇を読み解かれたような不安に背筋が寒くなるのではないでしょうか。

最近、不穏な事件が巷をにぎわすことが、とみに増えたように思います。本書に登場する、わが子を手にかけておきながら被害者を装った「魔女タイプ」の母親のエピソードに、つい先ごろ流れたいくつかのニュースを思い起こされる方は少なくないでしょう。なにごともアメリカにならいがちな日本は、この負の側面をもまねて、今や追いついてしまった観があります。しかも、本書にも書かれているとおり、センセーショナルで人目を引く「事件」だけが悲惨なわけではありません。そうした事件が増えているならば、当然、「閉ざされたドアの奥」で母親から――心に――目に見えない傷を負わされる子どもの数も、増加の一途をたどっていると考えてしかるべきでしょう。

カウンセリングが盛んで、敷居の低いアメリカに比べ、日本ではまだまだ、精神的な悩みを一人でかかえこむ人が多いように思われます。本書でとりあげたボーダーラインの問題は、とくに、家庭の恥部でもあり、周囲に理解されにくいぶん、心にしまいこんでしまいがちなのではないでしょうか。

本書は前半部分をボーダーラインの四つのタイプの具体的な解明に割き、中間で当事者である父親と子どもをとりあげ、後半部分で、いかにその病んだ関係から「自分を」救うかを考察しています。ボーダーラインの母親を変えることはできなくても、自分が変わることで、未来を切り拓くことができる。その力強いメッセージに、暗闇に差す一条の光のような輝きを感じるのは、訳者一人ではないはずです。

すべての女性はだれかの「娘」であり、その多くがだれかの「母」になります。その閉ざされた関係に違和感を覚えていたり、罪悪感や怒りや自己憐憫に苦しんでいるすべての女性に、本書をひもといていただきたいと念じてやみません。

なお、本書においては、精神分析学の用語を訳するにあたり、わかりにくいと思われる箇所については、ほぼ確立している定訳があってもあえて用いず、一般的な言葉で代用しました。研究者でもなく学者でもなく、傍目にはそうは見えないけれども、ひそかに母親との関係に悩んでいる普通の娘、心ならずも娘を苦しめている普通の母親にこそ、抵抗なく読んでいただきたいという願いによるものですが、専門家でもない訳者の不遜が裏目に出て、かえってわかりにくさを招いたとすれば、それは原著者ではなく、ひとえに、訳者の力量不足によるものです。未熟な訳者としては、読者のみなさんが、本書を足がかりとして、本文中で紹介される専門書をはじめ、ボーダーラインをテーマとする多くの書物に親しみ、理解を深めてくださることを願うのみです。

また、日本の読者になじみにくいと思われる箇所など、一部を編集しましたが、あくまで、原書の趣をそこなうことなく、著者が伝えようとしたメッセージを、より的確にお伝えするための工夫にとどめたつもりです。

最後になりましたが、本書を翻訳し、日本に紹介する機会を与えてくださったとびら社に、この場を借りてお礼を申し上げます。担当の堀江さん、原さんには、常に温かい励ましとお心遣いをいただきました。ことに、数多い参考文献の整理や用語の決定、複雑な概念の理解においては、幾度も、倦むことなく相談にのってくださいました。お二人のお力添えがなければ、本書がかたちになることはなかったことでしょう。本当に、ありがとうございました。

二〇〇六年十一月末日

遠藤　公美恵

著者紹介
クリスティーヌ・A・ローソン
哲学博士。アメリカ、バトラー大学やインディアナ大学などで研究助手を務めたのち、インディアナ州インディアナポリスの民間医療施設においてソーシャルワーカーとして勤務。ボーダーライン患者のカウンセリングを行っている。

訳者紹介
遠藤公美恵（えんどう　くみえ）
神奈川県生まれ。早稲田大学第一文学部卒業。主な訳書に、ジェーン・バートレット『「産まない」時代の女たち』（とびら社）、ロバート・J・スタンバーグ『知能革命』（共訳／潮出版社）、リンダ・バートン他『専業主婦でなぜ悪い!?』（文藝春秋）、『ホームスクーリングに学ぶ』（緑風出版）など多数。

母に心を引き裂かれて――娘を苦しめる〈境界性人格障害〉の母親

2007年4月10日　初版第一刷発行
2022年1月20日　初版第八刷発行

著　者　クリスティーヌ・A・ローソン
訳　者　遠藤公美恵
装　丁　難波園子
発行者　堀江利香
発行所　とびら社
東京都大田区田園調布2-11-2　〒145-0071
発売所　新曜社
東京都千代田区神田神保町3-9 幸保ビル　〒101-0051
Tel.03-3264-4973　Fax.03-3239-2958
印刷・製本　栄　光

 ISBN978-4-7885-1039-5　C0011

とびら社の本

愛しあう母子になる出産
ヒト本来のお産のかたち
碓氷裕美著
1680円

促進剤や切開に頼らず、自然の流れを活かして出産。産後はすぐに母子同室で過ごし、母乳で育てる――母子の絆はここから生まれる。

彼女がイジワルなのはなぜ？
女どうしのトラブルを心理学で分析
菅佐和子編著
1890円

同僚・主婦仲間・嫁姑・母娘・姉妹。あぁ、女どうしは何故こんなにもムズカシイのか！　女と女の身近なトラブルを四人の臨床心理士が分析、いじわるの心理を読み解く。

「産まない」時代の女たち
チャイルド・フリーという生き方
J・バートレット著／遠藤公美恵訳
2520円

女は結婚して子を産むのが当然？　そんな価値観と決別し、子どもを持たない「チャイルド・フリー」という生き方を選んだ女性たちの本音からは、少子社会の理由が見えてくる。

すべて発売元は新曜社です。